高等医学院校系列教材

临床药学综合实验

主　审　张　梅
主　编　张　超　张　梅
副主编　赵　莉　温预关　李　雄　孟晓明
编　委（以姓氏笔画排序）

王一西	广州医科大学附属第二医院	王江林	广州医科大学附属第五医院
王若伦	广州医科大学附属第二医院	尹玲珑	广东药科大学
邓惠容	广州医科大学附属清远医院（清远市人民医院）	卢钧雄	广州医科大学附属第二医院
		卢浩扬	广州医科大学附属脑科医院
冯　梅	广州医科大学	冯　霞	广州医科大学附属第二医院
成凤英	广州医科大学附属清远医院（清远市人民医院）	刘英华	广州医科大学
		祁俊华	广州医科大学附属妇女儿童医疗中心
孙小明	广东药科大学		
孙秀漫	广州医科大学附属第一医院	阳范文	广州医科大学
麦露丝	广州医科大学附属清远医院（清远市人民医院）	李　雄	广东药科大学
		李松沛	广州医科大学
李咏梅	广州医科大学附属第五医院	杨　欣	广州医科大学附属第五医院
吴　波	广州医科大学	何　进	广州医科大学附属第五医院
张　梅	广州医科大学	张　曼	广州医科大学
张　超	广州医科大学	张培全	广州医科大学
陆　榕	广东药科大学附属第一医院	陈少斌	广州医科大学
罗　骞	广州医科大学附属第五医院	金　娟	安徽医科大学
周　娟	广州医科大学附属第二医院	郑丹萍	广州医科大学附属妇女儿童医疗中心
孟晓明	安徽医科大学		
赵　莉	广州医科大学	赵　鑫	广州医科大学
莫小兰	广州医科大学附属妇女儿童医疗中心	顾少菊	广州医科大学
党元野	广州医科大学	倪晓佳	广州医科大学附属脑科医院
唐　波	广州医科大学附属第二医院	黄运英	广州医科大学附属第二医院
常惠礼	广州医科大学附属清远医院（清远市人民医院）	葛燕辉	广东药科大学
		覃　媛	广州医科大学
覃宇燕	广州医科大学	喻丽红	广州医科大学
喻鹏久	广州医科大学附属第一医院	曾彩芳	广州医科大学附属第二医院
温家根	安徽医科大学	温预关	广州医科大学附属脑科医院
温鼎声	广东药科大学	谢　慧	广州医科大学附属第一医院
解雪峰	安徽医科大学	蔡　轶	广州医科大学
臧洪梅	安徽医科大学	魏　理	广州医科大学附属第一医院
魏媛怡	广州医科大学附属妇女儿童医疗中心		

科学出版社
北京

内 容 简 介

本书以广州医科大学临床药学专业人才培养方案为根基，是在药学专业基础性实验框架下形成的临床药学综合实验教学体系，突出对学生整体素质和实践能力的培养。本书分为四篇：第一篇为临床药学常用仪器、软件及其使用；第二篇为临床药学各学科实验，包括药理学实验、药物毒理学实验、药物基因组学实验和药动学实验；第三篇为临床药学实验，包括治疗药物监测及个体化给药方案设计、药物临床研究与评价和临床用药案例研究与分析；第四篇为智慧药学。

本教材主要用作高等医学院校临床药学专业本科生的实验教材，也可用作药学和医药相关专业学生的实验教学参考书。

图书在版编目（CIP）数据

临床药学综合实验 / 张超，张梅主编 . — 北京 : 科学出版社，2025.2
高等医学院校系列教材
ISBN 978-7-03-077285-5

Ⅰ . ①临… Ⅱ . ①张… ②张… Ⅲ . ①临床药学-医学院校-教材
Ⅳ . ① R97

中国国家版本馆 CIP 数据核字（2023）第 251129 号

责任编辑：王锞韫/责任校对：周思梦
责任印制：张　伟/封面设计：陈　敬

科学出版社　出版
北京东黄城根北街 16 号
邮政编码：100717
http://www.sciencep.com
三河市春园印刷有限公司印刷
科学出版社发行　各地新华书店经销
*
2025 年 2 月第　一　版　开本：787×1092　1/16
2025 年 2 月第一次印刷　印张：13 1/2
字数：390 000
定价：59.80 元
（如有印装质量问题，我社负责调换）

前　言

随着"健康中国 2030"战略规划的提出，临床药师被赋予了更重要的职责和使命。作为国家控制布点专业，临床药学专业的设立紧跟国家发展战略，旨在培养提供临床药学服务，保障患者用药安全的临床药师，以适应社会主义现代化和健康中国建设需要。临床药学是医院药学发展的大趋势，尤其是在医改不断深入的背景下，临床药师通过参与疾病治疗过程，促进临床合理用药，减少药品不良事件的发生，大大提高了临床医疗服务的有效性和经济性。

临床药学本科专业人才培养目标要求学生在掌握扎实的医学、药学和临床药学专业基本理论知识的基础上，具有较强的临床药学实践能力，能够胜任以合理用药为核心的临床药学服务工作。我校临床药学专业作为国家一流本科专业建设点，以人才培养方案为根基，设置科学的课程体系以支撑人才培养需要，夯实专业内涵建设。在完成人才培养从传统药学模式向生物-医学模式转变的基础上，强调医药实践导向，充分利用学科建设成果，实现科研反哺教学。我们将表观遗传药理学和药物基因组学的科研成果融入专业课程教学体系，开设以临床精准用药为目标的特色课程，以学科促进专业发展。在通识和专业平台课程群的基础上，开设创新与个性发展平台，通过设置综合性及设计性实验课程，培养学生科研思维和解决实际问题的能力。为此，我校首次在临床药学本科专业开设了《临床药学综合实验》这门课程，旨在培养学生的创新思维和实践能力，本教材的编写将为课程建设提供有力支持。

《临床药学综合实验》在编写内容上涵盖了临床药学各相关学科常见的实验方法和实验项目，包括临床药学常用技术，药理学、药物毒理学、药物基因组学和药动学实验，治疗药物监测及个体化给药方案设计等，并在教材里增加了药物临床研究与评价的内容，同时将智慧药学引入教材。此外，在药物基因组学、药动学和治疗药物监测及个体化给药部分加入具有代表性的典型临床用药案例，强化对临床药学实践的认知和理解，启迪培养学生的临床思维。

本教材作为广州医科大学临床药学一流本科专业内涵建设的一部分，非常有幸邀请到广东药科大学和安徽医科大学作为共同编写单位，编写过程中发挥多校联合的学科优势，同时充分利用我校的优质医疗资源，组建的编写团队实力雄厚，编者均为从事一线药学专业教学的高校教师和有着丰富工作经验的临床药学专家。教材编写过程遵循"三基"和"五性"原则，在把握基本知识、基本理论和基本技能的基础上，强调编写内容的思想性、科学性、创新性、启发性和先进性。编写内容反映各学科领域和行业的最新进展，以期为临床药学及相关专业学生提供一本优质教科书。

《临床药学综合实验》为综合性实验教材，书中涉及药理学、药物基因组学和治疗药物监测等多门基础、临床相关的学科知识，难免存在不足之处，衷心希望在教材使用过程中得到大家的反馈和指正，以便再版时修订。同时，我们也希望以本教材编写为契机，建设具有校本特色的临床药学专业实验课程，为培养具有良好临床思维和实践能力的临床药学专业人才进行有益探索。

编　者

2024 年 1 月

目　　录

第一篇　临床药学常用仪器、软件及其使用

第二篇　临床药学各学科实验

第四篇 智 慧 药 学

第一篇 临床药学常用仪器、软件及其使用

第一章 临床药学常用仪器

第一节 高效液相色谱仪

高效液相色谱（high performance liquid chromatography，HPLC）是采用高压输液泵将液体流动相注入填装有固定相的色谱柱中，根据待测组分与流动相和固定相的吸附或分配能力不同，实现不同极性化合物的分离，并进入检测系统记录色谱信号，从而达到对待测组分分析或分离的方法。HPLC 具有高选择性、高灵敏度和高检测效率的特点，可广泛应用于体内、外药物和机体内源性物质的分析，也可用于建立天然药物指纹图谱及化合物分离分析等。

一、主要结构

高效液相色谱仪主要由输液系统、进样系统、分离系统和检测系统组成（图 1-1）。

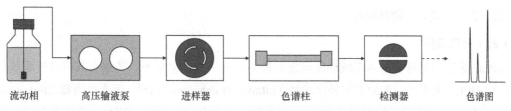

流动相　　　高压输液泵　　　进样器　　　色谱柱　　　检测器　　　色谱图

图 1-1　高效液相色谱仪的主要结构

（一）输液系统

输液系统主要由储液装置、脱气装置、高压输液泵和梯度洗脱装置组成。

1. 储液装置　用于存放流动相，可由 1 个或多个储液瓶组成，使用时可将流动相的组成成分按目标比例或浓度混匀后盛装于 1 个储液瓶中，也可将不同成分的流动相盛装于不同储液瓶中，再通过梯度洗脱装置在线进行混合。

2. 脱气装置　大部分高效液相色谱仪配置在线脱气装置，通过真空技术除去溶解在流动相中的气体，防止分析过程中产生气体。

3. 高压输液泵　将储液装置中的流动相以高压形式连续、稳定、准确地输送进入液路系统，使待测组分在色谱柱中实现分离并进入检测系统，为输液系统的核心部分。

4. 梯度洗脱装置　可分配不同储液瓶中流动相的比例，并且能在分离过程中逐渐改变流动相的组成比例达到梯度洗脱目的。

（二）进样系统

进样系统是将待测样品送入液路系统，并通过流动相输送至分离系统的装置，根据自动化程度可分为手动进样器和自动进样器。手动进样器采用微量注射器将样品注入定量环中，再切换六通阀将样品送入液路系统。自动进样器可将多个待测样品放于样品盘或样品板中，在计算机操作系统上编辑进样序列，机器可根据进样序列信息，自动逐个完成全部批次样品的进样分析。

（三）分离系统

分离系统的核心是色谱柱，根据色谱柱中固定相的类型可以将液相色谱分为正相色谱、反相色谱、亲水相互作用色谱、离子交换色谱和排阻色谱等。

1. 正相色谱（normal-phase chromatography，NPC） 采用极性固定相（如氨基硅烷键合硅胶、氰基硅烷键合硅胶）和非极性流动相（如正己烷），根据分子极性大小进行分离：极性小的化合物在固定相上吸附弱，保留时间较短；极性大的化合物在固定相上吸附强，保留时间较长。

2. 反相色谱（reverse-phase chromatography，RPC） 与正相色谱相反，采用非极性固定相 [如十八烷基硅烷键合硅胶（又称 C18）和八烷基硅烷键合硅胶（又称 C8）] 和极性流动相（如甲醇、乙腈、水），极性大的化合物保留时间短，极性小的化合物保留时间长。反相色谱适用于非极性或弱极性化合物的分离，在药物分析中应用较广泛。

3. 亲水相互作用色谱（hydrophilic-interaction chromatography，HILIC） 以极性聚合物填料为固定相，可用反向色谱的流动相实现正相色谱的分离效果。

4. 离子交换色谱（ion exchange chromatography，IEC） 固定相为带电荷基团的离子交换剂，待测样品中离子与流动相中离子竞争固定相表面的电荷，根据竞争力差异来分离样品组分。

5. 排阻色谱（size exclusion chromatography，SEC） 又称凝胶色谱，固定相为不同尺寸的立体网状或孔穴凝胶，小分子组分可渗透进入较小的空穴中，不易洗脱，保留时间较长；反之，大分子组分容易洗脱，保留时间短。

（四）检测系统

HPLC 的检测器可将分离系统连续流出的样品组分转变成电信号，传递至数据分析系统得到色谱图，HPLC 常用的检测器有紫外检测器（ultraviolet detector，UD）、荧光检测器（fluorescence detector，FD）、示差折光检测器（differential refractive index detector，RID）、蒸发光散射检测器（evaporative light-scattering detector，ELSD）和质谱检测器（mass spectrometric detector，MSD）等。

1. 紫外检测器 HPLC 最常用的检测器，可用于检测具有紫外–可见光吸收的化合物。紫外检测器灵敏度高、线性范围宽，对流动相流速和温度变化不敏感，但要求流动相的截留波长小于检测波长。

2. 荧光检测器 可检测能产生荧光或通过衍生化产生荧光的化合物，具有选择性，灵敏度较紫外检测器高，适用于痕量分析，但线性范围较紫外检测器窄。

3. 示差折光检测器 一种通用型检测器，可根据样品流路和参比流路间的折射率变化来测定化合物含量，检测范围广，几乎适用于所有溶质，但灵敏度低，且不可采用梯度洗脱。

4. 蒸发光散射检测器 属通用型检测器，应用范围广，其响应不依赖于待测组分的化学结构和光学特性，挥发性低于流动相的化合物均能被检测，缺点为灵敏度低，流动相须为挥发性液体且不能含有缓冲盐。

5. 质谱检测器 可将待测组分离子化，将不同质荷比（m/z）的离子进行分离检测，具有极高的选择性和灵敏度。HPLC 和质谱检测器联用具有强大的检测分析能力，广泛应用于生物样本中内源性和外源性物质的测定。

二、样 本 测 定

使用 HPLC 测定样本的流程主要包括样品制备、仪器准备、样品分析和数据处理等。

（一）样品制备

使用 HPLC 进行分析时，样品应采用合适的方法制备成溶液，测定生物样本时还应预先去除样品中的蛋白质，常用方法有蛋白质沉淀法、液液萃取法、固相萃取法等。蛋白质沉淀法是在全血、血浆或血清中加入蛋白质沉淀剂（常用有机溶剂、强酸、无机盐和重金属盐等），通过蛋白质变性将样品分离出体系的方法。液液萃取法是利用目标化合物在生物样本基质和有机溶剂（与基质不互溶）中的分配系数不同，使目标化合物从生物基质转移至有机溶剂中的方法。固相萃取法是利用固体材料（如 C_{18}、离子交换材料等）作为固定相，当生物样本溶液通过固定相时，根据固定相对各组分的亲和性不同而分离出目标化合物的方法。制备好的样品在进样前应采用高速离心或微孔滤膜过滤等方法除去固体颗粒或沉淀物，防止管路堵塞。样品制备时应同时制备对照样品，与待测样品平行操作。

（二）仪器准备

确认仪器运行正常，选用合适的色谱柱（常用 C_{18} 柱、C_8 柱）和流动相，流动相需预先脱气，必要时进行过滤。设置好流动相比例、流速、柱温箱温度等色谱条件和检测器检测条件（如紫外吸收波长），开启高压输液泵，待色谱系统平衡（检测信号基线或液路系统压力平稳）后方可开始样品分析。

（三）样品分析

采用手动进样器时需使用微量注射器将待测样品逐个进样，进样前应确认上一个样品已分析完成。采用自动进样器时在计算机软件上编辑进样序列，由程序控制自动完成批处理样品分析。不同化合物及不同检测器分析条件差异较大，具体的 HPLC 分析实例见后述章节。

（四）数据处理

HPLC 一般采用峰面积进行定量。根据对照样品浓度水平，HPLC 定量可分为单点法、两点法和标准曲线法。单点法和两点法适用于待测组分浓度变化不大且已知浓度范围的样品分析；标准曲线法适用于样品数量较多，且待测组分浓度范围较宽的样本分析。根据是否使用内标，HPLC 定量可分为内标法和外标法。内标法是通过未知样品和对照样品中待测物与内标物的峰面积比值进行定量，系统误差和操作误差较小；外标法则直接比较未知样品和对照样品中待测物的峰面积。

三、测试参数

HPLC 色谱图相关参数包括保留时间、峰高、峰面积、峰宽、理论板数、信噪比（灵敏度）、拖尾因子、分离度和重复性等，其中理论板数、信噪比、拖尾因子、分离度和重复性为色谱系统适应性的考察参数。

1. 保留时间（t_R） 待测组分从进入色谱柱到流出色谱柱所需时间，为 HPLC 重要定性参数，同一化合物在相同色谱条件下具有相同的保留时间。

2. 峰高（h） 待测组分信号峰最高点到基线的距离，可反映组分相对含量。

3. 峰面积（A） 待测组分信号峰与基线形成的面积，代表组分的相对含量，较峰高定量更为准确，是 HPLC 定量的重要参数。

4. 峰宽（W） 色谱峰两侧拐点处所作两条切线与基线两个交点间的距离，也常用距离峰高某一百分比处的峰宽表示，如半高峰宽（$W_{h/2}$）和 5% 峰高处峰宽（$W_{0.05h}$）。

5. 理论板数（n）　用于评价色谱柱测定某一组分的效能，可用保留时间和峰宽或半高峰宽计算：

$$n = 16\left(t_R/W\right)^2 \text{ 或 } n = 5.54\left(t_R/W_{h/2}\right)^2$$

6. 信噪比（S/N）　待测组分信号强度与基线噪声的比值，体现检测的灵敏度，定量检测时 S/N 应不小于 10，定性检测时 S/N 应不小于 3。

7. 拖尾因子（T）　用于评价色谱峰的对称性，计算公式为

$$T = W_{0.05h}/2d_1$$

式中，d_1 为 5% 峰高位置时峰前沿至峰顶在横坐标平行线投影点的距离。

8. 分离度（R）　用于评价色谱图中相邻两个组分的分离程度，是衡量色谱系统分离效能的关键指标，计算公式如下：

$$R = \frac{2 \times \left(t_{R2} - t_{R1}\right)}{W_1 + W_2} \text{ 或 } R = \frac{2 \times \left(t_{R2} - t_{R1}\right)}{1.70 \times \left(W_{1,h/2} + W_{2,h/2}\right)}$$

除特别规定外，待测物质与其相邻组分的色谱峰的分离度应不小于 1.5。

9. 重复性　HPLC 连续进样信号值的重复性能。一般情况下，同一对照品溶液连续进样 5 次，其待测物峰面积或待测物与内标峰面积比值的变异系数（又称相对标准偏差）应不超过 2.0%。

部分色谱图参数见图 1-2。

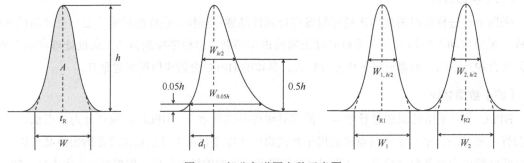

图 1-2　部分色谱图参数示意图

四、注意事项

1. 进样前应采用微孔滤膜过滤或高速离心等方法，去除不溶性颗粒或沉淀，防止堵塞管路和色谱柱。

2. 流动相中的有机溶剂尽量使用色谱纯级别的产品，减少杂质对检测的干扰，含水比例较高的流动相应新鲜配制，避免长时间存放而变质。流动相使用前要预先脱气，避免在管路中形成气栓。仪器使用前或更换储液瓶后也应对管道进行脱气处理。

3. 如流动相使用了缓冲盐，检测结束后需使用不含缓冲盐的流动相冲洗管路和色谱柱，防止缓冲盐析出发生堵塞。

4. 如样品检测浓度低于定量下限，结果应报告为"低于定量下限"（below the quantization limit，BQL），如高于定量上限，应使用空白溶剂或基质将样品浓度稀释到标准曲线范围内再行测定。

（卢浩扬　温预关）

第二节　高效液相色谱–质谱联用仪

高效液相色谱–质谱联用仪（high performance liquid chromatography-mass spectrometry，HPLC-MS），简称液质联用（LC-MS）。LC-MS 以 HPLC 为分离系统，以质谱为检测系统，集 HPLC 的高效分离能力和质谱的高选择性、高灵敏度和通用性于一体，已成为药品质量控制、体内药物和代谢产物测定、生物样本中内源性物质测定等多个领域的重要检测工具。

一、主要结构

LC-MS 由 HPLC 系统和质谱系统串联组成，HPLC 系统的结构在上一节已有介绍，以下重点介绍质谱系统的主要结构——离子源和质量分析器。

（一）离子源

HPLC 流出的待测组分需在离子源中发生电离，转变为带电离子方能导入质谱分析。常用于 LC-MS 的电离方式有电子轰击离子化（electron impact ionization，EI）、电喷雾离子化（electrospray ionization，ESI）、大气压化学离子化（atmospheric pressure chemical ionization，APCI）和大气压光离子化（atmospheric pressure photoionization，APPI），其中应用最广泛的电离方式为 ESI 和 APCI。

1. EI　气态待测化合物分子在离子源中受到大于其电离能的电子轰击而离子化，可得到分子离子和丰富的碎片信息。EI 适用于热稳定、易挥发的化合物，是气相色谱–质谱联用仪的最常用离子源，采用合适的接口也可用于 LC-MS。

2. ESI　HPLC 的流出物通过终端加有高电压（通常为几千伏）的毛细管，在氮气等气体的辅助下雾化成微小液滴，液滴脱溶剂后形成单电荷或多电荷的气态离子。在 ESI 离子源下，化合物通常只呈现分子离子而没有碎片离子。ESI 适合极性分子和生物大分子的研究，是 LC-MS 最成功的接口技术。

3. APCI　在大气压下流动相经加热和氮气流作用雾化成气态，再由高压放电电极离子化产生试剂气离子，试剂气离子与待测组分的分子发生离子–分子反应形成单电荷离子。APCI 离子源主要产生分子离子，很少产生碎片离子，常用于分子质量小于 1500 Da 的小分子或弱极性化合物，是 LC-MS 的重要接口技术之一。

4. APPI　与 APCI 不同，APPI 利用光子使气态的分子离子化，主要用于非极性化合物的分析。APPI 对实验条件较敏感，主要作为 ESI 和 APCI 的一种补充。

（二）质量分析器

质量分析器是质谱仪的核心，可将不同质荷比的离子进行分离，具有非常高的选择性，常用的有四极杆（quadrupole rod，Q）分析器、飞行时间（time of flight，TOF）分析器、离子阱（ion trap）分析器等。

1. 四极杆分析器　由 4 根平行的金属杆电极组成，结构简单，扫描速度快，技术成熟，价格相对低廉。四极杆分析器属于动态质谱，在特定电压条件下一定质荷比的离子可以穿过四极场到达检测器，适用于对离子进行选择，是最常用的质量分析器之一。

2. 飞行时间分析器　分析不同离子飞行通过一定距离的真空无场区所需时间，获得质谱图。

具有相同动能的离子，质荷比越大，速度越慢，飞行时间越长，可获得设定质荷比范围内的所有离子信息，适用于大分子化合物的测定。

3. 离子阱分析器 又称离子陷阱，利用电场或磁场将离子限定在一定范围内，通过激发离子使其破碎可获得碎片离子信息，单一的离子阱即可进行多级质谱分析。

4. 串联质谱（tandem mass spectrometry） 将多个质量分析器串联起来可得到具有强大分析能力的串联质谱仪，如四极杆–飞行时间质谱（Q-TOF）、四极杆–离子阱质谱（Q-Trap）、三重四极杆质谱（QQQ）等。HPLC 和三重四极杆质谱联用又称 LC-MS/MS，可选择前体离子和产物离子，具有极高的专属性，是生物样本分析中应用最广泛的仪器之一。

二、样 本 测 定

样本制备、分析和结果处理已在上一节中介绍，以下以 LC-MS/MS 为例介绍仪器的操作流程。

（一）仪器准备

LC-MS/MS 通常使用 ESI 或 APCI 离子源，需要使用雾化气（如氮气）辅助雾化，在第二级质谱中需要碰撞气（如氩气）提供能量，使前体离子破碎从而获得产物离子，质谱仪内部需要机械泵维持真空状态。因此，使用前除与 HPLC 相关的准备外，还需确认雾化气和碰撞气的压力及仪器真空状态是否正常，打开液相系统高压输液泵、柱温箱和质谱仪，待液相系统流路压力、柱温箱温度、雾化气和碰撞气流速、质谱仪相关加热模块的温度均稳定后，方可开始进样分析。

（二）检测模式

1. 全扫描（full scan） 在设定的范围内扫描样品中各组分的质荷比，通过全扫描可获知化合物的分子量。

2. 产物离子扫描（product-ion scan） 在第一级四极杆选择待测物的质荷比作为前体离子，在第二级四极杆（碰撞池）前体离子发生碎裂，在第三级四极杆测定一定范围内所有产物离子的质荷比及其相对强度，获得该前体离子的质谱。

3. 前体离子扫描（precursor-ion scan） 选择某一质荷比的碎片离子作为产物离子，在一定质荷比范围内扫描测定所有能产生该碎片的前体离子。

4. 中性丢失扫描（neutral-loss scan） 设定恒定的质量差异，在一定质荷比范围内扫描测定所有具有该质量差异的前体离子和产物离子，主要用于寻找能产生特定中性碎片的化合物或同系物。

5. 选择离子监测（selected-ion monitoring，SIM） 又称单离子监测（single ion monitoring），一般针对单级质谱，仅扫描设定某质荷比的前体离子，具有一定的选择性，但难以区分具有相同分子量的化合物。

6. 选择反应监测（selected-reaction monitoring，SRM） 选择特定质荷比的前体离子和产物离子作为检测离子对，选择性和灵敏度较 SIM 高，适合用于复杂混合样品（如生物样品）中低浓度化合物的测定。

7. 多反应监测（multi-reaction monitoring，MRM） 同时检测两个或两个以上前体–产物离子对，可用于内标法测定或检测混合样品中的多个化合物，是 LC-MS/MS 最常用的检测模式。

（三）仪器维护

1. 使用结束后关闭液相系统、雾化气和碰撞气、离子源相关电压和加热模块，待冷却至常温后用有机溶剂（如异丙醇、甲醇）或有机溶剂与水的混合溶液擦拭清洁离子源腔体，擦拭时避免触碰喷雾毛细管。

2. 机械泵是维持质谱仪真空状态的关键设备，应定期通过油面窗口观察泵油颜色（正常为无色或浅黄色）和液面高度，如泵油颜色变暗表明其质量下降，需更换泵油。此外，机械泵需要定期打开震气阀进行震气，使回油装置中的泵油回到机械泵内，以确保泵内有足够的泵油。

3. 质谱仪通常不彻底关机，而是保持机械泵运行以维持真空状态。当长时间不使用或仪器深度维护时需彻底关机。重新开机后应使用标准校正液进行调试，以校正质量轴并达到满意的信号强度和分辨率。

三、测 试 参 数

LC-MS 中的色谱图相关参数见上一节，以下介绍与质谱仪相关的重要参数。

1. 质荷比（m/z） 带电离子的质量与所带电荷数的比值，是质谱分析中的重要参数，利用不同质荷比的离子在同一电场或磁场中具有不同的运动轨迹或速率，可进行离子选择，从而实现质谱检测器的高专属性。

2. 碰撞能量（collision energy，CE） 使前体离子破碎的能量，是 SRM 或 MRM 检测模式中的重要参数。碰撞能量低，前体离子破碎程度小，产物离子信号强度低；碰撞能量过高可导致产物离子进一步破碎，同样影响信号强度。在 SRM 和 MRM 检测中需要根据不同化合物进行优化，得到最佳的碰撞能量。

3. 离子丰度比（abundance ratio of ion） 检测器中检测到的离子信号强度称为离子丰度，同一前体离子与不同产物离子丰度的比值为离子丰度比。固定条件下的离子丰度比相对恒定，可在 MRM 模式中设定同一化合物的两个前体–产物离子对，通过计算两个产物离子的离子丰度比（两个离子对的色谱峰面积比值）实现定性分析。

4. 基质效应（matrix effect，ME） 在分析生物样本时，样本中的某些内源性物质（如磷脂、蛋白质、糖、色素等）或样本处理过程中引入的外源性物质（如采血管中的抗凝剂或促凝剂、容器中的增塑剂等）可影响离子化效率，使待测物的信号增强或减弱，这种现象称为基质效应。采用 LC-MS/MS 进行生物样本分析时应考察基质效应，通常用基质因子（matrix factor，MF）进行评价，在提取后的空白基质和空白溶剂中加入相同浓度的待测物，空白基质和溶剂中待测物响应的比值即为 MF。如不同个体间的 MF 差异较大，可使用内标校正并计算内标归一化基质因子（internal standard-normalized matrix factor，MF_i）：

$$MF_i = \frac{MF_{待测物}}{MF_{内标}}$$

考察基质效应对待测物分析的影响时，应至少使用 6 批不同供体或不同批次的基质，并考察低、高两个浓度（低浓度在定量下限浓度 3 倍以内，高浓度为接近定量上限的浓度），所有批次基质的 MF 或 MF_i 的变异系数应不超过 15%。除了正常基质外，还应根据待测样品的实际情况考察特殊基质的基质效应，如血浆样品应考察溶血或高血脂的基质效应。

四、注 意 事 项

1. 流动相中的缓冲盐应使用质谱级纯度，以减少杂质影响。

2. 通常使用甲酸铵、乙酸铵等挥发性缓冲盐，一般不使用非挥发性缓冲盐（如磷酸盐），因其可抑制化合物的电离。

3. 不用表面活性剂洗涤重复使用的容器，以防影响样品的离子化。

4. 一般来说，化合物与其同位素标记物的理化性质较一致，故同位素标记物用作内标可很好地校正生物基质和仪器信号波动对分析结果的影响。

5. 测试生物样本在初始阶段可能会出现响应波动大的情况，对于此类化合物可取含生物基质的样品重复进样，直至响应趋于稳定后再开始分析。

（卢浩扬　温预关）

第三节　聚合酶链式反应仪

聚合酶链式反应（polymerase chain reaction，PCR）是一种扩增放大特定 DNA 片段的分子生物学技术，基本原理类似于 DNA 天然复制过程，其特异性依赖于与靶序列两端互补的寡核苷酸引物。

PCR 由变性–退火–延伸三个基本反应步骤构成。①模板 DNA 的变性：模板 DNA 经加热至 93℃左右并维持一定时间后，双链解离成为单链，以便与引物结合，为下轮反应作准备。②模板 DNA 与引物的退火（复性）：模板 DNA 经加热变性成单链后，温度降至 55℃左右，引物与模板 DNA 单链的互补序列配对结合。③引物的延伸：DNA 模板–引物结合物在 72℃、DNA 聚合酶（如 TaqDNA 聚合酶）的催化下，以 dNTP 为反应原料，靶序列为模板，按碱基互补配对与半保留复制原理，合成一条与模板 DNA 链互补的新复制链。重复变性–退火–延伸的循环过程就可获得更多的"半保留复制链"，在这一过程中，新链又可成为下次循环的模板（图 1-3）。

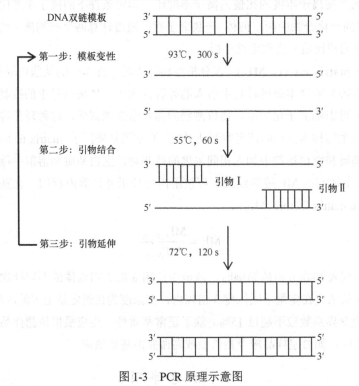

图 1-3　PCR 原理示意图

PCR 仪是利用 PCR 技术原理进行 DNA 复制扩增的仪器，按一定步骤进行实验操作，可以将一段基因扩增为原来的几百万倍。

一、主要结构

PCR 仪一般由样品仓、温控系统、操作系统和其他模块组成。

（一）样品仓

样品仓基座配备了可更换的多样化样品基座，以匹配不同规格的样品管。常用标准金属板式96 孔（0.2 mL PCR 管）加热模块基座，可以使用单管、8 连管、12 连管，亦可根据实验需求更换模块（如 384 孔模块）。样品仓顶部为热盖，用于加热样品管的顶部，防止样品蒸发和冷凝。

（二）温控系统

通过精确控制温度循环，使 PCR 反应在不同温度下的三个步骤（变性、退火、延伸）重复进行，从而在短时间内扩增 DNA。传统以水浴形式进行加热，现已被变温金属模块所取代。通过半导体加热和冷却，并由微机控制恒温和冷热处理过程。

（三）操作系统

通过仪器自带屏幕界面（或连接计算机），对 PCR 仪的实验参数进行设置。

二、样本测定

（一）PCR 反应体系

标准 PCR 反应体积为 50～100 μL，含有 PCR 反应缓冲液，DNA 模板，四种 dNTP（dATP、dCTP、dGTP、dTTP），2 种上、下游引物，Taq DNA 聚合酶。

（二）实验操作

1. PCR 反应条件优化

（1）模板：PCR 可以用 DNA 或 RNA 为模板材料。使用 RNA 模板进行扩增需首先逆转录成cDNA，才能进行正常 PCR 循环。

（2）引物：指与待扩增靶 DNA 两端序列互补的寡核苷酸，两段引物分别与相应 DNA 链的 3′端及 5′端互补。

（3）原料：脱氧核苷三磷酸（dNTP）是靶 DNA 序列扩增的原料。dNTP 浓度取决于扩增片段的长度、$MgCl_2$ 浓度、引物浓度等反应条件。

（4）反应条件：Mg^{2+} 浓度过低会使 Taq 酶活性丧失，PCR 产量下降；Mg^{2+} 浓度过高则影响 PCR 反应的特异性。PCR 反应中加入一定浓度的添加剂如二甲基亚砜（dimethyl sulfoxide，DMSO）等可提高 PCR 扩增效率及特异性。

（5）PCR 循环数：30 次是比较合理的循环次数，循环次数太少，产物量不多；循环次数过多，则非特异性产物增加。

2. PCR 扩增　按照实验要求配制样品反应体系，完成后方可上机操作。将样品放入仪器指定位置，在仪器操作界面分别输入变性温度、退火温度、延伸温度、循环次数等信息，启动仪器方可进行 DNA 扩增。实时荧光定量 PCR 仪可在计算机软件中实时观察扩增情况。

（三）数据处理

PCR 产物检测可以用蛋白质印迹法（Western blotting）、酶联免疫吸附分析（ELISA）、分子杂交、限制性内切酶酶切分析、微孔板夹心杂交法、直接测序等方法对产物进行测定。

三、测试参数

PCR 实验相关参数包括变性温度、变性时间、退火温度、退火时间、延伸温度、延伸时间、循环次数等。变性温度一般为 92～95℃，变性时间为 30 s～1 min，退火温度一般为 50～60℃，退火时间为 30 s～1 min，延伸温度一般为 72～75℃，延伸时间为 1～2 min，循环次数为 30～35 次。亦可根据试剂盒说明书或者实验情况对参数进行设置。

四、注意事项

1. 设备长时间停用时需关闭样品槽，以免积累灰尘影响热传递。

2. 样品槽开闭时使设备自由运行，不得强行人为掰开或压合。

3. 不可同时使用不同规格的样品管。

4. 为避免仪器意外断电，可配置在线式不间断电源（UPS）系统。程序未结束前不得关闭系统电源，不得在电源打开的状态下扳动设备背后锁定杆。

（张　超　陈少斌）

第四节　分光光度计

利用紫外光、可见光、红外光和激光等测定物质的吸收光谱，对物质进行定性定量分析的方法，称为分光光度法（或分光光度技术），其中紫外–可见光分光光度法是生物化学研究中的必备技术。紫外–可见光区可分为远紫外光区（10～200 nm）、近紫外光区（200～400 nm）、可见光区（400～800 nm）。朗伯–比尔（Lambert-Beer）定律是分光光度法的基本定律，表示物质对某一单色光吸收的强弱与吸光物质浓度和厚度间的关系。

$$A = \lg\frac{1}{T} = \lg\frac{I_0}{I} = k \cdot c \cdot l$$

式中，I/I_0 称为透光度（T），$I/I_0 \times 100\%$ 称为透光率（$T\%$），$\lg(1/T) = \lg(I_0/I)$ 称为吸光度（A，又称光密度，optical density，OD）。

从以上公式可知，透光率与样品浓度（c）不成正比，而吸光度与样品浓度成正比（Beer 定律），也与光程长度（l）成正比（Lambert 定律）。当光程长度为 1 cm 且样品浓度为 1 mol/L 时的比例常数称为摩尔吸光系数，用符号 ε 表示。在特定条件下，该摩尔吸光系数为物质的固有值。此外，朗伯–比尔定律成立需要满足没有散射、反射等条件。

一、主要结构

分光光度计根据使用波长范围分为紫外光、可见光、红外光和全波段分光光度计。分光光度计的基本结构包括光源、单色器、比色皿、检测器、信号显示系统（图 1-4）。

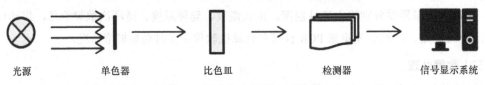

光源　　　　单色器　　　　比色皿　　　　检测器　　　　信号显示系统

图 1-4　分光光度计的主要结构

（一）光源

光源在整个紫外光区或可见光区可发射连续光谱，具有足够的辐射强度、较好的稳定性和较长的使用寿命。可见光区常用光源是钨灯或碘钨灯，发射波长范围是 350～1000 nm。紫外光区常用光源为氘灯，发射波长范围是 180～360 nm。

（二）单色器

单色器是将光源辐射的复合光分成单色光的光学装置，一般由狭缝、色散元件及透镜系统组成。色散元件为关键结构，常见色散元件包括棱镜和光栅。

（三）比色皿

比色皿又称样品吸收池或比色杯，是用于盛装测试液的装置。比色皿材料必须能够透过所测光谱范围的光。一般可见光区使用玻璃比色皿，紫外光区使用石英比色皿。

（四）检测器

检测器的作用是检测光信号，利用光电效应将透过比色皿的光信号变成可测电信号，常用检测器有光电管、光电倍增管、光电二极管、光电摄像管等。

（五）信号显示系统

信号显示系统是将监测器输出信号放大并显示的装置。常用信号显示系统包括液晶数字指示窗和计算控制显示窗。

二、样　本　测　定

（一）样品准备

测试前需准备好标准溶液和供试品溶液。标准溶液配制成含 5～6 个等比浓度的梯度溶液，同时配制不含测试物的背景溶剂，用于"零"点校正。样品浓度不宜过高或过低，过高会使透光率下降，吸光度增加，容易超出测量范围，过低则导致无法得到测量结果，以最低浓度吸光度不小于 0.2，最高浓度吸光度不高于 0.8 为宜。

（二）仪器准备

仪器开机自检，确定正常运行后须预热 20～30 min，并对空白基线进行校正，确保基线平稳后方可进行实验。

（三）样品分析

选择合适的比色皿进行测试，可见光使用玻璃比色皿，紫外光使用石英比色皿。测试前用蒸馏水将比色皿清洗 3 次，再用待测溶液润洗 3 次，装入待测溶液后用拭镜纸或无纺布擦干比色皿外壁，方可进行测试。

分光光度计可用来对待测样品进行定性和定量分析。定性分析通过测试样品最大吸收波长来判定样品性质。将样品放入暗箱，盖上暗箱盖，选择最大吸收波长（λ_{max}），仪器根据光谱设定范围进行扫描，得出光谱图或吸收波长数据，从而确定待测样品的性质（或所含基团）。定量分析是指在某一既定波长下，根据物质的量（或浓度）与吸光度的关系，通过系列浓度梯度的标准溶液建立标准曲线，对未知浓度样品进行定量测试。定量分析是临床和实验室的常用分析方法。

三、测试参数

分光光度法相关参数包括光波长、物质透光率、吸光度等。

1. 光波长（λ） 在光谱中物质对光吸收最大时的波长，属于物质固有特性，与物质结构有关，常用作官能团的定性判断。对于未知物质的最大吸收波长，可通过扫描波长来确定。

2. 物质透光率（$T\%$） 表示光线透过介质的能力，为透过样品（透明或半透明体）的光通量与其入射光通量之比的百分率。

3. 吸光度（A） 当一束光通过样品溶液（吸光物质）时，溶质吸收了光能，光强度减弱。吸光度反映了光吸收程度。吸光度与入射光波长及光通过物质有关，只要光波长被固定下来，同一种物质同一浓度吸光度不变。

四、注意事项

1. 测定过程中或自动调零时，样品室需盖好面板，以免外部光线影响校正。

2. 实验前需对仪器进行自动调零，使当前所设波长在透过率测定中为100%，在吸光度测定中为0。

3. 待测物结构须含有生色团，即有机化合物分子结构中含有 $\pi \rightarrow \pi^*$ 或 $n \rightarrow n^*$ 跃迁的基团，能在紫外–可见光范围内产生吸收的原子团，否则无法使用分光光度计进行测试。

4. 比色皿需光滑无划痕，样品溶液保持均一。溶液高度达比色皿的 1/2～2/3 即可，如样本量过少可更换为微量比色皿。

（张培全　陈少斌）

第五节　血药浓度分析仪

血药浓度是指药物经吸收后在血浆中的总浓度，包括游离药物和与血浆蛋白结合的药物，也泛指药物在全血中的浓度。酶放大免疫测定技术（enzyme multiplied immunoassay technique，EMIT）是近年来发展的一种血药浓度分析方法。血药浓度分析仪采用 EMIT 技术检测患者血药浓度，通过样本中的药物抗原和试剂中的酶标药物抗原竞争结合反应体系中的特定数量抗体，从而实现对血药浓度的定量分析。

目前，血药浓度分析仪能够开展免疫抑制剂类（霉酚酸、环孢霉素、他克莫司和西罗莫司）、精神类（丙戊酸、左乙拉西坦、奥卡西平、卡马西平、苯妥英和苯巴比妥）、抗肿瘤类（甲氨蝶呤）、抗菌类（伏立康唑和万古霉素）、平喘类（茶碱）、心血管类（地高辛）和成瘾类（美沙酮和乙醇）等多个类别药物检测，为临床提供快捷准确的血药浓度分析数据。血药浓度分析仪操作简单且自动化程度高，可同时满足多样本检测，无须建立方法学及进行样本预处理，尤其适用于药物中毒和急救患者。

一、主要结构

药物浓度分析仪（图1-5）包括样本系统、试剂系统、分析系统和操作系统四部分。

1. 样本系统由外圈和内圈两部分组成，外圈为 50 个样本位，内圈为 12 个样本/质控/定标位。

2. 试剂系统包括 26 个试剂位，可使试剂温度保持在 8～12℃，试剂在机稳定性长达 4 周。

3. 分析系统采用 EMIT 技术，包括 48 个半抛弃型反应杯。

4. 操作系统包括 Windows 系统、触摸屏和打印机，可连接实验室信息管理系统（laboratory information management system，LIS）进行仪器故障诊断。

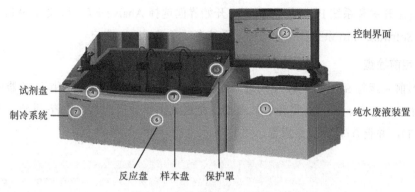

图 1-5　药物浓度分析仪外观图

二、样本制备

进行不同药物血药浓度监测时，样品处理方法也有所不同。下面以他克莫司为例讲述血液样品的制备。

1. 用 EDTA 管采取患者全血 200 μL。

2. 分别加入甲醇 200 μL 和他克莫司样本处理液 50 μL，以充分溶解细胞并萃取出他克莫司，裂解液在 4℃以 15 000 r/min 离心 5min。

3. 取上清置于专用样品管中，上机进行检测。

其他药物的样本制备可参阅对应药物的检测试剂盒。需要注意的是，标本和反应液中的颗粒及微小团块会影响结果分析。

三、测试参数

仪器参数可在主屏幕选择任务图标中导出和导入，如图 1-6 所示。本仪器根据选定的监测药物，已经设置好相应的测试参数。

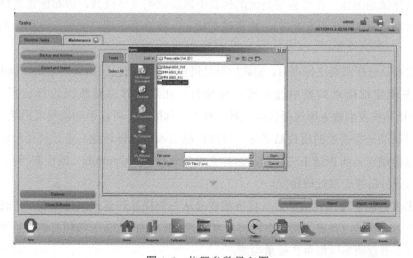

图 1-6　仪器参数导入图

四、样本测定

（一）开机

打开系统总开关和系统 PC，从 Windows 开始界面选择 Analyzer（分析仪），Windows 桌面双击 Pro Series Software（Pro 系列软件）图标，系统自动登录 admin 账户。

（二）测定前检查

使用仪器前先运行 Start of Day 模块进行仪器检查，检查项目包括排空废液容器/浓缩废液容器、灌注纯水、注射器、反应杯空白有效日期、空白状态和数值信息、检查/重新注入 10% 清洗液（次氯酸钠），并查看/打印每日报告（图 1-7）。

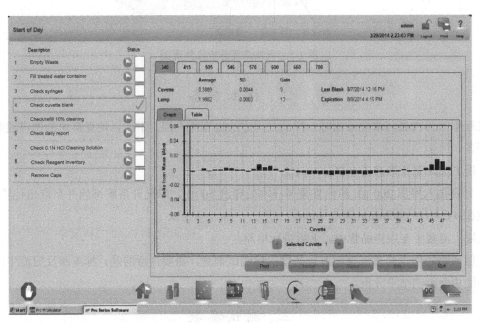

图 1-7　测定前准备界面

（三）样本测量

从主页选择试剂图标，在屏幕左侧试剂列表中确认试剂具体位置，按对应位置摆放好试剂并开盖，点击试剂信息（Reagents Info），检查试剂状态、批次有效期、在机稳定期、剩余量和剩余检测数。

1. 加载校准品选择需要定标项目，加载校准品进行定标检测。在加载校准品（Load Calibration）界面中，从左侧定标请求列表中选择需定标项目，在右侧样品转盘上选择位置（建议 A1～A9），并将定标品按要求放入所选择转盘位置。对于定标结果，可以手动接受或拒绝。

2. 加载对照品选择需要的质控品名称，将质控品放入所选择转盘，进行质控检测。质控结果可手动接受或拒绝。当质控结果失控时，选择失控的质控品（Controls）或检测样品（Tests），分别进行失控原因分析并予以处理排除。

3. 加载患者样品创建患者信息后，将待测样品从右侧样品转盘上按号加载，进行检测。如果需要批量加载患者样品，在患者信息页面将重复模式（Repeat Mode）按钮打钩，返回加载样品界面后，连续点击键盘回车键即可作批量检测。

（四）查看结果

从主页点击结果图标，选择患者样品，选择已加载或最近。其中已加载为当天检测还没有卸载的样品结果，最近是指近 3 天结果。

（五）结束测量

在主页依次选择卸载（Unload）图标，卸载全部（Unload All）以清空样品转盘，然后拿出样本盘中用过的试管。每日使用结束时需执行两个程序：①检查/清空废液；②检查/重新填充已处理水容器。选择退出图标，关闭程序。

（六）机器维护

1. 每周针冲洗　从主页选择任务图标，依次点击维护，清洗试管转子/冲洗探头，完成转子和探头冲洗，每次冲洗时间约需 7 min。

2. 每月废液容器和纯水容器清洗　排空纯水和废液容器后，用少量 NaOH 溶液（0.1 mol/L）清洗纯水桶和废液桶内部，再用纯水冲洗容器 3 次。手动冲洗结束后，再从主页选择任务图标，点击维护，清洗废液和水容器，即可完成维护。

五、注意事项

1. 样品采集后应尽早进行检测，如在 8 h 内完成测定，可置于 18～25℃室温保存。样本在 2～8℃时可存放 1 周，如需储存更长时间，应保存于 –20℃。测试前解冻样本并充分混匀，避免反复冻融。

2. 使用试剂为即开即用式，开封后试剂在 2～8℃环境中旋紧瓶盖直立放置，可于 12 周（或标签所示失效期）内使用。试剂如出现沉淀，应予丢弃。

3. 仪器运转过程中勿触碰样品针、试剂针、搅拌棒、反应容器、清洗装置等，以避免人身伤害。仪器测试过程不要直视光源，避免伤害眼睛。

（赵　鑫　吴　波）

第六节　酶　标　仪

酶标仪即酶联免疫检测仪，是 20 世纪 70 年代发展起来的一种生物分子检测手段，具有操作简单、无污染、灵敏度高、高通量等优点，在临床和科研工作中得到普遍应用。酶标仪是 ELISA 的专用仪器，可同时检测多个样本，又称为微孔板检测器。按功能酶标仪分为荧光、化学发光、光吸收和多功能酶标仪，可用于分子生物学、药动学、细胞信号转导分子和微生物检测，广泛地应用于临床检验及生物学、农业食品和环境科学研究。

酶标仪的分析原理与分光光度法一样，服从朗伯-比尔定律，在某既定波长的光吸收度不同，物质含量与显色液颜色深浅成正比，吸光度值可反映物质含量。酶免疫分析（enzyme immunoassay，EIA）是当前应用最广泛的免疫检测方法之一，其基本原理是将抗原抗体反应的特异性与酶对底物高效催化作用相结合，以底物被酶催化后的显色变化来判断试验结果，可用于定量分析，敏感度达纳克（ng）水平。测定时选取特定波长（待测物光吸收度最大时波长）作为检测波长，为消除非特异吸收，一般还需选取参照波长（待测物光吸收度最小时波长）。

一、主 要 结 构

酶标仪基本构造包括光源、单色器、样品室、探测器和微处理器控制系统（图1-8）。

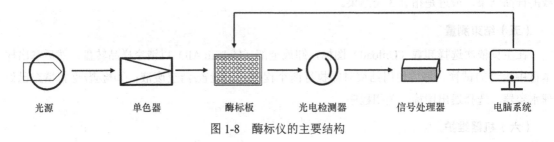

光源　　　　　单色器　　　　　酶标板　　　　光电检测器　　　　信号处理器　　　　电脑系统

图1-8　酶标仪的主要结构

酶标仪与分光光度计工作原理类似，都是由光源系统发出光波经过单色器（滤光片或单色器）变为单色光，通过比色皿（酶标板）内样品时，部分光线被样品吸收，未吸收光线则透过标本照射到光电检测器上。光电检测器将不同强弱光信号转换成相应的电信号，通过微机处理得出数据。以下主要介绍样品室和酶标板。

（一）样品室

光源发出的光线经聚光镜、光栏到达反射镜，经反射镜后90°垂直通过样品室内比色溶液（从上往下或从下往上均可），然后通过滤光片达到光电管。根据朗伯-比尔定律，吸光度与物质浓度、光通过比色溶液的距离有关，故光线需经过样品液面最低点。目前的酶标仪多为全自动酶标仪，通过微机控制样品室内酶标板X轴和Y轴方向的机械驱动，可使光线精准通过液面。

（二）酶标板

酶标板是用来盛装待测样本的塑料板，板上有多排小孔，包括6孔板、48孔板、96孔板、384孔板等多种规格，可根据实际需求选择孔板规格。如果使用透明酶标板，光会向垂直、水平方向发射，致使光吸收受到发射光影响。

二、测 试 参 数

酶标仪的测试参数主要包括波长、物质透光率和吸光度。吸光度不仅是酶标仪的重要测试参数，也是酶标仪检测结果，样品浓度通常与吸光度成正比。

三、样 本 测 定

（一）样品准备

用于ELISA测定的样本范围十分广泛，常见样本有血清、血浆、细胞培养上清、细胞裂解液、组织匀浆及尿液等。此外，唾液、肺泡灌洗液、胸腹水、皮肤样本也可用于ELISA检测。ELISA常用样本处理方法如下。

1. 血清　无菌试管采血，血样于室温下静置20 min，4℃条件下1000 r/min离心20 min，上清用于检测（或将样品储存于-80℃冰箱备用）。

2. 血浆　抗凝管采集血样，4℃条件下1000 r/min离心15 min，上清用于检测（或将样品储存于-80℃冰箱备用）。操作于30 min内完成。

3. 细胞培养上清　用于检测细胞分泌性成分时，收集细胞培养上清，4℃条件下1000 r/min离心 20 min。

4. 细胞贴壁　细胞需先用胰酶消化，离心收集细胞（悬浮细胞可直接离心收集），4℃条件下 1000 r/min 离心 5 min，预冷磷酸盐缓冲液（phosphate buffered saline，PBS）洗涤细胞 3 次。采用超声破碎联合反复冻融的方法裂解细胞，4℃条件下 1500 r/min 离心 10 min，上清用作检测。

5. 组织标本　将组织标本置于冰上（防止被蛋白酶降解），预冷 PBS（0.01 mol/L，pH 7.4）冲洗标本，加入适量 PBS（1 g 样本加入 5～9 mL PBS），匀浆器充分匀浆（根据实际需求可继续使用超声破碎处理）。组织匀浆于 4℃条件下 5000 r/min 离心 5 min，上清用作检测（或储存于 –80℃ 冰箱备用）。

6. 尿液、唾液及其他生物体液　无菌管采集样品，4℃条件下 5000 r/min 离心 5 min，上清用于检测（或将样品储存于 –80℃ 冰箱备用）。

（二）仪器准备

开启酶标仪后仪器完成自检过程。根据实验内容或试剂盒说明选择实验模式，放入酶标板后即可进行检测。

（三）样品分析

根据实验内容选择相应的酶标板进行测试，通过检测结果吸光度（A）进行样品的定性或定量分析。

四、注意事项

1. 移液枪吸头不能混用。重复使用酶标板时，洗板要洗干净，避免交叉污染。如样品或试剂污染仪器，操作完成后须立即清洁。

2. 严格按照试剂盒说明书操作，确保反应时间准确。

3. 因试剂盒问题造成的测量结果偏差，应根据实际情况修改参数，以获得准确的检测结果。

4. 生物样品避免反复冻融。

（喻丽红）

第二章　临床药动学软件

药动学参数计算涉及复杂的数学方程和模型建立，随着计算机技术的发展和应用，国内外研发出多款药动学专用软件，大大提高了药动学参数计算的效率和准确性。目前，国内外常用的药动学软件有 Phoenix WinNonlin、MaS Studio、DAS、3P87（3P97）等。本章主要介绍国内主流软件 MaS Studio 和国外经典药动学软件 Phoenix WinNonlin 的使用。Phoenix WinNonlin 是经典、权威的药动学软件，为国内外学术界广泛认可；MaS Studio 为我国自主研发的软件平台，中文界面对国内科研工作者友好，可与 NONMEM 软件配合使用，用于群体药动学建模。

第一节　建模与模拟全流程工作站（MaS Studio）

MaS Studio 是我国自主研发的建模与模拟全流程工作站（modeling and simulation studio），通过集成不同功能模块为药动学建模和分析提供一站式支持，是生物医药研发、教学、科研工作中不可或缺的定量药理学软件操作平台。MaS Studio 涵盖药动学模块（MaS for pharmacokinetics，MaS for PK）、生物等效性模块（MaS for bioequivalence，MaS for BE）和群体药动学模块（MaS for NONMEM，MaS for NM）。MaS for PK 模块可通过房室模型分析（compartment analysis，CA）、非房室模型分析（non-compartment analysis，NCA）计算药动学参数，支持血管内推注、血管内滴注及血管外给药方式；Mas for BE 模块基于线性混合模型算法引擎，可提供稳健的生物等效性分析结果；Mas for NM 模块需配合使用群体药动学软件 NONMEM，为 NONMEM 提供多种功能辅助，易于学习，大大提高群体药动学的建模效率。

一、系　统　构　成

MaS Studio 操作界面可分为资源管理器、编辑工作区、运行工作区和右侧边栏（图 1-9）。

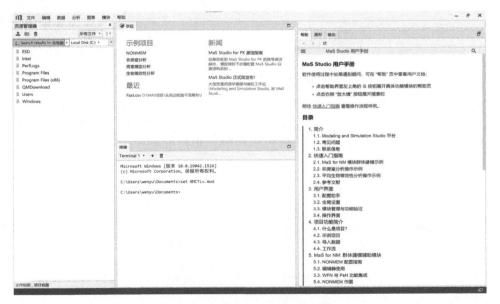

图 1-9　MaS Studio 软件操作界面

1. 资源管理器位于操作界面左侧，可显示计算机文件系统（文件视图）和运行项目的结构（项目视图）。

2. 编辑工作区位于操作界面中部偏上，用于编辑分析数据集、控制代码、分析设置等。

3. 运行工作区位于操作界面中部偏下，用于执行命令行指令。

4. 右侧边栏用于显示输出结果、诊断图形、数据探索、用户文档和帮助界面等。

二、功能模块

Mas Studio 包括 MaS for PK、MaS for BE 和 MaS for NM 等模块，可用于药动学、生物等效性和群体药动学分析。

1. MaS for PK 模块可进行房室模型和非房室模型的分析，支持静脉注射、静脉滴注和血管外给药方式。

2. MaS for BE 模块用于生物等效性分析，支持平行试验和交叉试验设计，可提供受试制剂和参比制剂的比值、t 检验、方差分析等结果。

3. MaS for NM 模块用于建立群体药动学模型，可为定量药理学软件 NONMEN 提供多种功能辅助，提高 NONMEN 软件的建模工作效率。

三、操作步骤

MaS for NM 模块为群体建模的辅助模块，需要计算机同时安装 NONMEN 及其伴侣软件 Perl-speaks-NONMEN（PsN）和 Wings-for-NONMEN（WFN）。本节主要介绍 Mas for PK 和 Mas for BE 模块的使用。

（一）新建项目

使用 MaS Studio 进行药动学和生物等效性计算时须先新建项目，点击顶部菜单栏的"文件"，在下拉菜单中选择"新建项目"，输入项目名称和项目文件保存路径，点击"确定"生成新项目文件，资源管理器自动切换至项目视图。每个项目保存于一个独立文件夹中，可在资源管理器找到对应的项目文件。

（二）药动学分析

1. 创建数据集　药动学分析数据集至少由 3 列组成：受试对象唯一标识号（ID）、采样时间（TIME）和浓度（CONC），还可以根据实验设计加入序列（SEQUENCE）、周期（PERIOD）、药物（FORMULATION）等资料，信息录入可使用全称或自定义缩写，格式如图 1-10 所示。

ID	TIME	CONC
1	0	0
1	0.5	99.9
1	1	150.3
1	2	78.5
1	3	40.4
1	4	18.8
2	0	0
2	0.5	88.5
2	1	143.5
2	2	73.4

图 1-10　MaS Studio 软件的药动学
分析数据集

MaS Studio 支持的分析数据集文件格式为 csv，可在 Excel 软件中编辑原始分析数据集，再另存为 csv 文件，也可直接在 MaS Studio 中点击"文件＞新建文件＞新建数据文件（csv）"（图 1-11），录入数据后再保存文件。

2. 导入数据集　点击顶部菜单栏"数据＞导入 MaS Studio 数据"，导入分析数据集，或将鼠标悬停在资源管理器项目视图中的"数据"图标，点击左侧的"＋"钮导入分析数据集（图 1-12）。

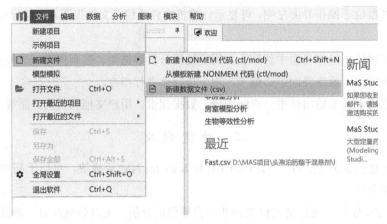

图 1-11 MaS Studio 软件的分析数据集文件格式

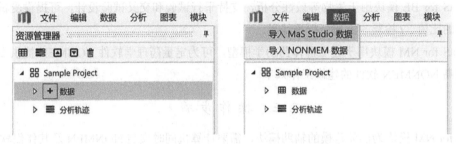

图 1-12 MaS Studio 软件中分析数据集的导入

3. 创建药动学分析 将鼠标悬停在资源管理器项目视图中导入的分析数据集图标上，点击左侧"→"按钮，在弹出界面中根据分析目的选择"PK 非房室分析"或"PK 房室模型"（图 1-13）。

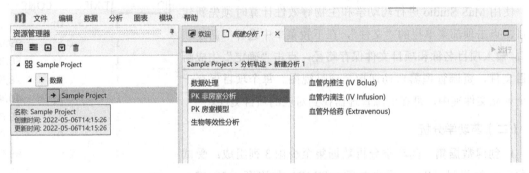

图 1-13 MaS Studio 软件中药动学分析的建立

（1）如选择"PK 非房室分析"，根据实验设计的给药途径选择"血管内推注（IV Bolus）"、"血管内滴注（IV Infusion）"或"血管外给药（Extravenous）"。

（2）如选择"PK 房室模型"，还应根据需要拟合的房室数量（如一室模型、二室模型等）在给药途径下选择对应模型。

4. 设置数据映射 点击"下一步"进入"数据"页面，设置采血时间和血药浓度单位，并在数据映射表里选择分析数据集中"索引"、"时间"和"浓度"等所需变量。

5. 设置剂量参数 点击"下一步"进入"剂量"页面，设置给药时间、给药剂量的数值和单位，如采用非房室模型计算多次给药达到稳态时的参数，还应设置给药时间间隔（Tau）。对不同周期、制剂或受试对象给予不同剂量，可点击"+选择分层"选择所需的分层变量，并单独设置各层给药剂量。对于房室模型分析，可在工具栏"给药次数"里定义多次给药，同时在"数据输入"表中设置每次给药时间。

6. 设置斜率或初值　"剂量"页面设置完成后点击"下一步"。

（1）药动学非房室分析：药动学非房室分析需进行拟合数据点设置。进入"斜率选择"页面，设置计算末端消除速率常数等参数时，需要进行斜率拟合的消除相数据点，点击页面中各散点图的"ID"按钮可选择尾点拟合所需数据点，并点击"下一步"进入"设置"页面。如不作任何设置，直接点击"下一步"则由软件自动选择拟合使用的数据点。

（2）药动学房室模型：进入"初值"页面，可勾选"自动计算初值"，或取消勾选，手动为每个参数设置初值，点击"下一步"进入"设置"页面。

7. 其他设置　非房室模型分析可在"设置"页面选择是否稳态、AUC 算法及是否强制外推；房室模型分析可在"设置"页面选择最小二乘法拟合参数时使用的权重系数及自动迭代次数等。

8. 运行药动学分析　点击"运行"按钮。运行完成后，在右侧边栏查看输出的药动学参数和血药浓度–时间曲线。

（三）生物等效性分析

1. 创建和导入数据集　对于平行设计的生物等效性试验，分析数据集必须包括以下信息：受试对象唯一标识号（ID）、药物（FORMULATION）和生物等效性检验的暴露目标参数（如 C_{max}、AUC_{0-t}、$AUC_{0-\infty}$ 等）。对于交叉设计的生物等效性实验还需要包括序列（SEQUENCE）和周期（PERIOD）信息。生物等效性分析数据集的建立和导入方法同药动学分析。生物等效性检验的目标参数可由 MaS Studio 计算所得，也可直接使用药动学分析参数输出获得数据集。

2. 创建生物等效性分析　将鼠标悬停在资源管理器项目视图中"导入的数据集"或药动学分析的"参数输出"节点上，点击左侧"→"按钮，在弹出界面中选择"生物等效性分析"，并进一步选择"平均生物等效性分析（Average Bioequivalence）"。

3. 设置试验设计类型和数据映射　点击"下一步"进入"数据"页面，选择试验设计类型（交叉设计或平行设计）和参照药（参比制剂），并在数据映射表中选择分析数据集中"受试对象""药物""因变量"（如为交叉设计还包括"序列"和"周期"）所对应的变量，其中"因变量"为生物等效性检验所需要的药动学参数。如分析涉及中心/批次效应、分类协变量、连续变量等，也应指定对应的变量名（数据集中的列名）。

4. 设置固定效应　点击"下一步"进入"固定效应"页面，设置因变量的对数转换方式（"Ln转换"或"Log10 转换"）。如分析数据集中的数据已经过转换，可选择"已进行 Ln 转换"或"已进行 Log10 转换"。在固定效应输入框中，按照输入框下方说明输入线性混合效应模型的固定效应公式，如需去除模型中的截距项，可勾选"无截距"或在固定效应公式中添加"-1"。

5. 设置随机/重复效应　点击"下一步"进入"随机/重复效应"页面，可设置随机效应模型中的重复效应和随机效应。在"对象"输入框中输入"B＜A＞"可指定效应对象为 A 嵌套 B，勾选"随机截距"则效应值中将包含截距项。

6. 其他设置　点击"下一步"进入"选项"页面，可设定置信区间水平、固定效应的置信区间、检测参比百分比及模型算法。

7. 运行生物等效性分析 点击"运行"按钮。运行完成后可在右侧边栏查看输出的分析结果，其中"分析总结"页面为最重要的数据表，列举出生物等效性检验的关键信息，其他输出结果还包括 t 检验、方差分析、模型诊断等。

四、案 例 介 绍

A 药干混悬剂在健康受试者中空腹给药的生物等效性试验。

（一）试验方案

1. 试验设计 空腹单次用药，选择两制剂（受试制剂和参比制剂）和双周期的交叉给药方式，遵循随机、开放原则。受试者随机分成两组，一组先服用受试制剂，后服用参比制剂；另一组先服用参比制剂，后服用受试制剂。两个试验周期之间为清洗期，时间通常为 1 周。

2. 受试者人数 12 例。

3. 给药方式 口服。

4. 给药剂量 100 mg。

（二）药动学参数计算

1. 按照 MaS Studio 要求的药动学分析数据集格式，使用 Excel 软件对血药浓度数据进行整理（图 1-14），另存为 csv 文件。

	A	B	C	D	E	F
1	ID	SEQUENCE	PERIOD	FORMULATION	TIME	CONC
2	1	R-T	1	R	0	BQL
3	1	R-T	1	R	0.25	566
4	1	R-T	1	R	0.5	943
5	1	R-T	1	R	1	1090
6	1	R-T	1	R	1.5	1090
7	1	R-T	1	R	1.75	1110
8	1	R-T	1	R	2	1050
9	1	R-T	1	R	2.25	1030
10	1	R-T	1	R	2.5	987
11	1	R-T	1	R	2.75	952
12	1	R-T	1	R	3	884
13	1	R-T	1	R	3.25	848
14	1	R-T	1	R	3.5	793
15	1	R-T	1	R	3.75	737
16	1	R-T	1	R	4	719
17	1	R-T	1	R	4.5	621
18	1	R-T	1	R	5	451
19	1	R-T	1	R	6.0333	335
20	1	R-T	1	R	8	148
21	1	R-T	1	R	12	28.5
22	1	R-T	1	R	16	BQL
23	1	R-T	1	R	24	BQL
24	1	R-T	2	T	0	BQL
25	1	R-T	2	T	0.25	463
26	1	R-T	2	T	0.5	862

图 1-14 药动学分析数据集的整理

2. 点击"文件＞新建项目"，输入项目名称，选择工作路径，点击"确定"建立项目文件（图 1-15）。

3. 将鼠标悬停在资源管理器中的"数据"上，点击左侧"→"按钮，根据目标数据集文件保存路径选择对应的 csv 文件，点击"确定"导入分析数据集（图 1-16）。

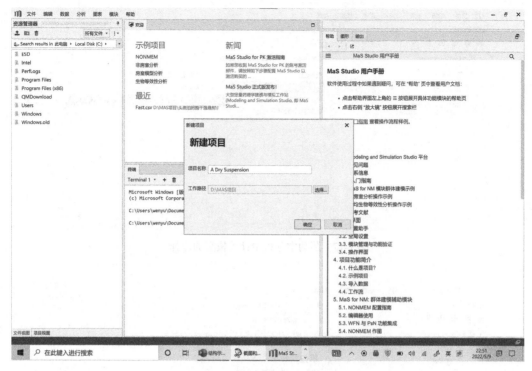

图 1-15　药动学分析项目的建立

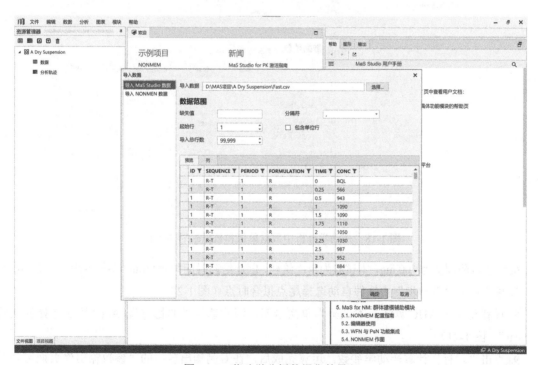

图 1-16　药动学分析数据集的导入

4. 选择"PK 非房室分析＞血管外给药"（图 1-17）。

5. 设置数据单位和数据映射：受试者标识（ID）、序列（SEQUENCE）、周期（PERIOD）、药物（FORMULATION）为索引项，TIME 为时间项，CONC 为浓度项（图 1-18）。

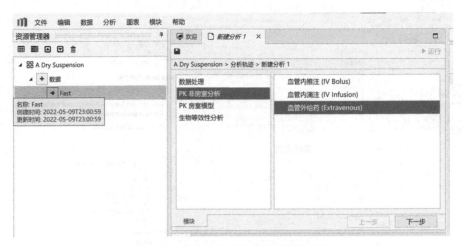

图 1-17　药动学分析中计算模型的选择

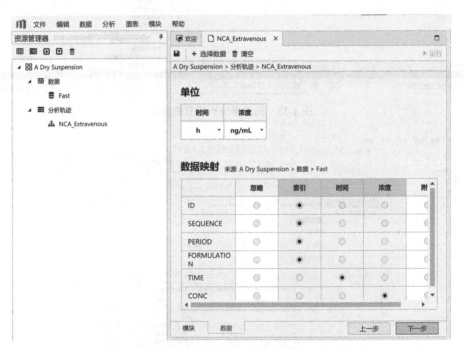

图 1-18　药动学分析中数据单位和数据映射的设置

6. 设置给药剂量为 100 mg，本试验为单次给药，因此给药时间间隔"Tau"不需要填写（图 1-19）。

7. 直接点击"下一步"由软件自动选择尾点拟合时点（图 1-20）。

8. 设置稳态和 AUC 算法，本试验为单次给药，因此选择"非稳态"，AUC 算法选择默认的"Linear"（图 1-21）。

9. 点击"运行"计算药动学参数。运算完成后，在右侧输出窗口的"参数输出"页面可查看各项药动学参数；点击右侧输出窗口的"图形"可查看血药浓度–时间曲线；点击左侧资源管理器分析轨迹中的"C-T 均数曲线图"、"C-T 实测值群体曲线图"和"C-T 实测值个体曲线图"可查看对应的血药浓度–时间曲线（图 1-22）。

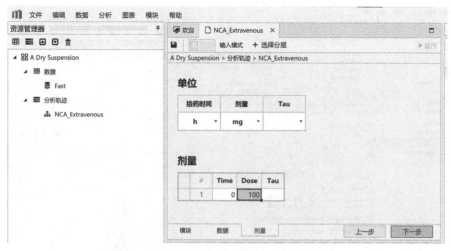

图 1-19　药动学分析中给药剂量的设置

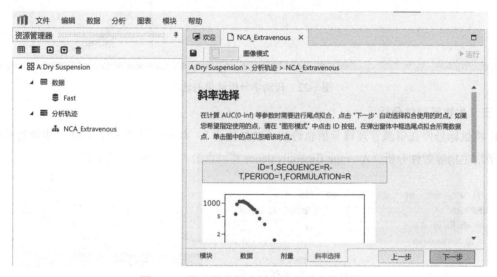

图 1-20　药动学分析中斜率选择时点的设置

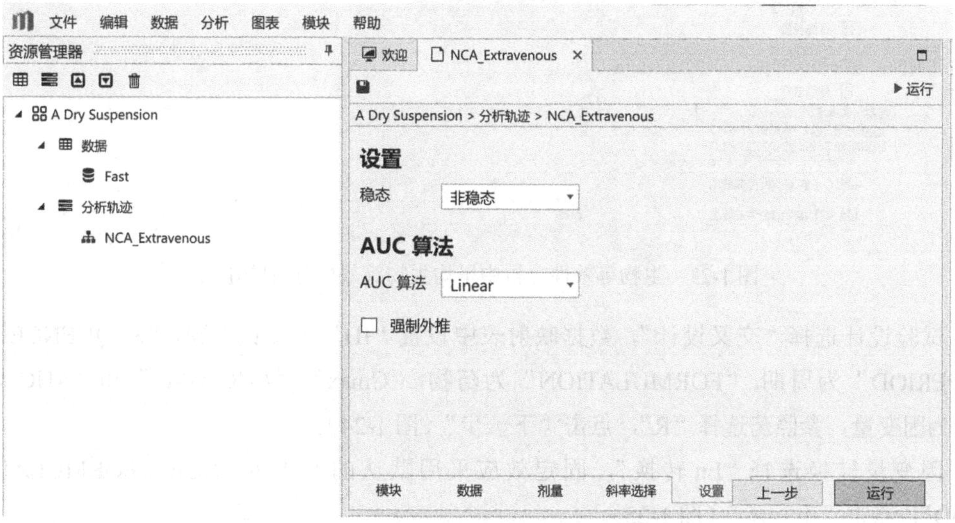

图 1-21　药动学分析中稳态和 AUC 算法的设置

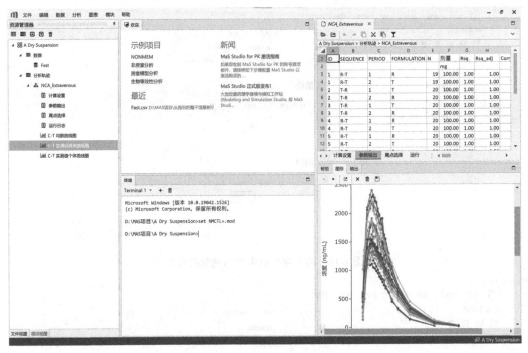

图 1-22　药动学分析结果的输出

（三）生物等效性分析

1. 将鼠标悬停在资源管理器分析轨迹的"参数输出"，点击左侧"→"，选择"生物等效性分析＞平均生物等效性分析（Average Bioequivalence）"，点击"下一步"（图 1-23）。

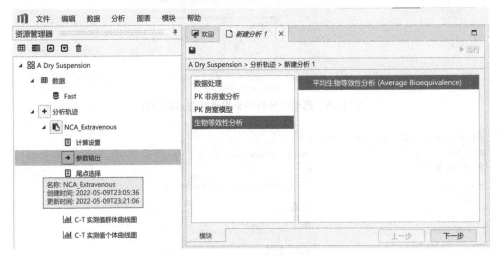

图 1-23　生物等效性分析中平均生物等效性分析的建立

2. 试验设计选择"交叉设计"，数据映射表中设置"ID"为受试对象，"SEQUENCE"为序列，"PERIOD"为周期，"FORMULATION"为药物，"Cmax"、"AUC（0-t）"和"AUC（0-inf）_obs"为因变量，参照药选择"R"，点击"下一步"（图 1-24）。

3. 因变量转换选择"Ln 转换"，固定效应采用默认的"SEQUENCE + FORMULATION + PERIOD"，点击"下一步"（图 1-25）。

4. 重复效应和随机效应使用默认设置，点击"下一步"（图 1-26）。

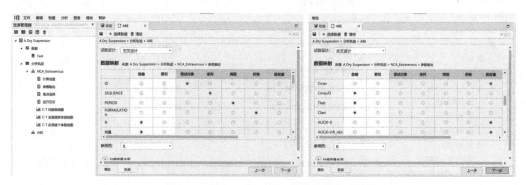

图 1-24　生物等效性分析中试验设计和数据映射的设置

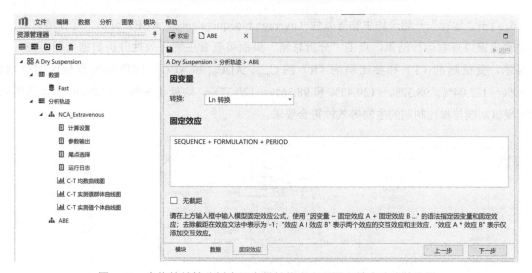

图 1-25　生物等效性分析中因变量转换房室和固定效应公式的设置

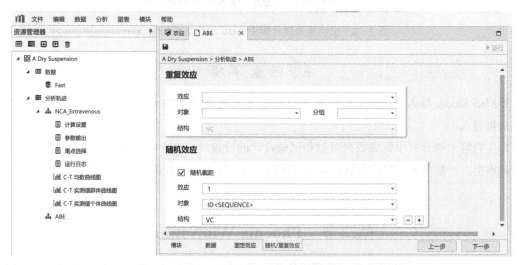

图 1-26　生物等效性分析中随机/重复效应的设置

5. 置信区间水平、固定效应置信区间和检测参比百分比分别设置为 90%、95% 和 20%，模型算法采用默认设置（图 1-27）。

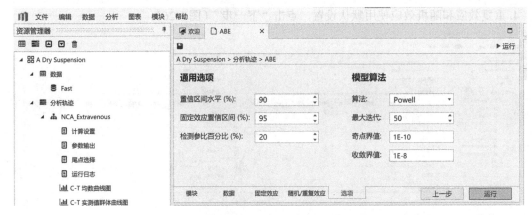

图 1-27 生物等效性分析中通用选项和模型算法的设置

6. 点击"运行"开始平均生物等效性（average bioequivalence，ABE）分析。运行结束后，在右侧输出窗口查看运行结果，点击"分析总结"页面可查看生物等效性分析数据（图 1-28）。数据显示，受试制剂（T）和参比制剂（R）的 C_{max}、AUC_{0-t} 和 $AUC_{0-\infty}$ 比值 90% 置信区间分别为 95.89%～122.04%、98.32%～120.42% 和 98.36%～120.37%，均处于 80%～125% 的临界范围内，说明受试制剂与参比制剂的生物等效性符合要求。

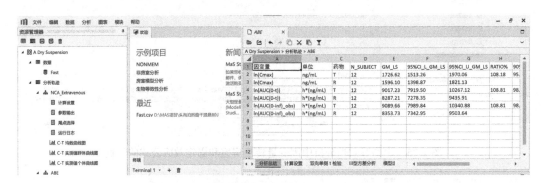

图 1-28 生物等效性分析中 ABE 运行结果的输出

五、注意事项

1. MaS Studio 导入的数据集必须为 csv 格式，如原始数据集为 xls 或 xlsx 格式，需另存为 csv 文件后再导入。

2. 生物等效性分析中完成数据映射和试验设计的设置后，软件将根据数据自动设置为线性混合效应模型。一般可使用默认设置，如有特殊需要可根据本节操作流程进行修改。

（卢浩扬　温预关）

第二节　Phoenix WinNonlin

Phoenix WinNonlin 是国内外广泛应用的药动学（PK）、药动学/药效动力学（PK/PD）和毒代动力学（TK）建模工具，几乎可用于所有药动学、药效学和非房室模型的数据分析。WinNonlin 5.3 之后版本都是基于 Phoenix 平台开发，有标准版、专业版、企业版三个版本，其中标准版主要包含药动学及药效学分析的各种工具，专业版和企业版里增加了商业用途模块。本节主要介绍运用 Phoenix WinNonlin 软件进行药动学参数计算及生物等效性评价。

一、系统构成

WinNonlin 操作界面主要分为菜单和工具栏、对象浏览器和编辑输出窗口（图 1-29）。

1. 菜单和工具栏位于操作界面顶端，包含文件（File）、编辑（Edit）等常规菜单和保存（Save）、输入（Import）、输出（Export）、执行（Execute）等常用工具按钮。

2. 对象浏览器（Object Browser）位于操作界面左侧，可显示和编辑运行项目的结构。

3. 编辑输出窗口位于操作界面右侧，用于设置项目执行参数及查看运行分析的输出结果。

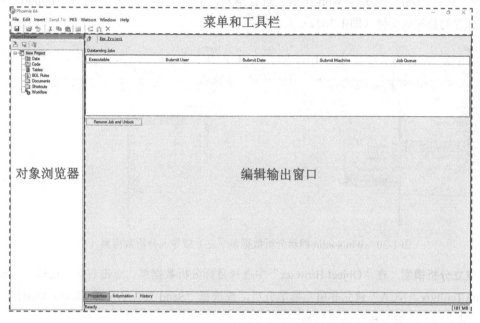

图 1-29　WinNonlin 操作界面

二、具体功能

WinNonlin 包括计算分析、输入输出管理、统计、"工具箱"及帮助等功能，可用于非房室模型、房室模型和生物等效性/生物利用度分析等。

1. 计算分析功能包括房室模型分析、非房室模型分析和生物等效性/生物利用度分析等。

2. 输入输出管理功能包括 Excel 兼容的工作表和工作簿文件、数据编辑、使用基于模板的结果输出向导、图表可进行编辑修改、单位定义和转换、基于开放式数据库互连的数据库中读取或存储数据。

3. 统计功能包括描述性统计、ANOVA/GLM 模块（专业版和企业版）统计功能。

4. 工具箱（toolbox）及帮助功能提供一些便于药动学研究的工具，包括非参数重叠法、半房室模型法、交叉试验设计、在线帮助和指导课等。

三、操作步骤

本节主要介绍药动学和生物利用度分析功能的使用。

（一）新建项目

使用 WinNonlin 进行药动学和生物利用度分析时须先新建项目，点击顶部菜单栏的"File"，在下拉菜单中选择"New Project"，右键点击项目名称（初始默认为"New Project"）后选择"Rename"可修改名称。点击工具栏"保存"图标或点击菜单栏"File＞Save Project"，选择文件保存路径可将项目文件（文件名后缀为"phxproj"）保存至目标文件夹，点击菜单栏"File＞Lord Project"可打开已保存的项目文件。

（二）药动学分析

1. 创建数据集　WinNonlin 的分析数据集要求同 MaS Studio，可通过 Excel 或右键点击"Object Browser"中的"Data＞New＞Worksheet"进行编辑，右键点击"Data"，选择"Import"可导入已编辑保存的数据集文件（图 1-30）。

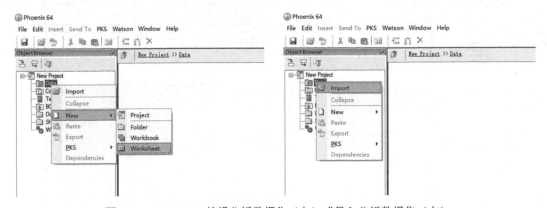

图 1-30　WinNonlin 编辑分析数据集（左）或导入分析数据集（右）

2. 建立分析模型　在"Object Browser"中选择目标分析数据集，点击右键，选择"Send To＞NCA and Toolbox＞NCA"建立非房室模型分析，或选择"Send To＞WNL5 Classic Modeling＞PK Model"建立房室模型分析（图 1-31）。

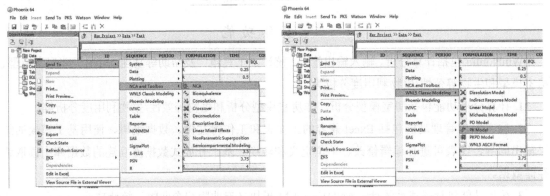

图 1-31　WinNonlin 建立非房室模型（左）或房室模型（右）分析

（1）非房室模型分析参数设置在编辑输出窗口上方的"Setup"页面，点击"Main"设置分析数据集的数据映射；点击"Dosing"设置给药方案；点击"Slopes"设置末端斜率拟合数据点；点击"Parameter Names"选择需要计算的参数。在编辑输出窗口下方的"Options"页面，分别点击设置模型类型（Model Type）、给药方式（Mode of administration）和单位（Dose Options）。

（2）房室模型分析参数设置在编辑输出窗口上方的"Setup"页面，点击"Main"设置分析数据集的数据映射；点击"Dosing"设置给药方案。在编辑输出窗口下方的"Model Selection"页面选择使用的模型；在"Weighing/Dosing"页面设置剂量单位。

3. 运行药动学分析　点击工具栏"执行（Execute）"按钮（图 1-32）。运行完成后，可在编辑输出窗口上方的"Results"页面查看输出的参数和模型曲线。

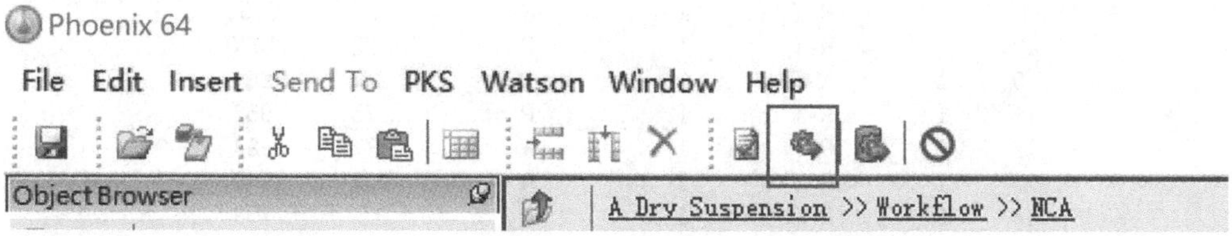

图 1-32　WinNonlin 进行非房室模型或房室模型分析

（三）生物等效性分析

1. 创建数据集　WinNonlin 对生物等效性分析数据集的要求同 MaS Studio，生物等效性分析数据集可自行建立或直接使用药动学分析参数输出数据集。

2. 设置分析参数　选择目标分析数据集，点击右键，选择"Send To ＞ NCA and Toolbox ＞ Bioequivalence"，在数据映射表上选择受试对象（Subject）、药物（Formulation）和因变量（Dependent）对应的数据列，如采用交叉设计，还需设置序列（Sequence）和周期（Period）。

3. 其他设置　在编辑输出窗口下方"Model"页面，设置研究类型（Type of Study）、生物等效性类型（Type of Bioequivalence）和参比制剂（Reference Formulation）。

4. 运行生物等效性分析　点击工具栏"执行（Execute）"按钮。运行完成后可在编辑输出窗口上方的"Result"页面查看分析结果。

四、案例介绍

A 药干混悬剂在健康受试者空腹给药的生物等效性试验。

（一）试验方案

1. 试验设计　空腹单次用药，选择两制剂和双周期的交叉对照试验，遵循随机、开放原则。

2. 受试者人数　12 例。

3. 给药方式　口服。

4. 给药剂量　100 mg。

（二）药动学参数计算

1. 使用 Excel 软件将血药浓度数据按 MaS Studio 要求的药动学分析数据集格式进行整理（图 1-33），另存为 csv 文件。

2. 点击菜单栏"File ＞ New Project"新建项目，新项目文件名默认为"New Project"，刚新建的项目自动跳转至重命名，可输入自定义项目名称，如修改名称，可右键点击项目名称，选择"Rename"（图 1-34）。

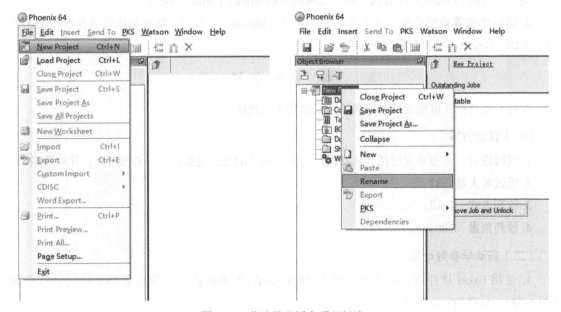

图 1-33　药动学分析数据集的整理

图 1-34　药动学分析中项目新建

3. 右键点击"Object Browser"中的"Data",选择"Import",导入分析数据集,在弹出的窗口中确认信息无误后点击"Finish"(图 1-35)。

4. 在"Object Browser"中选择目标分析数据集,点击右键,选择"Send To＞NCA and Toolbox＞NCA"建立非房室模型分析(图 1-36)。

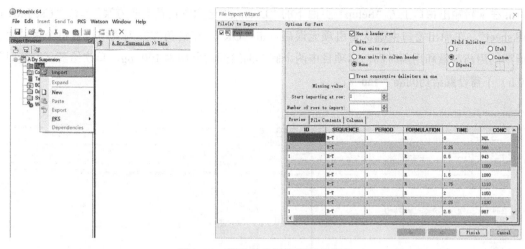

图 1-35　药动学分析数据集的导入

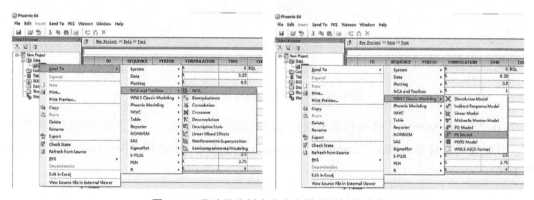

图 1-36　药动学分析中非房室模型分析的建立

5. 在编辑输出窗口上方"Setup"页面下的"Main"选项中设置数据映射表：索引项（"Sort"）选择"ID"、"SEQUENCE"、"PERIOD"和"FORMULATION"；时间项（"Time"）选择"TIME"；浓度项（"Concentration"）选择"CONC"（图 1-37）。

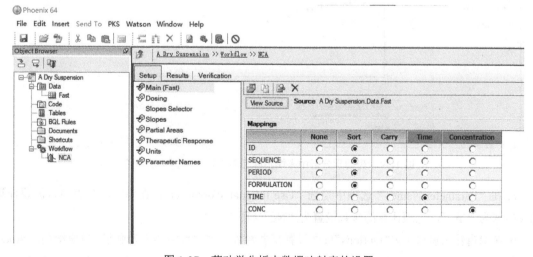

图 1-37　药动学分析中数据映射表的设置

6. 在编辑输出窗口上方"Setup"页面下的"Dosing"选项中设置给药方案，勾选"Use Internal Worksheet"，在弹出窗口中确认索引项无误后点击"OK"，在给药方案列表中设置每个受试对象各周期的用药剂量和用药时间，本项目中两个制剂的给药剂量均为 100 mg，单次给药（给药时间为 0 h）不需设置给药间隔"Tau"。

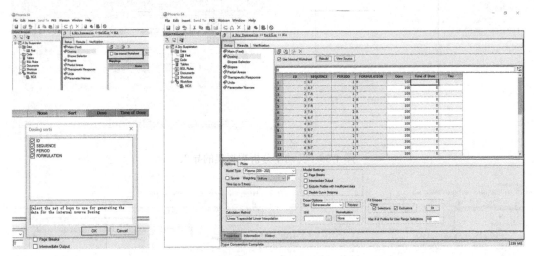

图 1-38　药动学分析的给药方案设置

7. 在"Slopes Selector"选项设置末端消除相斜率拟合的数据点，可在每个受试个体的血药浓度–时间曲线上自定义或在"Lambda Z Calculation Method"中选择"Best Fit"进行自动拟合（图 1-39）。

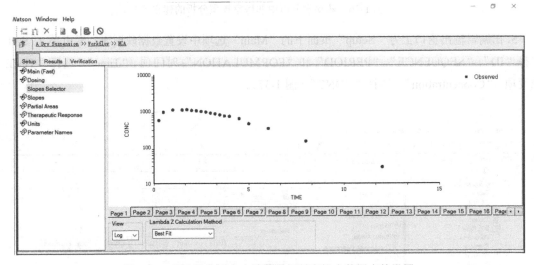

图 1-39　药动学分析中末端消除相斜率拟合数据点的设置

8. 在"Parameter Names"选项中勾选"Use Internal Worksheet"，在弹出的列表中将需要计算的参数选为"Yes"，无须计算的参数设置为"No"（图 1-40）。

9. 在编辑输出窗口下方"Options"页面设置模型参数。本项目中样本为血浆，口服给药，"Model Type"选择"Plasma（200-202）"，"Dose Options"中类型（Type）选择"Extravascular"，点击"Unit"

右边的"…"按钮，在弹出窗口的"New Units"选项输入"mg"，点击"OK"确认，"Normalization"选择"mg"（图1-41）。

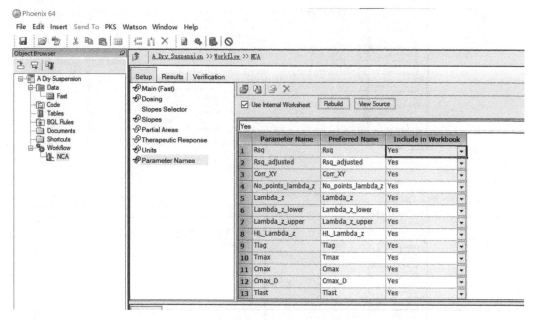

图1-40　药动学分析中计算参数的设置

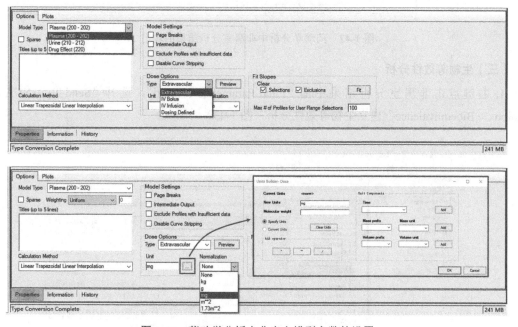

图1-41　药动学分析中非房室模型参数的设置

10. 点击工具栏"Execute"按钮执行分析。运行完成后，可在编辑输出窗口上方"Results"页面查看药动学参数计算结果和相关血药浓度-时间曲线（图1-42）。

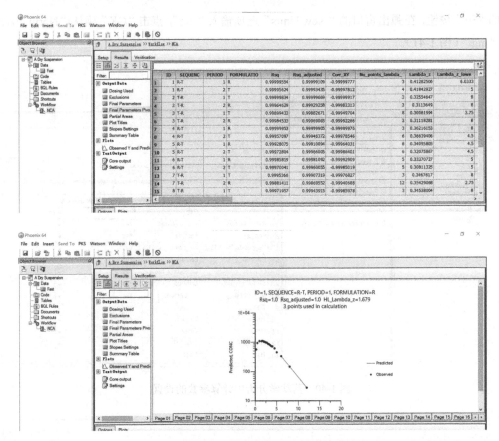

图 1-42 药动学分析中非房室分析结果的输出

（三）生物等效性分析

1. 右键点击非房室分析结果中的"Final Parameters Pivoted"，选择"Send To＞NCA and Toolbox＞Bioequivalence"建立生物等效性分析（图 1-43）。

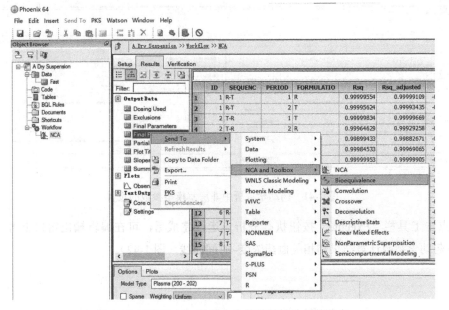

图 1-43 WinNonlin 软件中生物等效性分析的建立

2. 在编辑输出窗口上方"Setup"页面的"Main（NCA. Final Parameters Pivoted）"选项中设置分析集数据映射表；"Subject"选择"ID"；"Sequence"选择"SEQUENCE"；"Period"选择"PERIOD"；"Formulation"选择"FORMULATION"；"Dependent"选择"Cmax"、"AUClast"和"AUCINF_obs"（图 1-44）。

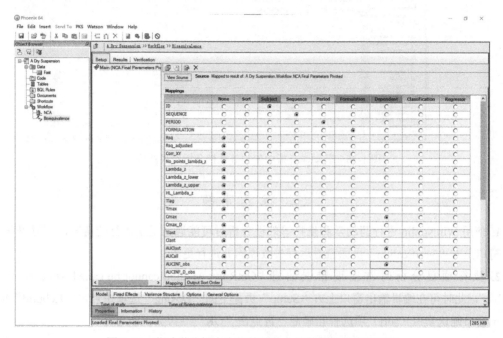

图 1-44　药动学分析中生物等效性分析数据映射表的设置

3. 在编辑输出窗口下方"Model"页面下设置生物等效性分析参数。本实验为交叉设计，故研究类型（"Type of study"）选择"Crossover"，生物等效性类型（"Type of Bioequivalence"）选择"Average"，参比制剂（"Reference Formulation"）选择"R"（图 1-45）。

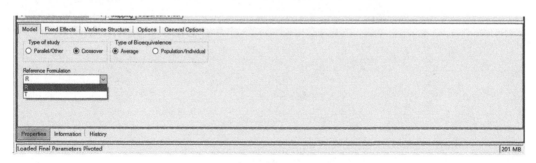

图 1-45　药动学分析中生物等效性分析参数的设置

4. 点击工具栏"Execute"按钮执行分析。运行完成后，可在编辑输出窗口上方"Results"页面查看生物等效性分析结果（图 1-46）。分析数据显示，受试制剂（T）和参比制剂（R）之间 $C_{\max}$、AUC_{0-t} 和 $AUC_{0-\infty}$ 比值的 90% 置信区间分别为 95.89%～122.04%、98.32%～120.42% 和 98.36%～120.37%，均处于 80%～125% 的临界范围内，说明受试制剂与参比制剂的生物等效性符合要求。

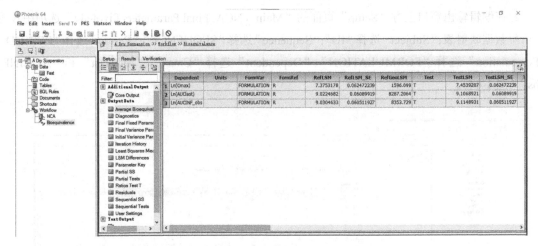

图 1-46　药动学分析中生物等效性分析结果的输出

五、注意事项

1. 使用 WinNonlin 进行药动学和生物等效性分析时可能遇到无法执行的情况，此时可在编辑输出窗口上方"Verification"页面查看运行失败原因并进行更正。

2. 执行项目分析时常出现错误信息"GetRows Method cannot be called while the view is inactive"，此时可在编辑输出窗口上方"Setup"页面下的"Dosing"选项中点击"Rebuild"按钮，在弹出窗口确认索引（sort）项选择正确后，再点击"OK"后再尝试执行分析。

（卢浩扬　温预关）

第二篇　临床药学各学科实验

第一章　药理学实验

实验1　阿托品对乙酰胆碱的竞争性拮抗作用及 pA_2 测定

pA_2 是表示药物竞争性拮抗剂作用强度的指标，指在实验系统中加入一定浓度（$[A]_2$）的竞争性拮抗剂，可以使 2 倍浓度激动剂产生原浓度效应，这时拮抗剂摩尔浓度的负对数（$-lg[A]_2$）即为 pA_2。药物 pA_2 值越大，拮抗作用越强。本文以阿托品对乙酰胆碱的竞争性拮抗作用为例介绍 pA_2 的测定方法。

【实验目的】

1. 观察阿托品对乙酰胆碱的竞争性拮抗作用。

2. 掌握 pA_2 值的测定方法及其意义。

【实验材料】

1. 实验器材　BL-420 生物机能实验系统、张力换能器、保温式麦氏浴槽、超级恒温水浴、L 形通气钩、量筒、烧杯、培养皿、氧气瓶、外科剪刀、眼科剪刀、眼科镊、丝线、注射器等。

2. 实验试剂及药品　$3×10^{-4}$ mol/L 阿托品溶液、$3×10^{-6}$～$3×10^{-2}$ mol/L 乙酰胆碱溶液、含钙离子的台氏液等。

3. 实验动物　清洁级健康豚鼠，体重 200～250 g，雌雄不限。

【实验步骤】

1. 将肠管标本两端各穿一线，一端打一空结（约 1 cm 小套），另一端穿上长线打结，用眼科镊钳住空结固定于通气钩上，放入麦氏浴槽中，将另一端长线的尽端打一空结，挂在张力换能器小钩上，调节换能器高度，使前负荷为 1 g（从标尺上读数），稳定标本 15 min。

2. BL-420 生物机能实验系统进入肌张力测定状态，描记一段正常曲线。向麦氏浴槽中加入 $3×10^{-3}$ mol/L 乙酰胆碱溶液 0.1 mL，观察曲线变化，检查肠管兴奋性，然后冲洗肠管，使其恢复至基线。

3. 按表 2-1 所给剂量连续滴加乙酰胆碱，制作乙酰胆碱累积量效曲线。从最小剂量开始，当出现反应时立即加入下一剂量，每次加药均需标记，直至曲线不再上升为止。随后用含钙离子的台氏液冲洗肠管 3 次，标本稳定 15 min，使恢复至正常。

4. 向浴槽中加入 $3×10^{-4}$ mol/L 阿托品溶液 0.1 mL，孵育 5 min 后，按照上述加药顺序，再一次制作乙酰胆碱的累积浓度量效曲线。

表 2-1　乙酰胆碱加样表

序号	乙酰胆碱工作液浓度（mol/L）	体积（mL）	乙酰胆碱浓度（mol/L）
1	$3×10^{-6}$	0.1	10^{-8}
2	$3×10^{-6}$	0.2	$3×10^{-8}$
3	$3×10^{-5}$	0.07	10^{-7}

序号	乙酰胆碱工作液浓度（mol/L）	体积（mL）	乙酰胆碱浓度（mol/L）
4	3×10^{-5}	0.2	3×10^{-7}
5	3×10^{-4}	0.07	10^{-6}
6	3×10^{-4}	0.2	3×10^{-6}
7	3×10^{-3}	0.07	10^{-5}
8	3×10^{-3}	0.2	3×10^{-5}
9	3×10^{-2}	0.07	10^{-4}
10	3×10^{-2}	0.2	3×10^{-4}

【实验结果】

1. 在主菜单下分析项可选择区域测量、标记查询、开始反演、鼠标捕捉，测量后按工具栏中取消标志线，分别测出正常曲线及每次加药后的张力大小，最后以乙酰胆碱引起最大收缩力为100%，分别计算各剂量反应的百分率。

2. 以各剂量反应的百分率为纵坐标，以剂量的负对数为横坐标，绘出剂量反应曲线。根据公式求出 pA_2 值。$pA_2 = \lg(B/A - 1) - \lg C$。

式中，A 为引起最大反应50%时所需乙酰胆碱浓度；B 为阿托品存在情况下，引起最大反应50%时所需乙酰胆碱浓度；C 为阿托品浓度。

【注意事项】

1. 固定肠管时尽量减少对回肠平滑肌的损伤。

2. 给药时要将药液直接滴于液面上，不要滴在线及管壁上。

3. 每次实验效果明显后，立即更换浴槽内的台氏液，并冲洗2～3次。

【讨论与思考】

1. 消化平滑肌有何生理特性？

2. 滴加乙酰胆碱和阿托品对回肠平滑肌有什么影响？其机制为何？

（陆　榕）

实验 2　尿液不同 pH 对水杨酸钠排泄的影响

药物在体内的排泄过程与药物分子的跨膜转运密切相关。分子型药物疏水而亲脂，容易通过细胞膜；而离子型药物亲水而疏脂，不容易通过细胞膜。临床应用的药物大多是弱酸性或弱碱性化合物，其解离程度取决于药物 pK_a 及体液 pH。弱酸性药物在酸性尿（或弱碱性药物在碱性尿）中主要以分子型存在，易被肾小管重吸收；弱酸性药物在碱性尿（或弱碱性药物在酸性尿）中主要以离子型存在，容易经肾排泄。因此，改变尿液 pH，会显著影响药物经肾小管的重吸收和排泄，改变其肾排泄速度。

【实验目的】　掌握尿液 pH 变化对药物排泄的影响及其规律。

【实验材料】

1. 实验器材　大鼠代谢笼、灌胃针、注射器等。

2. 实验试剂及药品　2% 水杨酸钠溶液、5% 氯化高铁溶液、5% 碳酸氢钠溶液、1% 氯化铵溶液等。

3. 实验动物　清洁级健康 Wistar 大鼠，体重 190～210 g，雌雄不限。

【实验步骤】

1. 给药　将大鼠分为两组。实验动物分别以灌胃方式给予不同酸碱度的溶液：一组给予 5% 碳酸氢钠溶液（0.5 mL/100 g）灌胃；一组给予 1% 氯化铵溶液（0.5 mL/100 g）灌胃。灌胃后 15 min 两组动物均腹腔注射 80 mg/kg 2% 水杨酸钠溶液。

2. 尿样本采集　给药后大鼠置于单独代谢笼中。分别收集灌胃后 0～4 h、0～8 h、0～12 h、0～24 h 的尿液，记录尿量，尿液以 3000 r/min 离心 5 min 后取上清备用。

3. 尿液样本处理与分析　吸取 100 μL 尿液置于试管中，加入 100 μL 5% 氯化高铁溶液涡旋 1 min，肉眼比较两组尿样的颜色深浅，通过分光光度计进一步测定 520 nm 处吸光度值，计算尿液中水杨酸钠浓度。

【实验结果】　排泄参数计算测定的浓度数据（μg/mL）乘以相应的排泄体积（mL）即为排泄量（ng），将各个时间段的排泄量求和即为累积排泄量，累积排泄量与给药量之比即为累积排泄分数（%），动物在单位时间内单位体重的排泄量即为排泄速率 [μg/(h·kg)]，结果分别见表 2-2。

表 2-2　碳酸氢钠和氯化铵对大鼠水杨酸钠累积排泄量的影响（$\bar{x} \pm s$, $n=5$）

指标	时间（h）			
	0～4	0～8	0～12	0～24
累积排泄量（μg）				
碳酸氢钠组				
氯化铵组				
累积排泄分数（%）				
碳酸氢钠组				
氯化铵组				
排泄速率 [μg/（h·kg）]				
碳酸氢钠组				
氯化铵组				

【注意事项】

1. 分段收集大鼠尿液时，避免样本混淆。

2. 收集尿液期间给予大鼠充足饮水。

【讨论与思考】

1. 比较并分析上述两组动物水杨酸钠累积排泄率的差异。

2. 简述尿液 pH 变化对药物排泄影响的临床意义。

（陆　榕）

实验 3　磺胺嘧啶的药动学参数测定

药动学参数是药物在体内吸收、分布、代谢、排泄及结构转化过程中数学模型的参变量。药动学参数是临床制订合理给药方案的主要依据之一，通过检测这些参数变化可监护临床用药，这些参数也是评价药物制剂质量的重要指标。为了描述药物的体内处置过程，通常使用房室模型进行模拟。使用房室模型可计算相关药动学参数，如清除率（CL）、表观分布容积（V_d）、半衰期（$t_{1/2}$）、消除速率常数（k）等。单室模型是将机体设想为单个均一隔室的高度简单化模型，其体积为表观分布容积，药物经静脉注射后迅速进入该隔室，亦可经代谢或排泄从隔室中排出。单室模型恒速输注给药时，血药浓度以近于指数形式达到稳态值。双室模型是广泛应用的近似模型，其模型中将各组织集中为周边室，而中央室通常为血浆（对于少数分布极快的药物则为血浆及血管外间隙之和）。在双室模型中，药物必须通过中央室方可出入周边室。

本实验以磺胺嘧啶为例测定药动学参数。磺胺嘧啶结构中含有对氨基苯，其在酸性环境中可与亚硝酸钠生成重氮盐，重氮盐在碱性环境中与酚类化合物（麝香草酚）起偶联反应，形成橙色的偶氮化合物，偶氮化合物颜色深浅与磺胺浓度呈正相关，通过测定其吸光度来推算药物浓度。磺胺嘧啶的药动学特征通常使用双室模型来描述，除清除率（CL）和表观分布容积（V_d）外，亦可求得消除速率常数（k）和半衰期（$t_{1/2}$）。在双室模型中，若药物在中央室与周边室之间转运速率相对快于其消除速率，则快相（α相，分布相）可视为反映药物的再分布过程（即药物分子从血浆转运至组织，故血药浓度会迅速下降）；由快相结束后而消除尚未开始时达到的血药浓度可计算双室总分布容积；通过慢相（β相，消除相）半衰期可得到消除速率常数（k）的预测值。

【实验目的】 掌握磺胺嘧啶血药浓度测定和药动学参数的计算方法。

【实验材料】

1. 实验器材 分光光度计、离心机、电子秤、兔手术台、手术器械、离心管、吸量管、注射器、试管架、天平、吸球、玻璃铅笔、纱布、滤纸等。

2. 实验试剂及药品 0.05% 磺胺嘧啶溶液、7.5% 三氯乙酸溶液、0.5% 亚硝酸钠溶液、0.5% 麝香草酚溶液、500 U/mL 肝素生理盐水溶液、30 mg/mL 戊巴比妥钠溶液等。

3. 实验动物 清洁级健康新西兰白兔，体重约 2.5 kg，雌雄不限。

【实验步骤】

1. 家兔称重，自耳缘静脉注射戊巴比妥钠溶液 1 mL/kg，麻醉后固定。取血的试管用 500 U/mL 肝素生理盐水溶液冲洗。

2. 先取 1 mL 正常空白血样，然后自耳缘静脉单次注射磺胺嘧啶（0.3 g/kg），分别于注射给药后 5 min、15 min、30 min、45 min、60 min、90 min 时分别自耳缘静脉取血 1 mL。

3. 提前 30 min 打开分光光度计进行预热。

4. 取离心管分别编号：对照、标准、给药前、给药后 5 min、15 min、30 min、45 min、60 min、90 min。所有离心管内先加入 2.8 mL 7.5% 三氯乙酸溶液，再分别加入 0.1 mL 不同给药时间点的全血样本，对照管不加全血样本，标准管加 0.1 mL 标准液，给药前为注射给药前血样，各管最后用蒸馏水补足至总体积 3.0 mL。

5. 各管样本混悬后以 2000 r/min 离心 5 min，吸取各管上清 1.5 mL，分别转移到新的试管中，各管依次加入 0.5 mL 0.5% 亚硝酸钠溶液和 1 mL 0.5% 麝香草酚溶液，混合均匀后，检测各管吸光度。

磺胺嘧啶加样测定步骤见表 2-3。

6. 以对照试管调零，于 525 nm 波长下用分光光度计测定各管的吸光度。记录实验数据再换算成血药浓度，绘制药物浓度–时间曲线，以及浓度对数–时间曲线。

表 2-3 磺胺嘧啶加样测定步骤

试剂（mL）	对照管	标准管	给药前	给药后（min）					
				5	15	30	45	60	90
标准液		0.1							
全血样本			0.1	0.1	0.1	0.1	0.1	0.1	0.1
7.5% 三氯乙酸溶液	2.8	2.8	2.8	2.8	2.8	2.8	2.8	2.8	2.8
蒸馏水	0.2	0.1	0.1	0.1	0.1	0.1	0.1	0.1	0.1
摇匀，2500 r/min 离心 5 min，取上清 1.5 mL 后，分别依次加入以下两种试剂									
0.5% 亚硝酸钠溶液	0.5	0.5	0.5	0.5	0.5	0.5	0.5	0.5	0.5
0.5% 麝香草酚溶液	1	1	1	1	1	1	1	1	1

标准管磺胺嘧啶血药浓度测定结果填入表 2-4。

表 2-4 磺胺嘧啶血药浓度测定结果（$\bar{x} \pm s$，$n = 5$）

	标准管							
	0 min	5 min	10 min	15 min	30 min	45 min	60 min	90 min
吸光度（A）								
血药浓度（C）								
对数浓度（$\lg C$）								

【实验结果】

1. 根据下列公式求出各时间点的血药浓度，并求出 $\lg C$。

$$样品管浓度（\mu g/mL）= \frac{样品管吸光度}{标准管吸光度} \times 标准管浓度。$$

2. 以时间为横坐标，浓度为纵坐标，在半对数纸上绘制磺胺嘧啶钠的血药浓度-时间曲线，确定其房室模型。

3. 以 $\lg C$ 对 t 作直线回归，得方程：$\lg C = a + bt$。

4. 计算药动学参数消除速率常数（k）、初始血药浓度（C_0）、半衰期（$t_{1/2}$）、表观分布容积（V_d）、清除率（CL）。公式如下：

$$C_0 = \lg^{-1} a, \quad k = 2.303b$$

$$t_{1/2} = \frac{0.693}{k}, \quad V_d = \frac{X_0}{C_0} （X_0 为总药用量）$$

$$CL = V_d \cdot k$$

【注意事项】

1. 在取血及各种试剂时要准确定量，否则影响吸光度测定值。

2. 将血样加到三氯乙酸试管中应立即摇匀，以免出现血凝块，每加一种试剂后务必立即混匀，需严格控制试剂的加样顺序。

3. 离心后取上清时不要碰到底部沉淀。

4. 血药浓度计算也可通过标准曲线方程拟合获得。

【讨论与思考】

1. 本实验中最先加入三氯乙酸的目的是什么?

2. 若实验中小组成员误将麝香草酚先于亚硝酸钠加入,对结果有什么影响?为什么?

（臧洪梅）

实验 4　戊巴比妥钠在体内的蓄积作用

戊巴比妥钠是一种巴比妥酸盐,可以诱导啮齿类动物和人类睡眠,口服易吸收,主要在肝代谢后经肾排泄。戊巴比妥钠的脂溶性高,容易向脂肪组织分布,半衰期为 $21\sim42$ h。因此,若短时内连续给药或给药剂量过大会在体内产生蓄积,延长动物睡眠时间,甚至产生麻醉作用。

翻正反射亦称复位反射,指清醒状态下的人和动物处于异常体位时,可通过一系列动作将体位恢复常态的反射活动。翻正反射用于反映动物睡眠和麻醉程度,若翻正反射消失则表明动物进入睡眠状态(或麻醉成功)。本实验通过腹腔重复注射戊巴比妥钠,观察其在小鼠体内的蓄积作用。

【实验目的】　观察戊巴比妥钠重复给药在动物体内的蓄积作用。

【实验材料】

1. 实验器材　电子秤、1 mL 注射器、大烧杯等。

2. 实验试剂及药品　戊巴比妥钠(1%)等。

3. 实验动物　清洁级昆明种小鼠 15 只,体重 $20\sim22$ g,雌雄不限。

【实验步骤】

1. 随机选取小鼠,分为甲、乙、丙三组,称重、编号。

2. 小鼠腹腔注射不同剂量的戊巴比妥钠。甲鼠给予戊巴比妥钠 30 mg/kg;乙鼠给予戊巴比妥钠 45 mg/kg;丙鼠给予戊巴比妥钠 60 mg/kg。观察小鼠有无产生麻醉作用(翻正反射消失),记录麻醉作用出现时间及持续时间。

【实验结果】　观察小鼠翻正反射:用手轻轻将小鼠侧卧或仰卧,小鼠能立即翻正体位、恢复正常姿势,说明翻正反射存在;将小鼠置于背卧位时,如超过 30 s 不能翻正即认为翻正反射消失,进入睡眠。将实验结果记录于表 2-5。

表 2-5　不同浓度戊巴比妥钠诱导小鼠睡眠时间及睡眠持续时间（$\bar{x}\pm s$, $n=5$）

组别	产生麻醉作用时间	麻醉持续时间
甲		
乙		
丙		

【注意事项】

1. 小鼠在实验当日禁食水。

2. 戊巴比妥溶液(使用 0.9% 生理盐水配制)需现配现用。

3. 室温最好维持在 25℃左右,如低于 20℃则应给小鼠保温,否则动物因体温下降,代谢减慢,不易苏醒,影响实验结果。

【讨论与思考】

1. 如何根据本实验结果来解释药物的蓄积作用？

2. 药物蓄积作用有何临床意义？

（蔡 轶）

实验5 戊巴比妥钠和氯丙嗪在体内的协同作用

药物的协同作用是指联合应用两种或两种以上的药物后，药物作用较分别单独应用时增强，按照协同作用所呈现的强度不同，可分为相加作用、增强作用和增敏作用。相加作用是指药物联合使用时，其总效应等于各药单用时的效应总和，如阿司匹林和对乙酰氨基酚；增强作用是指药物联合使用时其总效应超过单用时效应总和，如甲氧苄啶和磺胺类药物合用；增敏作用是指某药可使组织或受体对另一个药物的敏感性增强，如钙增敏。戊巴比妥钠属于巴比妥类药物，对中枢神经系统有广泛的抑制效应，具有镇静、催眠、抗惊厥作用。氯丙嗪是吩噻嗪类抗精神病药，可加强中枢抑制药的作用。因此，两药联用时可产生协同作用而增强对中枢的抑制作用。

【实验目的】 观察戊巴比妥钠与氯丙嗪的体内协同作用。

【实验材料】

1. 实验器材 1 mL 注射器等。

2. 实验试剂及药品 0.03% 氯丙嗪溶液、0.35% 戊巴比妥钠溶液等。

3. 实验动物 清洁级昆明种小鼠，体重 18～22 g，雌雄不限。

【实验步骤】

1. 随机选取小鼠，分为甲、乙、丙三组，称重、编号。

2. 分别给各组小鼠腹腔注射相应药物。

A 组小鼠先腹腔注射氯丙嗪溶液（0.1 mL/10 g），再腹腔注射戊巴比妥钠溶液（0.1 mL/10 g）。

B 组小鼠先腹腔注射氯丙嗪溶液（0.1 mL/10 g），再腹腔注射生理盐水（0.1 mL/10 g）。

C 组小鼠先腹腔注射生理盐水（0.1 mL/10 g），再腹腔注射戊巴比妥钠溶液（0.1 mL/10 g）。

注射完毕，观察各鼠的入睡时间并记录睡眠持续时间（即翻正反射消失和恢复之间的时间）。

【实验结果】 将实验结果记录入表 2-6。

表 2-6 氯丙嗪和戊巴比妥钠单独及联合使用时对小鼠睡眠的影响（$\bar{x} \pm s$, $n = 5$）

组别	体重	药物及剂量	给药后反应	睡眠持续时间
A				
B				
C				

【注意事项】

1. 注意小鼠腹腔注射方法，不要注入内脏。

2. A 组小鼠注射两种药品的间隔时间不宜过长。

【讨论与思考】

1. 如何设计一个实验来观察甲药（新药）和乙药（已知药）是否有协同作用或对抗作用？

2. 药物的协同作用有何临床意义？

（党元野）

实验 6 硫酸镁和氯化钙的拮抗作用

拮抗作用是指同时使用两种或两种以上药物时药效降低，从作用机制上可分为竞争性拮抗和非竞争性拮抗。镁离子具有与钙离子相同的电荷和较为接近的半径，能够与钙离子竞争同一结合位点从而拮抗钙离子功能。镁离子对钙离子的拮抗作用可逆，其效应取决于钙离子和镁离子的相对浓度和与靶点的亲和力。因此，镁离子过量中毒时可通过静脉注射氯化钙解救。

【实验目的】 观察硫酸镁过量中毒的解救和钙镁拮抗作用。

【实验材料】

1. 实验器材 10 mL 注射器、兔笼等。

2. 实验试剂及药品 5% 硫酸镁溶液、3% 氯化钙溶液等。

3. 实验动物 清洁级健康家兔，体重约 2 kg，雌雄不限。

【实验步骤】

1. 家兔称重，记录正常活动情况，包括肌肉紧张度、呼吸频率和呼吸深度。

2. 自家兔耳缘静脉缓慢注射 5% 硫酸镁溶液 0.7～3.5 mL/kg，一边注射一边观察呼吸变化和肌肉张力，当出现呼吸减慢、肌肉张力明显下降时停止给药。

3. 自耳缘静脉缓慢注入 3% 氯化钙溶液 3.5 mL/kg，观察家兔的变化。

【实验结果】 将实验结果记录入表 2-7。

表 2-7 硫酸镁与氯化钙的拮抗作用（$\bar{x} \pm s$, $n = 5$）

	肌肉紧张度	呼吸频率	呼吸深度
给药前			
给硫酸镁后			
给氯化钙后			

【注意事项】

1. 自家兔耳缘静脉注射硫酸镁时必须缓慢，全药量约于 2 min 内注射完毕。

2. 氯化钙注射液切勿漏出血管外。

3. 为及时进行解救，需先将氯化钙溶液吸入注射器内，同时暴露好家兔耳缘静脉，注射氯化钙时速度也须缓慢。

【讨论与思考】

1. 通过本次实验说明硫酸镁注射给药时的药理作用机制及其临床应用。

2. 氯化钙注射液为什么能够解救硫酸镁过量中毒？

（党元野）

实验 7 传出神经系统药物对家兔血压的影响

传出神经系统按其兴奋时释放递质的不同分为两大类：末梢释放乙酰胆碱的称为胆碱能神经；

末梢释放去甲肾上腺素的称为去甲肾上腺素能神经。乙酰胆碱激动毒蕈碱受体（简称 n 受体）可产生 M 样作用，引起心率减慢、血管舒张、血压下降等效应。肾上腺素和去甲肾上腺素可激动 α 和 β 受体，产生心脏兴奋、血压升高等效应。传出神经系统药物通过拟似胆碱能和去甲肾上腺素能神经的效应，引起心血管系统功能变化。

本实验观察肾上腺素、去甲肾上腺素、异丙肾上腺素和乙酰胆碱 4 种传出神经系统药物对血压的影响，进一步认识这两类药物对心血管系统的作用及机制。

【实验目的】 观察两类传出神经系统药物对家兔动脉血压的影响。

【实验材料】

1. 实验器材 BL-420 生物机能实验系统、压力换能器、兔手术台、手术器械、动脉夹、动脉插管、气管插管、注射器、止血夹、玻璃分针、丝线、脱脂棉等。

2. 实验试剂及药品 生理盐水、20% 乌拉坦溶液、0.5% 肝素溶液、0.1% 乙酰胆碱溶液、0.01% 盐酸肾上腺素溶液、0.01% 重酒石酸去甲肾上腺素溶液、0.005% 盐酸异丙肾上腺素溶液等。

3. 实验动物 清洁级健康家兔，体重约 2 kg，雌雄不限。

【实验步骤】

1. 动物麻醉及手术 家兔自耳缘静脉注射 20% 乌拉坦溶液麻醉（4 mL/kg），背位固定于手术台上。颈部正中做 5 cm 左右竖切口，分离颈总动脉，远心端结扎，近心端用动脉夹阻断血流（留出动脉插管位置）。将动脉插管预先充满肝素溶液，连接于压力换能器，用眼科剪在结扎处和动脉夹之间（靠近结扎处）剪 "V" 形切口，将动脉插管朝向心方向插入颈动脉，结扎固定。

2. 给药及实验结果记录 打开动脉夹及三通管，用 BL-420 生物机能实验系统记录家兔动脉血压变化，描记正常血压曲线后，依次自耳缘静脉注入下列药品：① 0.1% 乙酰胆碱溶液 0.1 mL/kg；② 0.01% 盐酸肾上腺素溶液 0.1 mL/kg；③ 0.01% 重酒石酸去甲肾上腺素溶液 0.1 mL/kg；④ 0.005% 盐酸异丙肾上腺素溶液 0.1 mL/kg。记录家兔动脉血压和心率的变化。每次给药后需等血压恢复正常或平稳后，再给予下一个药物。

【实验结果】 将实验结果记录于表 2-8。

表 2-8 几种传出神经系统药物对家兔血压和心率的影响（$\bar{x} \pm s$，$n = 5$）

药物	血压	心率
乙酰胆碱溶液		
盐酸肾上腺素溶液		
重酒石酸去甲肾上腺素溶液		
盐酸异丙肾上腺素溶液		

【注意事项】

1. 手术前应确定家兔麻醉效果，家兔无疼痛反应后再开始手术。如麻醉效果不好，切忌一次追加过多药物，避免麻醉药剂量过大造成动物死亡。

2. 需在血压恢复至基线后给予下一个药物。

【讨论与思考】 乙酰胆碱和拟肾上腺素药物影响家兔动脉血压的机制是什么？

（李松沛）

实验 8　酚妥拉明对肾上腺素升压作用的翻转

肾上腺素受体阻断药能够阻断肾上腺素受体，从而拮抗去甲肾上腺素能神经递质或激动药的作用。如预先给予 α 受体阻断药后再给予肾上腺素，α 受体阻断药能选择性地阻断与血管收缩有关的 α 受体，而与血管舒张有关的 β 受体未被影响，因此，肾上腺素的升压作用翻转为降压作用，此现象称肾上腺素升压作用的翻转。酚妥拉明是短效非选择性 α 受体阻断药，本实验观察甲磺酸酚妥拉明对肾上腺素升压作用的翻转效应。

【实验目的】　观察酚妥拉明对肾上腺素升压作用的影响。

【实验材料】

1. 实验器材　BL-420 生物机能实验系统、压力换能器、兔手术台、手术器械、动脉夹、动脉插管、注射器、止血夹、玻璃分针、丝线、脱脂棉、眼科剪等。

2. 实验试剂及药品　生理盐水、20% 乌拉坦溶液、0.5% 肝素溶液、0.01% 盐酸肾上腺素溶液、0.5% 甲磺酸酚妥拉明溶液等。

3. 实验动物　清洁级健康家兔，体重约 2 kg，雌雄不限。

【实验步骤】

1. 动物麻醉及手术　家兔自耳缘静脉注射 20% 乌拉坦溶液麻醉（4 mL/kg），背位固定于手术台上。颈部正中做约 5 cm 左右竖切口，分离颈总动脉，远心端结扎，近心端用动脉夹阻断血流（留出动脉插管位置）。将动脉插管预先充满肝素溶液，连接于压力换能器，用眼科剪在结扎和动脉夹之间靠近结扎处剪 "V" 形切口，将动脉插管朝向心方向插入颈动脉，结扎固定。

2. 给药及实验结果记录　打开动脉夹及三通管，用 BL-420 生物机能实验系统记录家兔动脉血压变化，描记正常血压曲线后，自耳缘静脉注入下列药品：① 0.01% 盐酸肾上腺素溶液 0.1 mL/kg；②先给予 0.5% 甲磺酸酚妥拉明溶液 0.2 mL/kg，再给予 0.01% 盐酸肾上腺素溶液 0.1 mL/kg。

记录家兔动脉血压和心率的变化。每次给药后需等血压恢复正常或平稳后，再给予下一个药物。

【实验结果】　将实验结果记录于表 2-9。

表 2-9　甲磺酸酚妥拉明对盐酸肾上腺素升压作用的翻转（$\bar{x} \pm s$，$n = 5$）

药物	血压	心率
盐酸肾上腺素		
甲磺酸酚妥拉明 + 盐酸肾上腺素		

【注意事项】

1. 手术前应确定家兔麻醉效果，家兔无疼痛反应后再开始手术。如麻醉效果不好，切忌一次追加过多药物，避免麻醉药剂量过大造成动物死亡。

2. 须在血压恢复至基线后给予下一个药物。

【讨论与思考】　酚妥拉明造成的血压过低应该用哪种拟肾上腺素药物缓解？说明机制。

（李松沛）

实验 9　传出神经系统药物对离体肠道平滑肌的影响

　　肠道平滑肌具有自律性和较大的伸展性，受植物神经（交感神经和副交感神经）支配，对化学物质、温度改变及牵张刺激较为敏感。离体小肠在适宜的环境中仍能进行良好的节律运动，因而可以在体外观察肠道平滑肌的某些生理特性。乙酰胆碱（acetylcholine，ACh）为副交感神经释放的递质，可与胃肠平滑肌上的 M 受体结合，使胃肠道平滑肌收缩。肾上腺素（adrenaline，AD）为交感神经释放的递质，与胃肠道平滑肌 α 和 β 受体结合，抑制其收缩力。

【实验目的】　观察乙酰胆碱和肾上腺素对小肠平滑肌的作用。

【实验材料】

1. 实验器材　恒温平滑肌水浴槽、标本孵育槽、BL-420 生物机能实验系统、机械–电换能器、连线挂钩、烧杯、剪刀、小镊子、胶头滴管、1 mL 注射器等。

2. 实验试剂及药品　含或不含钙离子的台氏液、1∶10 000 肾上腺素溶液、1∶100 000 乙酰胆碱溶液等。

3. 实验动物　清洁级健康家兔，体重 2 kg 左右，雌雄不限。

【实验步骤】

1. 恒温平滑肌水浴槽的准备　恒温平滑肌水浴槽内事先加入适量液体，工作温度设定为 38℃。标本孵育槽中加入适量台式液（以没过肠管标本为宜）。

2. 肠管的制备　取家兔一只，左手提其骶骨上部，右手执木棒击其后脑至死亡，迅速打开腹腔，剪取一段十二指肠，置于室温含钙离子的台氏液中，除去肠系膜，将肠内容物冲洗干净，并剪成数段长约 2 cm 的小段肠管备用。

3. 肠管的固定及给药

（1）肠管固定：取一段肠管，将其一端固定于支持杆上，另一端的对角线位置用连线挂钩钩住，将标本置于标本孵育槽中，并将连线挂钩固定于机械–电换能器上。调节标本孵育槽内的通气量（以通气管的气泡一个个地逸出为宜）。应用 BL-420 生物机能实验系统，在"实验项目"中选择"平滑肌生理特性实验"，给肠管施加 0.5～1.0 g 的应力，即可观察记录小肠平滑肌的生理活动。

（2）观察项目

1）观察自然状态下小肠平滑肌收缩曲线的节律、波形、频率和幅度。收缩曲线的基线升高，表示小肠平滑肌紧张性升高，相反，收缩曲线的基线下降，表示紧张性降低。

2）药物对肠道平滑肌功能的影响

A. 将肠段置于含钙离子的台氏液中，观察并记录肠管平滑肌的收缩曲线。

B. 向标本孵育槽内的含钙离子的台氏液中加 2 滴 1∶100 000 乙酰胆碱溶液，记录肠管平滑肌的收缩曲线。在观察到明显效应后，立即弃去含有乙酰胆碱的台氏液，并用室温预热的含钙离子的台氏液冲洗 3 次，使肠管活动恢复至正常活性。

C. 更换新鲜的含钙离子的台式液，并加入 2 滴 1∶10 000 肾上腺素溶液，观察项目及后续操作同步骤 B。

【注意事项】

1. 恒温平滑肌水浴槽内温度应恒定保持在 38℃，不能过高或过低，加药前应先准备好更换用的预热台氏液。

2.肠管标本操作时应避免过度牵拉肠管,否则会损伤肠管而影响其活性。

3.上述加入的药量系参考数据,效果不明显可以补加,但不可一次加药过多。为保证实验效果,加药时请将药液直接滴于液面上,勿滴于丝线上。

【讨论与思考】

1.维持哺乳动物离体小肠平滑肌的正常收缩需具备哪些条件?

2.简述乙酰胆碱、肾上腺素对肠管平滑肌的药理作用机制及其临床应用。

（党元野）

实验 10　链霉素的神经肌肉阻断作用及其解救

链霉素为氨基糖苷类抗生素,能与突触前膜表面的"钙离子结合部位"（钙通道）结合,抑制乙酰胆碱释放,阻碍神经冲动在神经和肌肉之间的传导,产生非去极化型神经肌肉接头阻滞作用。过量给药后可表现为肌肉麻痹、四肢无力甚至呼吸暂停,严重者可因呼吸停止而死亡。钙制剂可竞争性拮抗链霉素这一作用,从而拮抗毒性反应。本实验通过注射过量的链霉素使小鼠产生急性毒性反应,观察氯化钙对链霉素中毒小鼠的解救作用。

【实验目的】　观察链霉素的中毒症状及氯化钙对其毒性作用的解救。

【实验材料】

1.实验器材　计时器、手术剪、1 mL 注射器等。

2.实验试剂及药品　5% 硫酸链霉素注射液、1% 氯化钙溶液、生理盐水等。

3.实验动物　清洁级健康昆明种小鼠,体重 18～22 g,雌雄不限。

【实验步骤】

1.取昆明种小鼠 15 只,分别称重、编号,随机分成 4 组,每组 5 只。观察其呼吸、四肢肌张力、体态等正常活动情况。

2.氯化钙预防作用观察:第 1 组小鼠腹腔注射生理盐水 0.01 mL/g;第 2 组小鼠腹腔注射 1%氯化钙溶液 0.01 mL/g,10 min 后两组小鼠分别腹腔注射 5% 硫酸链霉素溶液 0.01 mL/g。观察小鼠在 30 min 内变化,记录出现反应的时间和症状。

3.氯化钙治疗作用观察:第 3、4 组小鼠腹腔注射 5% 硫酸链霉素溶液 0.01 mL/g,观察小鼠反应,待出现肌肉松弛、呼吸困难、不能行走等症状时,第 3 组小鼠腹腔注射生理盐水 0.01 mL/g,第 4组小鼠腹腔注射 1% 氯化钙溶液 0.01 mL/g。观察小鼠反应,记录出现反应的时间和症状。

【实验结果】　将实验结果记录于表 2-10、表 2-11。

表 2-10　链霉素阻断神经肌肉接头的毒性及钙离子的预防作用（$\bar{x} \pm s$, $n = 5$）

组别	预防用药后反应			注射链霉素后反应		
	呼吸	肌张力	翻正反射	呼吸	肌张力	翻正反射
第 1 组（生理盐水）						
1						
2						
3						
4						

续表

组别	预防用药后反应			注射链霉素后反应		
	呼吸	肌张力	翻正反射	呼吸	肌张力	翻正反射
5						
第2组（氯化钙）						
1						
2						
3						
4						
5						

注：每次用药后开始计时（作为初始时间），记录异常情况及其出现时间。

表 2-11　链霉素阻断神经肌肉接头的毒性及钙离子的治疗作用（$\bar{x} \pm s$, $n = 5$）

组别	注射链霉素后反应			治疗用药后反应		
	呼吸	肌张力	翻正反射	呼吸	肌张力	翻正反射
第3组（生理盐水）						
1						
2						
3						
4						
5						
第4组（氯化钙）						
1						
2						
3						
4						
5						

注：每次用药后开始计时（作为初始时间），记录异常情况及其出现时间。治疗用药后，记录小鼠恢复情况及所用时间。

【注意事项】

1. 链霉素肌内注射后毒性反应发生较慢，一般于用药后 10 min 出现并逐渐加重。出现中毒症状后应立即给予抢救，如中毒过深可能导致动物死亡。若氯化钙不能完全对抗中毒症状，可酌情追加剂量，但勿过量或过快。

2. 尾静脉注射可使药物更快地分布到全身，效果更好。氯化钙溶液静脉注射应缓慢，避免导致动物高钙惊厥。

【讨论与思考】

1. 如何防治链霉素的毒性反应？钙盐缓解链霉素中毒的机制是什么？

2. 氨基糖苷类抗生素应避免与哪些药物合用？

（温家根）

实验 11 有机磷农药中毒及解救

有机磷农药是一类含有磷元素的有机酯类化合物，为目前国内应用最广泛的杀虫剂，可经过皮肤黏膜、消化道或者呼吸道等进入人体，引起机体中毒反应。有机磷农药的磷酸酯结构与乙酰胆碱相似，可与胆碱能神经末梢突触间隙中的乙酰胆碱酯酶（acetylcholineesterase，AChE）结合，抑制乙酰胆碱酯酶活性，引起乙酰胆碱大量蓄积，出现毒蕈碱样（M 样）、烟碱样（N 样）和中枢神经系统等中毒症状与体征。本实验通过观察家兔有机磷农药中毒表现及其药物抢救，进一步认识拟胆碱药和抗胆碱药的药理效应及临床应用。

【实验目的】 掌握家兔有机磷农药中毒表现及其药物解救。

【实验材料】

1. 实验器材 家兔简易固定器、1 mL 注射器、5 mL 注射器、婴儿秤 1 台、瞳孔测量尺一把、滤纸、秒表、酒精棉球、镊子等。

2. 实验试剂及药品 8% 敌百虫溶液、0.1% 硫酸阿托品（atropine）溶液、2.5% 碘解磷定溶液（pralidoxime iodide）等。

3. 实验动物 清洁级健康家兔，体重 2.0～2.5 kg，雌雄不限。

【实验步骤】

1. 家兔称重，观察并记录其一般活动、呼吸、心率、瞳孔大小、唾液分泌、肌张力等情况。

2. 按 1 mL/kg 的剂量给家兔静脉注射 8% 敌百虫溶液，观察并记录家兔上述生命及生理指标变化，密切观察以上指标的异常变化即中毒症状。

3. 待家兔出现中毒症状后，尤其当瞳孔明显缩小时，立即通过耳缘静脉注射 0.1% 硫酸阿托品溶液（1 mL/kg），并密切观察家兔反应。随后注射 2.5% 碘解磷定溶液（1 mL/kg），观察上述症状的改善情况。

【实验结果】 将实验结果记录于表 2-12。

表 2-12 家兔有机磷中毒及解救（$\bar{x} \pm s$, $n = 5$）

	一般活动	呼吸（次/分）	瞳孔大小（mm）	唾液分泌	大小便失禁	肌张力	肌震颤
用药前							
注射敌百虫后							
注射阿托品后							
注射碘解磷定后							
阿托品 + 碘解磷定							

【注意事项】

1. 敌百虫可以通过皮肤吸收，实验中手部皮肤接触到敌百虫需立即用大量清水冲洗，禁用肥皂洗手，因敌百虫在碱性环境下可转变为毒性更强的敌敌畏。

2. 给敌百虫之前先准备好阿托品、碘解磷定。

3. 密切观察家兔反应，立即施救。若静脉注射阿托品失败，立即经腹腔给药。

【讨论与思考】

1. 根据所学药理学知识，分析实验中观察到有机磷中毒的症状及其具体机制。

2. 阿托品和碘解磷定为什么能解救有机磷农药中毒？

3. 为何碘解磷定越早用越好？

（尹玲珑）

实验 12　吗啡与对乙酰氨基酚镇痛作用的比较

许多刺激性化学物质接触皮肤黏膜或注入体内均能引起疼痛反应。将化学刺激物注入小鼠腹腔内，刺激腹膜产生大面积、缓慢而持久的疼痛，小鼠出现扭体反应，表现为腹部收缩内凹、躯体扭曲、后肢伸展、臀部抬高及蠕行等。扭体反应一般在腹腔注射化学刺激物后 2～3 min 开始出现，15 min 内发生率较高，故以注射后 15 min 内发生扭体的次数或动物数作为疼痛定量指标。这种疼痛模型与腹膜炎及内脏病变引起的疼痛较为接近。

吗啡为来源于阿片生物碱的镇痛药，对乙酰氨基酚为解热镇痛抗炎药的代表药物，两类药物均能抑制上述疼痛反应。

【实验目的】

1. 掌握采用小鼠扭体法测试镇痛药药效的方法。

2. 熟悉吗啡和对乙酰氨基酚镇痛作用的差异。

【实验材料】

1. 实验器材　电子秤、1 mL 注射器、5 号针头、鼠笼等。

2. 实验试剂及药品　0.1% 盐酸吗啡溶液、0.65% 对乙酰氨基酚溶液、0.6% 乙酸溶液、生理盐水等。

3. 实验动物　清洁级健康昆明种小鼠，体重 18～22 g，雌雄不限。

【实验步骤】

1. 取 15 只小鼠，称重、标记，随机分为甲、乙、丙三组，每组 5 只。

2. 甲组小鼠皮下注射 0.1% 盐酸吗啡溶液（15 mg/kg），乙组小鼠灌胃给予 0.65% 对乙酰氨基酚溶液（100 mg/kg），丙组（对照组）小鼠皮下注射与吗啡等体积的生理盐水。

3. 给药 20～30 min 后，各组小鼠分别腹腔注射 0.6% 乙酸溶液（0.2 mL/只），观察并记录 15 min 内小鼠发生扭体反应的次数。

4. 按以下公式计算得出的药物对小鼠扭体反应的抑制率（即镇痛率）可作为评价药物镇痛效果的指标。

$$镇痛率（\%）=\frac{对照组扭体反应次数-药物组扭体反应次数}{对照组扭体反应次数}\times100\%$$

【实验结果】　实验结果记录于表 2-13。

表 2-13　各组小鼠扭体反应次数及不同药物镇痛率比较（$\bar{x}\pm s$，$n=5$）

分组	药物	扭体反应次数	镇痛率（%）
甲	吗啡		
乙	对乙酰氨基酚		
丙	生理盐水		

【注意事项】

　　1. 乙酸溶液必须临用前配制，注意瓶盖的密封性。存放过久或使用过程中未及时盖紧瓶盖，会使作用减弱。

　　2. 小鼠体重不宜过轻，否则扭体反应出现率低。环境温度以20℃为宜，温度较高或较低，小鼠扭体次数减少。

　　3. 通常药物镇痛率大于50%时，才被认为有镇痛效力。

　　4. 实验结果可采用"扭体"或"不扭体"小鼠数统计，也可采用小鼠扭体次数统计。

【讨论与思考】

　　1. 吗啡和对乙酰氨基酚的药理作用及作用机制有何区别？

　　2. 扭体法可用于评价哪些药物的镇痛作用？

（冯　梅）

实验 13　氯丙嗪的神经安定作用

　　氯丙嗪为经典的吩噻嗪类抗精神分裂症药，对中枢神经系统有较强的抑制作用，也称神经安定作用。正常人服用氯丙嗪后，可出现安静、活动减少、感情淡漠和注意力下降。精神分裂症患者服用氯丙嗪后能迅速控制兴奋躁动状态，恢复理智，情绪安定。氯丙嗪的神经安定作用是通过阻断中脑–边缘系统通路和中脑–皮质通路的多巴胺受体，从而影响机体的精神、情绪及行为活动。

　　动物给予氯丙嗪后能显著控制活动和躁狂状态，减少自发活动但又不损伤其感觉能力。以弱电流或低电压刺激小鼠足部，可以引起激怒反应。激怒指标一般表现为两鼠竖立对峙、格斗、互相撕咬等。氯丙嗪可抑制此类反应，使动物对外界刺激的反应性降低，反应时间延长。

　　【实验目的】　熟悉氯丙嗪对电刺激诱发小鼠激怒反应的影响。

　　【实验材料】

　　1. 实验器材　电刺激板、电子秤、1 mL 注射器、5 号针头等。

　　2. 实验试剂及药品　0.1% 盐酸氯丙嗪溶液、生理盐水等。

　　3. 实验动物　清洁级昆明种雄性小鼠，体重 18～22 g。

　　【实验步骤】

　　1. 将 10 只体重相近的雄性小鼠随机分为甲、乙两组，观察其活动情况。

　　2. 两组小鼠分别置于电刺激板上，将刺激电压由弱逐渐增强，找到引起小鼠激怒反应的阈电压。

　　3. 甲组小鼠腹腔注射 0.1% 盐酸氯丙嗪溶液（20 mg/kg），乙组小鼠腹腔注射等体积生理盐水。20 min 后重复上述电刺激实验，分别记录小鼠给药前、后激怒反应的阈电压。

　　【实验结果】　实验结果记录于表 2-14。

表 2-14　氯丙嗪给药前后小鼠激怒阈电压及激怒反应的比较（$\bar{x} \pm s$, $n = 5$）

分组	阈电压（V）		激怒反应	
	给药前	给药后	给药前	给药后
生理盐水组				
氯丙嗪组				

【注意事项】

1. 挑选异笼饲养的雄性小鼠，每组小鼠体重接近。

2. 刺激电压从低到高，过低不引起激怒反应；过高易致小鼠逃避。同组小鼠用药前后刺激电压强度应一致。

3. 随时清除导电铜丝板上的大小便，以免影响导电。

【讨论与思考】

1. 氯丙嗪神经安定作用的机制是什么？有何临床意义？

2. 氯丙嗪的神经安定作用与巴比妥类药物的镇静作用有何区别？

（冯　梅）

实验 14　苯巴比妥、地西泮和苯妥英钠的抗惊厥作用

惊厥是指大脑运动神经元异常放电导致全身骨骼肌不自主地强烈收缩，表现为强直性或阵挛性抽搐。尼可刹米为呼吸中枢兴奋药，使用剂量过大可引起惊厥。苯巴比妥和苯妥英钠能够抑制中枢神经系统兴奋性，大剂量使用时，通过阻断钠通道，影响中枢神经系统单突触和多突触传递，增强中枢抑制性递质 γ-氨基丁酸（GABA）介导的 Cl^- 内流，发挥抗惊厥作用。地西泮为苯二氮䓬类抗焦虑药，具有较好的抗癫痫作用，对癫痫持续状态极为有效，静脉注射时可使 70%～80% 的癫痫得到控制。药物抗惊厥实验可分为两种：一是提高惊厥阈值以预防惊厥发作；二是终止惊厥发作。本实验使用尼可刹米诱导小鼠惊厥发作，观察苯巴比妥、地西泮和苯妥英钠 3 种药物的抗惊厥效应，加深对中枢镇静药和抗癫痫药抗惊厥作用及机制的理解。

【实验目的】　观察中枢镇静药苯巴比妥、地西泮和抗癫痫药苯妥英钠对药物诱发小鼠惊厥的防治作用。

【实验材料】

1. **实验器材**　电子天平、1 mL 注射器、鼠笼等。

2. **实验试剂及药品**　0.5% 苯巴比妥钠溶液、0.1% 地西泮溶液、0.5% 苯妥英钠溶液、2.5% 尼可刹米溶液、生理盐水等。

3. **实验动物**　清洁级昆明种小鼠，体重 18～22 g，雌雄不限。

【实验步骤】

1. **药物对惊厥发作阈值的影响**　实验小鼠编号并称重，随机分为对照组、惊厥组、苯巴比妥钠组、地西泮组、苯妥英钠组，每组 3 只。实验组小鼠分别予以腹腔注射生理盐水、0.5% 苯巴比妥钠溶液（75 mg/kg）、0.1% 地西泮溶液（10 mg/kg）、0.5% 苯妥英钠溶液（75 mg/kg），对照组给予等剂量生理盐水。给药 15 min 后，实验组小鼠给予皮下注射 2.5% 尼可刹米溶液（500 mg/kg），对照组给予等剂量生理盐水。将小鼠放入鼠笼中，观察并记录小鼠出现惊厥时间和惊厥表现，观察时间为 30 min。

2. **药物的抗惊厥作用**　实验小鼠编号并称重，随机分为对照组、惊厥组、苯巴比妥钠组、地西泮组、苯妥英钠组，实验组小鼠予以皮下注射 2.5% 尼可刹米溶液，对照组给予等剂量生理盐水，放入鼠笼中观察其反应。小鼠出现惊厥前兆（颤抖、竖尾、蹦跳等）反应后，实验组小鼠分别腹腔注射生理盐水、0.5% 苯巴比妥钠溶液、0.1% 地西泮溶液、0.5% 苯妥英钠溶液，对照组给予等剂量生理盐水，30 min 内观察其后续惊厥反应。

3. 观察指标

（1）以后肢强直为强直性惊厥发作指标，前肢阵挛为阵挛性惊厥发作指标，颤抖、竖尾、蹦跳、撞笼、奔跑等为惊厥前兆指标，细微震颤不计。

（2）观察并详细记录各组小鼠惊厥出现的时间、程度和死亡情况。

【实验结果】 实验结果记录于表 2-15。

表 2-15 中枢镇静药对小鼠抗惊厥作用的比较（$\bar{x} \pm s$, $n = 3$）

分组	药物对惊厥发作阈值的影响		药物抗惊厥作用
	出现惊厥时间	惊厥反应	惊厥反应
对照组			
惊厥组			
苯巴比妥钠组			
地西泮组			
苯妥英钠组			

【注意事项】

1. 腹腔注射时操作要规范，不可伤及内脏器官；皮下注射部位选在颈背部皮肤，注射后用拇指和示指轻轻按揉针孔，以免药液漏出。

2. 尼可刹米注射后小鼠比较兴奋，操作时需注意安全。

3. 注意及时观察小鼠惊厥发作时间。

【讨论与思考】

1. 大剂量尼可刹米引起惊厥的机制是什么？

2. 苯巴比妥钠、地西泮和苯妥英钠的抗惊厥作用机制分别是什么？

3. 根据用药后各组动物反应，比较苯巴比妥钠、地西泮和苯妥英钠 3 种药物的抗惊厥作用特点。

（张 梅）

实验 15 苯妥英钠的抗癫痫作用

癫痫是由大脑局部神经元异常高频放电，并向周围组织扩散而导致大脑功能短暂失调的综合征，表现为反复不同程度的短暂运动、感觉和精神异常，并伴有脑电图异常。目前常用的动物癫痫模型分为体外和体内两类。体外模型主要有神经元和脑片模型；体内模型包括急性惊厥模型、慢性癫痫模型、遗传性模型及耐药性癫痫模型。最大电休克模型（maximal electroshock model，MES model）是应用广泛的急性癫痫模型，可模拟人类癫痫强直阵挛发作。该动物模型方法简单，对于研究癫痫发作机制及抗癫痫药物初筛有着很好的应用价值。

苯妥英钠是临床广泛应用的抗癫痫药物，作为治疗大发作和局限性发作的首选药。苯妥英钠不能抑制癫痫病灶的异常放电，但可阻止异常放电向正常脑组织扩散。此外，苯妥英钠具有膜稳定性，可选择性抑制突触传递的强直后增强，从而阻止异常放电的扩散。

【实验目的】

1. 学习建立最大电休克模型的实验方法。

2. 观察苯妥英钠的抗癫痫作用。

【实验材料】

1. 实验器材　药理生理学实验多用仪、1 mL 注射器、5 号灌胃针头、小镊子、计时器、鼠笼、鳄鱼夹等。

2. 实验试剂及药品　2.5 mg/mL 苯妥英钠溶液、生理盐水等。

3. 实验动物　清洁级昆明种小鼠，体重 18～22 g，雌雄不限。

【实验步骤】

1. 实验前一天进行动物筛选，在药理生理学实验多用仪的输出线上连接鳄鱼夹，用生理盐水均匀湿润小鼠双耳，鳄鱼夹分别夹于小鼠双耳，使用电刺激。刺激参数设置为刺激强度 110 V，刺激时间 0.3 s，出现后肢强直性惊厥的动物留做次日正式实验。

2. 筛选后的小鼠 10 只，随机分为两组，编号并称重，甲组小鼠灌胃 20 mL/kg 苯妥英钠溶液（2.5 mg/mL），乙组小鼠灌胃等体积生理盐水。于灌胃后 15 min，各组小鼠进行同样的电休克（参数同步骤 1），电刺激后立即将受试小鼠单独放置在鼠笼中。

3. 以动物是否出现后肢强直性惊厥为观察指标，详细记录各组小鼠癫痫发作潜伏时间和惊厥次数，并观察小鼠癫痫发作症状，观察时间为 30 min。

【实验结果】　实验结果记录于表 2-16。

表 2-16　苯妥英钠的抗癫痫作用（$\bar{x} \pm s$, $n = 5$）

分组	后肢强直性惊厥	癫痫发作潜伏时间	发生惊厥的小鼠数量
甲组（苯妥英钠组）			
乙组（对照组）			

【注意事项】

1. 电休克前要检查仪器输出功能，并调整好参数。

2. 灌胃给药时注意勿灌入呼吸道，进针过程中，若动物有呕吐动作或强烈挣扎，则表明针头插入气管，这时应及时退针，待动物恢复安静后，再重复操作。

3. 潜伏时间是指从电刺激到出现惊厥发作之间的时间（s），分别记录每次电刺激的时间和小鼠开始出现癫痫性行为的时间，两者时间差则记录为潜伏时间。

【讨论与思考】

1. 常用抗癫痫药有哪些？它们的作用机制分别是什么？

2. 常用的癫痫模型有哪些？各有什么特点？

（覃　媛）

实验 16　呋塞米和甘露醇的利尿和脱水作用

尿液的生成过程包括肾小球滤过、肾小管和集合管的重吸收及分泌三个基本过程。作用于上述过程的任意一个环节，都会影响到尿液生成。呋塞米，又名呋喃苯胺酸、速尿，是一种广泛应用于治疗充血性心力衰竭和水肿的袢利尿药。该药利尿作用强而短，为强效利尿药。甘露醇是一种高渗性利尿药，其进入体内后能提高血浆渗透压，使组织脱水，可降低颅内压和眼内压，从肾小球滤过后，不易被肾小管重吸收，使尿渗透压增高，带出大量水分而脱水。

【实验目的】 观察呋塞米和甘露醇对家兔尿液生成的影响。

【实验材料】

1. 实验器材 兔手术台、哺乳动物手术器械一套、双凹夹、输尿管插管（细乳胶管）、静脉输液装置一套，药棉、棉线、秒表、纱布、医用胶布、1 mL 及 5 mL 注射器、烧杯等。

2. 实验试剂及药品 25% 乌拉坦溶液、生理盐水、呋塞米注射液（1 mL/10mg）、20% 甘露醇注射液等。

3. 实验动物 清洁级健康家兔，体重 2.5 kg 左右，雌雄不限。

【实验步骤】

1. 家兔的麻醉与固定 取家兔一只，经胃灌入 40～50 mL 清水。30 min 后，自耳缘静脉缓慢推注 25% 乌拉坦溶液（5 mL/kg）进行麻醉。待家兔麻醉后，将其仰卧位固定于兔手术台上。耳缘静脉固定静脉针，滴注生理盐水维持静脉通道。

2. 家兔输尿管插管 剪去家兔下腹部的毛，于耻骨联合上方沿腹白线行纵切口，长约 5 cm，打开腹腔找到膀胱。将膀胱轻轻拉至腹腔外，辨认膀胱和输尿管的解剖部位，在膀胱底部找到两侧输尿管，在膀胱上方分离一侧输尿管并穿两根线，在近膀胱端结扎输尿管（使尿液不能流入膀胱），用眼科剪在近肾端剪一个"V"形小口，向肾方向插入输尿管插管，用棉线将插管结扎固定。输尿管插管输出端用烧杯接尿液，计数 3 min 内家兔的尿液滴数（最初 5 min 内的尿液弃去不计）。腹部开口处用生理盐水纱布覆盖。

3. 药物对家兔尿量的影响 先自家兔耳缘静脉缓慢注入 1 mL 呋塞米，观察和收集呋塞米用药前后的家兔尿量，每 5 min 测一次，共测 3 次。待尿量恢复正常后，从家兔耳缘静脉缓慢注入 20% 甘露醇注射液（5 mL/kg），观察和收集用药前、后家兔尿量，每 5 min 测一次，共测 3 次。每个观测时间点观测 3 min，求出每分钟平均尿液量。

【实验结果】 实验结果记录于表 2-17。

表 2-17 呋塞米和甘露醇对家兔尿液生成的影响（$\bar{x} \pm s$, $n=5$）

组别	剂量	给药前尿量	给药后尿量		
			5 min	10 min	15 min
呋塞米	1 mL				
甘露醇	5 mL/kg				

【注意事项】 输尿管分离和插管时应避免损伤出血，实验全程中应注意插管是否畅通。

【讨论与思考】

1. 呋塞米和甘露醇注射液对家兔尿量各有何影响？作用机制是什么？

2. 比较呋塞米和甘露醇注射液利尿作用的强弱与长短，并分析其利尿机制。

（金 娟）

实验 17 洋地黄的强心作用

心力衰竭是由各种心脏疾病导致心功能不全的一种临床综合征。绝大多数情况下是指心肌收缩力下降使心排血量不能满足机体代谢的需要，导致器官、组织血液灌流不足，同时出现体循环和（或）肺循环淤血的表现。强心苷是一类具有选择性强心作用的药物，常用药物有洋地黄毒苷、地高辛、去乙酰毛花苷和毒毛花苷 K 等，临床上主要用于治疗心力衰竭。强心苷正性肌力作用的机制主要是抑制心肌细胞膜 Na^+，K^+-ATP 酶，使得细胞内 Na^+ 水平升高，促进 Na^+-Ca^{2+} 交换，使得心肌细胞内游离 Ca^{2+} 浓度升高，从而发挥正性肌力作用，使心肌的收缩加强，增加心排血量，缓解心力衰竭症状。

【实验目的】

1. 观察强心苷对离体蛙心收缩强度、收缩频率和节律的影响。

2. 掌握离体蛙心灌流的实验方法。

【实验材料】

1. **实验器材** 注射器、手术器械一套、蛙板、铁架台、蛙心夹、蛙心套管、探针、张力换能器、万能杠杆、生物信息处理系统等。

2. **实验试剂及药品** 100% 洋地黄毒苷溶液、林格液（又称任氏液）、低钙任氏液（所含 $CaCl_2$ 量为一般任氏液的 1/4，其他成分不变）、1% 氯化钙溶液等。

3. **实验动物** 青蛙。

【实验步骤】

1. **离体蛙心的制备** 取青蛙一只，用探针破坏脑和脊髓后，将其以仰卧位固定于蛙板上。剪开胸部皮肤和胸骨，打开心包膜，暴露心脏。在右主动脉下穿一根棉线并结扎，左主动脉下穿两根棉线后，结扎左主动脉远心端。在左主动脉剪一"V"形小口，从切口处插入装有任氏液的蛙心套管，当套管抵达主动脉球部时，即转向左、下、后方插入，并以镊子轻轻旋动主动脉球向相反方向，同时将心室朝后上轻推，使套管顺利进入心室（套管进入心室后，可看见套管内液面随心室搏动而波动），轻提备用线，将左主动脉连同蛙心套管结扎并固定在套管的小勾上。用吸管吸弃套管内血液，换 2～3 次任氏液洗净余血，以防止血块堵塞套管。剪断左右主动脉，将心脏提起，在静脉窦下方结扎腔静脉并将其剪断（切勿结扎静脉窦），离体出心脏。再用任氏液连续冲洗，至无血色时，保持导管内 1.5 mL 左右的任氏液。

2. **实验装置的准备** 将蛙心套管固定于铁架台，用带有长线的蛙心夹在心舒张期夹住心尖部，将长线连于张力换能器。打开计算机及生物信息处理系统后选择实验项目。开始实验（此时启动自动记录），记录正常的心脏收缩曲线。

3. **给药** 描记一段心脏收缩的正常曲线，观察心脏收缩力、频率及节律情况。用滴管吸出套管内任氏液，换成等容积低钙任氏液，观察曲线变化。当心脏收缩显著减弱时，向套管内加入 100% 洋地黄毒苷溶液 0.02～0.04 mL，观察上述指标的变化。直至作用明显时，加入 1% 氯化钙溶液 2～3 滴，比较每次加药后心脏收缩的振幅和频率。实验结束保存实验结果。

【实验结果】 进行蛙心曲线图形分析，观察心脏收缩力变化情况。将实验结果记录于表 2-18。

表 2-18 洋地黄毒苷对蛙心功能的影响

指标	给药前	给药后
心排血量		
心率		
心功率		

【注意事项】

1. 本实验以青蛙心脏为好。因蟾蜍皮下腺体有强心苷样物质，可降低对强心苷的敏感性。

2. 蛙心套管一定要插入心室。切勿用力过大，插入过深，损伤心肌。

3. 结扎静脉时，要远离静脉窦（心脏起搏点）。

【讨论与思考】

1. 强心苷增加心脏心肌收缩力的原理是什么？

2. 小剂量和大剂量的强心苷对心脏影响有什么不同？在临床上有何意义？

（金　娟）

实验 18　利多卡因的抗心律失常作用

心律失常是心脏活动起源和（或）传导障碍导致心脏搏动的频率和（或）节律异常。氯化钡能促进心室肌浦肯野纤维钠离子内流，提高舒张期除极速率，诱发室性心律失常，在心电图上表现为室性期前收缩、室性心动过速、心室颤动等，因此，氯化钡常用作构建药物性心律失常的动物模型。利多卡因属于 Ib 类抗心律失常药，能抑制钠离子内流，对浦肯野纤维和心室肌有较高选择性，临床用于治疗室性心律失常。

【实验目的】

1. 熟悉药物诱发大鼠心律失常的方法。

2. 掌握利多卡因的抗心律失常效应。

【实验材料】

1. **实验器材**　大鼠手术台、眼科剪、注射器（1 mL、2 mL、5 mL）、头皮静脉注射针头、BL-420 生物机能实验系统、心电图针形电极等。

2. **实验试剂及药品**　10% 水合氯醛溶液、0.5% 利多卡因溶液、0.4% 氯化钡溶液、生理盐水等。

3. **实验动物**　清洁级 SD 或 Wistar 大鼠 2 只，200～250 g，雌雄不限。

【实验步骤】

1. **大鼠仪器连接**　取大鼠 1 只，编号为甲鼠，称重，以 300 mg/kg 的剂量腹腔注射 10% 水合氯醛溶液（3 mL/kg）进行麻醉。大鼠仰卧位固定于手术台上，从左上肢开始，按顺时针方向将黄、红、黑色针形电极分别插入左上肢、左下肢、右下肢皮下。

2. **静脉通道建立**　在大鼠后肢内侧股动脉搏动处剪开皮肤 2.5 cm，用止血钳钝性分离周围组织，暴露股静脉，在股静脉下放置两根丝线，一根结扎远心端，然后于近心端插入与注射器相连的静脉导管（管内加肝素以防凝血），固定导管，用于静脉给药。

3. **心律失常模型**　启动 BL-420 生物机能实验系统（"实验项目"菜单选择"药理学实验模块"），记录一段正常 II 导联心电图后，注入 0.4% 氯化钡溶液 1 mL/kg（剂量为 4 mg/kg），描记心电图 20 s，以后每间隔 45 s 描记一段心电图。当出现室性心律失常时给予生理盐水 1 mL/kg，再记录心电图直至恢复窦性节律。

4. **实验观察**　取大鼠 1 只（体重与甲鼠相差不超过 20 g），编号为乙鼠。连接心电图电极，静脉注射 0.4% 氯化钡溶液（同上），当出现心律失常时立即静脉给予 0.5% 利多卡因溶液 1 mL/kg（剂量为 300 mg/kg），记录心电图变化。

【实验结果】 记录甲、乙大鼠心律失常持续时间，观察利多卡因对氯化钡诱发心律失常的治疗作用（表 2-19）。

表 2-19　利多卡因对氯化钡所致大鼠心律失常的治疗作用

	甲鼠	乙鼠
给药前		
给予 0.4% 氯化钡溶液后		
给予 0.5% 利多卡因溶液后		
心律失常持续时间		

【注意事项】

1. 本实验中的麻醉药为 10% 水合氯醛溶液，可与氯化钡产生协同作用，诱发大鼠出现双向性心律失常，不能用戊巴比妥钠等代替，否则不易引起较恒定的心律失常。

2. 针形电极一定要插在皮下，如果插入肌肉则记录的心电图干扰大；同时避免手或金属器械接触针形电极。

3. 氯化钡需新鲜配制，快速静脉推注。氯化钡或利多卡因起效快，推注后即可开始记录心电图。

4. 氯化钡诱发的心律失常表现为心动过速、室性期前收缩，持续约 15 min。

【讨论与思考】

1. 利多卡因对何种心律失常效果好？为什么？

2. 治疗心律失常的药物有哪些？

（覃宇燕）

实验 19　硝酸甘油对垂体后叶素诱发大鼠心肌缺血的保护作用

心肌缺血是由于冠状动脉狭窄，导致心脏灌注减少，心肌能量代谢失常，不能支持心脏正常工作的一种病理状态。垂体后叶素能强烈收缩血管，使血压升高，大剂量静脉注射垂体后叶素可诱发大鼠冠状动脉痉挛，导致心肌缺血，出现心电图异常改变，主要表现为 ST 段与 T 波异常和心律失常。硝酸甘油是硝酸酯类的代表药，进入体内后被硝酸酯受体的巯基还原成 NO，或是还原成亚硝巯基，释放出 NO 舒张血管。硝酸甘油可以降低心肌耗氧量，增加心内膜和缺血区的供血，临床用于各种原因引起的心绞痛。

【实验目的】

1. 熟悉垂体后叶素诱发大鼠心肌缺血的方法。

2. 掌握硝酸甘油对大鼠心肌缺血的保护作用。

【实验材料】

1. 实验器材　大鼠手术台、眼科剪、注射器（1 mL、2 mL、5 mL）、头皮静脉注射针头、针型记录电极、BL-420 生物机能实验系统等。

2. 实验试剂及药品　10% 水合氯醛溶液、1 U/mL 垂体后叶素溶液、0.5% 硝酸甘油注射液、生理盐水等。

3. 实验动物　清洁级 SD 或 Wistar 大鼠 2 只，200～250 g，雌雄不限。

【实验步骤】

1. 大鼠仪器连接 取大鼠 2 只（标记为 A、B），称重（两鼠体重相差不超过 20 g），腹腔注射 10% 水合氯醛溶液 3 mL/kg 麻醉大鼠。大鼠心电图导联的连接方法同前。

2. 静脉通道建立 方法同前。

3. 心肌缺血表现 启动 BL-420 生物机能实验系统（"实验项目"菜单选择"药理学实验模块"），记录大鼠 Ⅱ 导联心电图，出现以下其中一条即可判断为心肌缺血：① ST 段抬高或压低 0.1 mV 以上；② J 点（QRS 波与 ST 段结合点）抬高或者压低 0.1 mV 以上；③ T 波低平（降低原来高度的 50% 以上）、双向或倒置。

4. 实验观察 A 鼠静脉给予垂体后叶素 1 mL/kg（剂量为 1 U/kg），10 s 内推注完，立即记录推注后 15 s、30 s、1 min、3 min、5 min、10 min、15 min、20 min 的心电图；B 鼠腹腔注射 0.5% 硝酸甘油注射液 2 mL/kg（剂量为 10 mg/kg），5 min 后静脉注射垂体后叶素，并立即记录注射后 15 s、30 s、1 min、3 min、5 min、10 min、15 min、20 min 的心电图。

【实验结果】 比较同一只大鼠注射垂体后叶素前、后各时间点心率和心电图的变化，从心电图判断有无心律失常。比较 A、B 两只大鼠注射垂体后叶素后心率和心电图的变化（表 2-20）。

表 2-20　硝酸甘油对垂体后叶素诱发大鼠心肌缺血的预防保护作用

	A 鼠	B 鼠
给垂体后叶素前心率		
给垂体后叶素后心率		
给垂体后叶素前心电图		
给垂体后叶素后心电图		

【注意事项】

1. 垂体后叶素应是同一批号，以免药物效价影响结果，注射速度一致，规定时间（10 s）内推注完。

2. 垂体后叶素引起的心电图变化可分为二期：第一期为推注后 5～20 s，T 波显著高耸，ST 段抬高，甚至出现单向曲线；第二期为推注后 30 s 至数分钟，T 波降低、平坦、双相或倒置，ST 段无明显改变，有时心律不齐，心率减慢，R-R 间期及 R-T 间期延长，持续数分钟或十几分钟。

3. 保持针形电极插于皮下。

【讨论与思考】

1. 硝酸甘油舒张血管的作用机制是什么？

2. 临床上使用硝酸甘油治疗哪些心血管疾病？

3. 抗心肌缺血药物有哪些？它们的作用机制是什么？

（覃宇燕）

实验 20　药物对血小板聚集的影响

血小板在人体血液循环中呈分散状态，生理情况下血小板之间具有相互作用并有聚集成团的特性。当机体遭遇外伤，血管破裂出血时，血小板凝集产生止血作用。血小板聚集是血小板参与止血和血栓形成的关键环节。体内能够激活血小板的强诱导剂有胶原蛋白、腺苷二磷酸（adenosine diphosphate，ADP）、血栓烷 A_2（thromboxane A_2，TXA_2）、凝血酶等，弱诱导剂有 5-羟色胺和肾上腺素。

测定血小板聚集功能的方法称血小板聚集试验（platelet aggregation test，PAgT），实验室常用比浊法测定血小板聚集功能。在连续搅拌条件下，向富血小板血浆（platelet-rich plasma，PRP）中加入诱导剂可引起血小板聚集，液体浊度会发生相应改变并转换为电信号变化，通过描记曲线即可计算出血小板聚集的程度和速度。检测结果采用百分数来进行表示。

【实验目的】

1. 熟悉血小板聚集试验的原理和临床意义。

2. 掌握血小板聚集的测定方法及不同药物对血小板聚集的影响。

【实验材料】

1. 实验试剂及药品　1.07 μg/mL ADP 二钠盐溶液、5 μg/mL 肾上腺素溶液、3 U/mL 胶原溶液、1.0～1.5 mg/mL 瑞斯托霉素溶液等。

2. 实验器材　100 μL 微量加液器、硅化试管及注射器、血小板聚集仪及记录仪（量程 10 mV 电子电位差计）等。

3. 实验动物　清洁级健康家兔，体重 2.5 kg 左右，雌雄不限。

【实验步骤】

1. 血液标本采集　家兔采血前一周内忌使用影响血小板的药物，采血前空腹 12 h，用硅化注射器从耳缘静脉取血 4.5 mL，注入含有 0.5 mL 3.8% 枸橼酸钠溶液的硅化离心管中，充分混匀。

2. PRP 的制备　以 1000 r/min 离心 10 min，小心取出上层血浆，计数血小板并调至 2.5×10^9/L。

3. 贫血小板血浆（platelet-poor plasma，PPP）的制备　将制备 PRP 后的剩余血液以 3000 r/min 离心 20 min，上层透明液体即为 PPP，其血小板一般低于 1.0×10^9/L。

4. 血小板聚集试验

（1）打开血小板聚集仪及记录仪的电源，预温 20 min 至恒温 37℃，调整记录走纸速度（一般为 2 cm/min）。

（2）将 PPP 标本 0.8 mL 置于仪器比浊管内，作为空白管，用 620 nm 滤光片调节透光度为 100%。

（3）取 0.72 mL PRP 加入比浊管，放入搅拌磁棒，37℃ 预热 3 min 后置入血小板聚集仪，校正透光度为 0%。

（4）在 PRP 中加入 80 μL 诱导剂（ADP 二钠盐溶液、肾上腺素溶液、胶原溶液和瑞斯托霉素溶液），同时开始搅拌（1000 r/min），测定血小板聚集率并记录波形，观察不同药物对血小板聚集率的影响。

【实验结果】　血小板聚集波形如图 2-1 所示：2'A 表示 2 min 幅度；4'A 表示 4 min 幅度；MA 表示最大幅度；TMA 表示达到最大幅度的时间；$T_{50\%}$ 为达到 50% 最大幅度所需时间；D_t 为延滞时间，指第一波末到第二波起始的时间；k 为斜率（坡度），为第一波上升弧度切线与水平基线的夹角。

一般来说，浓度为 6×10^{-6} mol/L ADP 二钠盐引起血小板最大聚集率为 21.7%～48.7%，坡度为 41.7～86.1。浓度为 4.5×10^{-6} mol/L 肾上腺素可引起双相聚集曲线，第一相最大聚集率 15.5%～25.1%，坡度为 29～94.8。

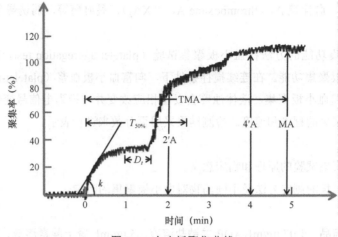

图 2-1　血小板聚集曲线

【注意事项】

1. 血小板聚集试验对血液标本的要求很高，应避免反复穿刺取血。

2. 实验在采血后 3～4 h 内完成，时间过长会降低血小板聚集强度或速度。

3. 钙是参与血小板聚集过程的重要因子，EDTA 具有强 Ca^{2+} 螯合作用，降低了血液中游离钙离子浓度，抑制了血小板聚集，因此实验中不使用 EDTA 作为抗凝剂。

【讨论与思考】

1. 试述体外血小板聚集试验的临床意义。

2. 为什么血小板聚集试验不用肝素作为抗凝剂？

（赵　鑫）

实验 21　氨茶碱的抗哮喘作用

哮喘是气道慢性炎症性疾病，可由免疫性或非免疫性刺激所诱发，表现为发作性或持续性喘息。构建实验性哮喘动物模型，对于认识和研究哮喘发病机制与疾病进展，以及寻求有效的哮喘治疗方法具有重要意义。通过腹腔和皮内注射卵清蛋白（ovalbumin，OVA）致敏，雾化吸入 OVA 激发的方法诱发小鼠急性哮喘发作，该模型可模拟气道高反应、嗜酸性气道炎症等急性哮喘症状。氨茶碱是磷酸二酯酶抑制剂，通过提高细胞内环磷酸腺苷（cyclic adenosine monophosphate，cAMP）的浓度，促进儿茶酚胺分泌，阻断腺苷受体发挥松弛气管平滑肌和缓解哮喘的作用。

【实验目的】　掌握实验性哮喘动物模型的制作方法及氨茶碱的抗哮喘作用。

【实验材料】

1. 实验器材　注射器、剪刀、镊子、高频雾化器、酶标仪等。

2. 实验试剂及药品　生理盐水、500 μg/mL OVA 溶液、10% 硫酸铝钾溶液、5 mg/mL 氨茶碱溶液、10% 水合氯醛溶液、PBS（预冷）、生理盐水、瑞氏染液、苏木素–伊红（HE）染液、细胞因子检测试剂盒等。

3. 实验动物　6～8 周龄清洁级雄性 BALB/c 小鼠，体重 18～22 g。

【实验步骤】

1. 动物分组　将实验小鼠随机分为对照组、模型组和治疗组，每组各 5 只。

2. 致敏液的制备　将 500 μg/mL OVA 溶液与 10% 硫酸铝钾溶液等体积混合，调 pH 至 6.5 后，低速离心浓缩备用。

3. 小鼠致敏　模型组和治疗组采用腹腔和皮内两点注射 OVA，于实验第 0 天、14 天致敏小鼠。每只小鼠分别注射混合致敏液 0.2 mL（含 100 μg OVA）。对照组小鼠在相同部位注射 0.2 mL 生理盐水。

4. 气道激发实验　实验第 21 天起，将小鼠置于密闭容器中，使其雾化吸入 5% OVA 以诱发小鼠气道高反应，每次雾化 30 min，连续 14 天。对照组小鼠雾化吸入相同时长的生理盐水。激发后观察模型组和治疗组小鼠是否出现头面部瘙痒、呼吸加深加快、点头呼吸、安静少动、弓背、前肢缩抬、大小便失禁等哮喘急性期症状。

5. 药物治疗　每次雾化前 1 h，治疗组小鼠给予腹腔注射氨茶碱 0.8 mL（20 mg/kg），对照组及模型组小鼠于相同时间腹腔注射 0.8 mL 生理盐水。

6. 动物处置及指标观察　最后一次激发后 48 h，以 10% 水合氯醛溶液（3.5 mL/kg）麻醉小鼠，进行如下操作。

（1）细胞因子检测：对小鼠进行眼球取血，检测其血清 IL-4、IFN-γ 等细胞因子。

（2）肺组织病理：打开小鼠胸腔，迅速结扎右主支气管，取右肺中叶。①观察各组小鼠肺脏的大体形态，计算肺系数；②将肺组织置于 4℃ 预冷 4% 多聚甲醛固定，脱水、包埋、切片，以苏木素–伊红（HE）染液染色，镜下观察肺组织病理改变。

（3）支气管肺泡灌洗液（BALF）白细胞及嗜酸性粒细胞计数：取预冷 PBS 1 mL 灌洗左肺 2 次，收集灌洗液，低温低速离心。①检测 BALF 上清中的细胞因子；②取细胞沉淀计数白细胞总数，并进行细胞悬液涂片，瑞氏染色后计数嗜酸性粒细胞。

【实验结果】　实验结果记录于表 2-21。

表 2-21　氨茶碱对小鼠哮喘发作的抑制作用（$\bar{x} \pm s$，$n = 5$）

	对照组	模型组	治疗组
呼吸频率			
血清			
右肺			
大体形态			
苏木素–伊红染色			
左肺 BALF			
IL-4			
IFN-γ			
白细胞			

【注意事项】　肺泡灌洗时注意变化小鼠体位，充分灌洗以保证细胞洗脱率。

【讨论与思考】

1. 哮喘模型制作过程中，采用多点注射致敏有什么优点？

2. 简述治疗哮喘的药物分类及其机制。

（赵　莉　刘英华）

实验 22　药物对胃肠运动的影响

胃肠道平滑肌收缩与蠕动强度决定了胃肠动力的强弱，胃肠动力紊乱可导致消化不良、腹胀、腹痛、便秘等症状的发生。胃肠平滑肌运动主要受到自主神经和肠神经系统的调节，神经末梢释放的递质及胃肠激素可促进或抑制胃肠平滑肌运动。交感神经兴奋可引起胃肠动力减弱，迷走神经兴奋可引起胃肠动力增强，而胃肠激素可直接作用于胃肠平滑肌或影响神经末梢对乙酰胆碱和去甲肾上腺素的释放来调节胃肠动力。

药物可通过影响自主神经或胃肠激素分泌来调节胃肠运动。阿托品是胆碱能神经 M 受体阻断药，能够抑制胃肠道平滑肌收缩；新斯的明是易逆性抗胆碱酯酶药，与胆碱酯酶结合后抑制胆碱酯酶活性，使得胆碱能神经末梢释放的乙酰胆碱堆积，发挥拟胆碱效应和兴奋胃肠平滑肌的作用。

【实验目的】

1. 掌握小鼠胃排空实验及肠道动力的检测方法。

2. 观察拟胆碱药和抗胆碱药对小鼠胃肠动力的影响。

【实验材料】

1. **实验器材**　小鼠笼、手术剪、眼科剪、眼科镊（弯、直）、注射器、100 mL 烧杯、滤纸、天平、尺子、5-0 手术缝合线等。

2. **实验试剂及药品**　生理盐水、营养性半固体糊、阿托品注射液、新斯的明注射液等。

3. **实验动物**　清洁级健康昆明种小鼠，体重 18～22 g，雌雄不限。

【实验步骤】

1. **分组**　将小鼠随机分为阴性对照组、阿托品组和新期的明组，每组 10 只。

2. **营养性半固体糊的制备**　取羧甲基纤维素钠 10 g 溶于 250 mL 蒸馏水中，分别加入奶粉 16 g，糖和淀粉各 8 g，活性炭末 2 g，搅拌均匀，配制成 300 mL 的黑色半固体糊状物，置于 4℃冰箱冷藏备用。使用前将其恢复至室温。

3. **给药**　实验前小鼠须禁食（不禁水）12 h。阿托品组小鼠按照 3 mg/kg 的剂量经腹腔注射阿托品；新斯的明组小鼠按照 0.1 mg/kg 的剂量经腹腔注射新斯的明；阴性对照组腹腔注射等量生理盐水。注射体积均为 0.1 mL/10 g。给药 20 min 后每只小鼠灌胃给予营养性半固体糊 0.5 mL，灌胃后 20 min 颈椎脱臼处死小鼠。

4. **胃内残留率**　暴露小鼠腹腔，游离小鼠胃，用 5-0 手术缝合线分别结扎胃幽门和贲门，将小鼠全胃剪下，用滤纸擦干后称量胃全重。然后沿胃大弯剪开胃体，洗去胃内容物后用滤纸吸干水分，称量胃净重。胃全重和净重之差为胃内残留物质量，胃内残留物和所灌营养性半固体糊质量百分比为胃内残留率。按下列公式计算胃内容物残留率：

$$胃内容物残留率（\%）＝（胃全重－胃净重）/营养性半固体糊重×100\%$$

5. **小肠推进运动率**　分离小鼠小肠，剪取从胃幽门至回盲部之间的一段小肠肠管。测量肠管长度（作为小肠总长度），从幽门至黑色营养性半固体糊前沿的距离为小肠推进长度。按下列公式计算小肠推进率：

$$小肠推进率（\%）＝黑色营养性半固体糊在小肠内推进长度/小肠总长度×100\%$$

【实验结果】　实验结果记录于表 2-22。

表 2-22　阿托品对小鼠胃肠运动的作用（$\bar{x} \pm s$, $n = 10$）

组别	胃内容物残留率（%）	小肠推进率（%）
阴性对照组		
阿托品组		
新斯的明组		

【注意事项】

1. 胃称重前需用滤纸擦干，确保重量准确。

2. 准确剪取小肠的起始和结束部位。

【讨论与思考】

1. 影响胃肠道平滑肌运动的因素有哪些？

2. 阿托品和新斯的明对胃排空与肠道运动的作用及其机制是什么？

（张　曼）

实验 23　糖皮质激素的抗炎作用

糖皮质激素（glucocorticoid）是机体极为重要的内分泌激素，对发育、生长、代谢及免疫功能起着重要调节作用。糖皮质激素具有抗炎、抗过敏、抗休克、非特异性抑制免疫及退热等多种作用，对任何类型的变态反应性疾病几乎都有效，是临床使用最为广泛的抗炎和免疫抑制剂。在紧急或危重情况下，糖皮质激素往往作为首选药物。临床上常用的糖皮质激素类药物有泼尼松、甲泼尼松、倍他米松、丙酸倍氯米松、泼尼松龙、氢化可的松、地塞米松等。

炎症是临床常见的病理生理过程，感染、缺血、抗原–抗体反应、化学、热或者机械损伤等均可诱发炎症反应。炎症模型根据致炎因子性质分为两大类：一是非特异性炎症模型，致炎因子包括异性蛋白（如鸡蛋白）、颗粒性异物（如角叉菜胶、酵母、棉球）、化学物质（二甲苯、甲醛、松节油）；二是免疫炎症模型，包括细胞介导的超敏反应性炎症，免疫复合物介导的炎症反应模型。本实验将利用整体动物模型和细胞模型观察地塞米松的抗炎作用。

地塞米松的体内抗炎作用

【实验目的】　观察地塞米松对二甲苯所致小鼠耳部炎症的影响。

【实验材料】

1. 实验器材　打耳器、1 mL 注射器等。

2. 实验试剂及药品　二甲苯、地塞米松、生理盐水等。

3. 实验动物　清洁级健康昆明种小鼠，雄性，体重 18～22 g。

【实验步骤】

1. 取 10 只小鼠，随机分为对照组和模型组，每组 5 只，称重并标记编号，观察其一般活动。

2. 模型组小鼠腹腔注射地塞米松（20 mL/kg）；对照组小鼠腹腔注射等体积生理盐水。注射 30 min 后，两组小鼠于左耳前后两面均匀涂二甲苯 0.03 mL，记录涂抹时间，右耳作为对照。

3. 结果观察：涂抹二甲苯 30 min 后，以颈椎脱臼法处死小鼠，沿耳郭基线剪下两耳，用打耳器分别在两耳同一部位打下耳片，称重，计算两耳肿胀程度。

肿胀率 = (左耳片重量 − 右耳片重量)/右耳片重量 × 100%。

【实验结果】 实验结果记录于表 2-23。

表 2-23　地塞米松对二甲苯所致小鼠耳肿胀的影响（$\bar{x} \pm s$, $n = 5$）

分组	左耳片重量（平均值）	右耳片重量（平均值）	肿胀程度（%）
对照组			
模型组			

【注意事项】

1. 涂抹二甲苯时避免用力过大造成小鼠损伤。

2. 二甲苯毒性较大，对眼及上呼吸道有刺激作用，实验过程中戴好口罩和手套，保持环境通风。

【讨论与思考】 本实验中为何选取雄性小鼠进行抗炎实验？

地塞米松的体外抗炎作用

【实验目的】 观察地塞米松对脂多糖诱导单核巨噬细胞炎症反应的保护作用。

【实验材料】

1. 实验器材　96 孔细胞培养板、一次性胶头滴管（1 mL）、5% CO_2 培养箱、酶标仪、倒置显微镜、超净工作台等。

2. 实验试剂及药品　灭菌磷酸缓冲液、地塞米松、灭菌生理盐水、1 mg/L 脂多糖（lipopoly-saccharide，LPS）溶液、DMEM 高糖培养基、胎牛血清、胰蛋白酶、ELISA 试剂盒（白细胞介素 IL-1β、IL-6、IL-8 和肿瘤坏死因子 TNF-α）等。

3. 实验对象　小鼠单核巨噬细胞株 RAW 264.7。

【实验步骤】

1. 细胞培养　RAW264.7 细胞培养于含 10% 胎牛血清的 DMEM 培养液中，置 37℃，5% CO_2 培养箱内培养。取对数生长期细胞进行后续实验。

2. 细胞炎症因子含量测定　调整 RAW264.7 细胞密度至 5×10^5 个/mL，每孔加入 100 μL 细胞悬液，将细胞接种于 96 孔细胞培养板（每孔细胞密度为 5×10^5 个/mL）。待接种 4~6 h 细胞贴壁后，加入地塞米松（40 mg/L）预孵育，30 min 后加入 LPS 溶液（1 mg/L）刺激细胞产生炎症反应。24 h 后收集细胞培养上清，参照 ELISA 试剂盒说明书检测细胞培养上清中 TNF-α，IL-1β、IL-6、IL-8 含量。

3. 统计学检验　每组设置 5 个平行孔，结果以均值 ± 标准差表示。

【实验结果】 实验结果记录于表 2-24。

表 2-24　地塞米松对脂多糖诱导 RAW 264.7 细胞炎症反应的影响（$\bar{x} \pm s$, $n = 5$）

分组	各种炎症因子含量（均值）			
	TNF-α	IL-1β	IL-6	IL-8
空白组				
LPS 组				
LPS+ 地塞米松组				

【注意事项】 细胞培养操作过程应避免污染。

【讨论与思考】

1. 简述 LPS 致 RAW264.7 炎症模型的致病机制。

2. 除本实验检测的炎症因子外，还有哪些分子可以作为炎症检测指标？

（葛燕辉 李 雄）

实验 24 胰岛素的降糖作用、过量反应及其救治

胰岛素是胰腺 B 细胞分泌的一种蛋白质激素，为人体内唯一能够降低血糖的激素，其分泌受到血糖调节，血糖升高时胰岛素分泌增加，血糖降低时胰岛素分泌减少。胰岛素主要通过促进肌肉及脂肪组织对葡萄糖的摄取、加速糖原合成、抑制糖原分解、加速糖氧化、抑制肝内糖异生等降低血糖浓度。当胰岛素缺乏时，血糖浓度升高，超过肾糖阈，就会出现尿糖。临床上胰岛素主要用于 1 型糖尿病及胰岛功能受损的 2 型糖尿病治疗。胰岛素注射给药代谢快，半衰期为 9～10 min，但作用可持续数小时。胰岛素过量会引发低血糖反应，临床表现为饥饿、出汗、心率加快、焦虑、震颤、疲乏无力、面色苍白，严重时可出现昏迷、惊厥及休克。当出现低血糖症状时应及时进食或饮用糖水，重者应立即静脉注射 50% 葡萄糖溶液，以纠正低血糖。本实验包括两方面内容：一是观察胰岛素的降血糖作用；二是胰岛素过量反应及其救治。

【实验目的】 观察胰岛素对家兔血糖的影响及其过量反应和解救。

胰岛素的降糖作用

【实验材料】

1. 实验器材 10 mL 试管、试管架、5 mL 离心管、离心机、移液枪、1 mL 枪头、恒温水浴锅、1 mL 注射器、2 mL 注射器、分光光度计、酒精棉球等。

2. 实验试剂及药品 胰岛素、葡萄糖标准液、蒸馏水、10% 邻甲苯胺溶液等。

3. 实验动物 清洁级健康家兔，体重 2.0～2.5 kg，雌雄不限。

【实验步骤】

1. 取 2 只家兔，分别编为甲、乙兔，禁食（不禁水）12～24 h，称重。酒精棉球擦拭耳缘静脉，抽取血液 1 mL 左右，3000 r/min 离心 10 min，取上清（血清）用于血糖监测。

2. 甲兔给予皮下注射胰岛素 1～2 U/kg，乙兔皮下注射等体积生理盐水。每隔 1 h 经耳缘静脉取血 1 次，共 3 次，离心后分别取上清进行血糖测定。

3. 取 6 支试管，其中 4 支为测定管，分别加入胰岛素给药前及给药后 1 h、2 h、3 h 的血清；其余 2 支分别标记为空白管和标准管，按表 2-25 加入溶液。

表 2-25 血糖测定溶液的配制

	测定管（mL）	标准管（mL）	空白管（mL）
血清	0.1	—	—
葡萄糖标准液	—	0.1	—
蒸馏水	—	—	0.1
10% 邻甲苯胺溶液	5	5	5

10% 邻甲苯胺溶液配制：取 700 mL 乙二醇，加入 150 g 枸橼酸，加热搅拌使之充分溶解，冷

却后加入 1.5 g 硫脲，待硫脲溶解后加入 100 mL 邻甲苯胺溶液，再用乙二醇稀释至 1000 mL 即可。

葡萄糖标准液的配制如下。①储存液（10 mg/mL）：10 g 干燥无水葡萄糖用 0.2% 的苯甲酸溶液溶解至 1000 mL。②应用液（1 mg/mL）：储存液稀释 10 倍即可。

4. 将溶液充分混匀后置于沸水中煮 10 min，冷却 3 min。30 min 内进行比色，记录吸光度，用下列公式计算每 100 mL 全血所含葡萄糖量。

$$血糖浓度（mg/dL）= 测定管吸光度/标准管吸光度 \times 100$$

注意：换算为 mmol/L，换算公式为 mg/dL ÷ 18 = mmol/L。

5. 根据实验结果，绘制甲、乙两兔血糖与时间关系坐标图。

【实验结果】 实验结果记录于表 2-26。

【注意事项】

1. 溶液应充分水浴，以免温度不均而影响比色。

2. 分光光度计使用 0.5 cm 光径比色杯，光电比色计使用 65 号滤光片。

表 2-26 两组家兔注射胰岛素后的血糖

时间（h）	甲兔血糖（mmol/L）	乙兔血糖（mmol/L）
0		
1		
2		
3		

3. 使用分光光度计比色时，上述血清、葡萄糖标准品、蒸馏水及 10% 邻甲苯胺用量均减半。

胰岛素过量反应及救治

【实验材料】

1. 实验器材 恒温水浴、1 mL 注射器、2 mL 注射器、800 mL 烧杯等。

2. 实验试剂及药品 胰岛素（40U/mL）、25% 葡萄糖溶液、生理盐水等。

3. 实验动物 清洁级昆明种小鼠，体重 18～20 g，雌雄不限。

【实验步骤】

1. 取 3 只小鼠，分别编号甲、乙、丙，禁食（不禁水）12～24 h，称重。

2. 甲、乙鼠腹腔注射胰岛素（1 U/g），丙鼠腹腔注射等体积生理盐水作为对照。

3. 将甲、乙鼠放入烧杯，置于 37℃ 恒温水浴，密切观察小鼠反应。当小鼠出现惊厥时（水浴后 20～30 min），迅速将甲鼠取出，立即腹腔注射 25% 葡萄糖溶液 0.5～1.0 mL。乙鼠不进行解救。观察小鼠行为变化。

【实验结果】 实验结果记录于表 2-27。

表 2-27 胰岛素过量反应及救治实验

分组	体重（g）	药物及剂量（mL）	用药后反应
甲		注射 1 U/g 胰岛素	
		注射 25% 葡萄糖 0.5～1.0 mL	
乙		注射 1 U/g 胰岛素	
丙		注射生理盐水	

【注意事项】

1. 小鼠在禁食后体重需大于 20 g。

2. 小鼠放入恒温水浴后应在 15 min 内达所需温度，升温太慢会影响反应速率。

3. 声、光刺激会增加小鼠对胰岛素的敏感性，宜选择安静和光线柔和的实验场所。

【讨论与思考】

1. 临床测定血糖为何空腹采血？

2. 注射胰岛素的小鼠为何会产生惊厥？

（尹玲珑）

实验 25　抗生素的体外抗菌活性测定

各种抗生素一般都能在很低浓度下对病原菌发生作用（这是抗生素区别于其他化学杀菌剂的主要特点），但各种抗生素对不同微生物的有效浓度各异，通常以抑制微生物生长的最低浓度作为抗生素的抗菌强度，称为有效浓度。有效浓度越低，表明抗菌作用越强。

药物体外抗菌活性实验（包括抑菌实验和杀菌实验）是在体外测定微生物对药物敏感度最常用的实验。常用的方法有肉汤连续稀释法和琼脂扩散法，其中琼脂扩散法又包括滤纸片法（适用于新药初筛及临床药敏试验）和挖沟法（适用于一种药物对不同试验菌株的抗菌作用）。肉汤连续稀释法可定量测定药物抗菌作用，比琼脂扩散法精准，运用较为广泛。本节内容设计两种不同形式的体外抗菌活性实验。

诺氟沙星的体外抗菌活性测定——肉汤连续稀释法

诺氟沙星是临床广泛使用的喹诺酮类抗菌药物，通过抑制 DNA 合成与复制，从而导致细菌死亡。本实验采用微量肉汤连续稀释法，通过在培养基中接种适宜浓度的大肠埃希菌，观察诺氟沙星对细菌的杀灭作用。

【实验目的】 熟悉肉汤连续稀释法的体外抗菌活性实验方法。

【实验材料】

1. **实验器材** 天平、酒精棉球、培养平皿、接种环、试管、营养琼脂平板、无菌微孔滤膜、电子比浊仪等。

2. **实验试剂及药品** 灭菌生理盐水、诺氟沙星溶液、大肠埃希菌菌液、普通营养肉汤、液体培养基等。

3. **实验菌种** 大肠埃希菌。

【实验步骤】

1. **制备菌悬液** 大肠埃希菌划线接种于营养琼脂平板，置 37℃培养箱培养 24~48 h，挑取典型菌落接种于普通营养肉汤，置 37℃恒温振荡箱过夜培养。再次划线接种于普通营养琼脂平板（37℃过夜培养），挑取数个典型菌落于 5 mL 灭菌生理盐水中制备成菌悬液。采用电子比浊仪把菌悬液浊度调整为 0.5 个麦氏浊度，然后使用营养肉汤作 1000 倍稀释，制备成试验用菌悬液（含菌量约 5×10^5 cfu/mL），于 1 h 内接种。

2. **药物配制** 诺氟沙星用灭菌生理盐水配制成浓度为 2 mg/mL 溶液（超声溶解 15 min），经 0.22 μm 无菌微孔滤膜过滤除菌，于 −20℃冷冻保存备用。

3. 最小抑菌浓度（minimal inhibitory concentration，MIC）和最小杀菌浓度（minimal bactericidal concentration，MBC）的确定 在 10 只试管中用液体培养基将诺氟沙星进行连续对倍稀释。分别加入等量实验菌，培养 24 h，与阴性及阳性对照管进行对照观察。无细菌生长的试管中所含药物的最小浓度即为最小抑菌浓度。再依次从未见细菌生长的试管培养物分别吸取 0.1 mL，倾倒于平皿上，37℃培养 18 h，培养平皿上菌落数小于 5 个的最小稀释度的药物浓度即为最小杀菌浓度。

【实验结果】 将未生长细菌的培养液取出，分别转种至琼脂平皿。如培养基重新长出试验菌，说明该药仅有抑菌作用，记录观察各组平皿里面的菌落数量。如无菌生长则可以认为该药物有杀菌作用。

【注意事项】

1. 实验用菌株应处于对数生长期，此期细菌对外界环境变化最为敏感。

2. 实验结束后，实验器材必须灭菌处理，用肥皂洗手。

【讨论与思考】

1. 体外抗菌实验的影响因素有哪些？

2. 诺氟沙星的抗菌特点有哪些？其作用机制是什么？

抗生素的体外抗菌活性测定——滤纸片法

含有一定浓度的抗生素滤纸片，在培养基表面吸收水分后，抗生素均匀扩散，形成递减的浓度梯度，当培养基上的细菌被这些药物作用后表现出自身特异的敏感性（在纸片周围的细菌生长被抑制而形成透明的抑菌圈）或抗性（在纸片周围的细菌照常生长或抑菌圈很小），根据抑菌圈的直径大小可测定细菌对此种药物的敏感程度。此实验可指导临床医生为患者选择最佳抗生素。

【实验目的】 掌握滤纸片法的药物体外抗菌活性测定。

【实验材料】

1. 实验器材 圆形滤纸片（6 mm）、小镊子、培养箱、游标卡尺、培养平皿、接种环、紫外–可见分光光度计、L 形棒等。

2. 实验试剂及药品 TSB 培养基、液体培养基、青霉素、链霉素、氯霉素、75% 乙醇溶液等。

3. 实验菌种 大肠埃希菌。

【实验步骤】

1. 细菌培养 将灭菌的 TSB 培养基倾倒于培养平皿中，冷却凝固，倒置备用。使用接种环挑取少量大肠埃希菌单菌落，接种于备好的含 TSB 培养基的培养平皿中，37℃培养 18 h。挑取大肠埃希菌单菌落于液体培养基中制备新鲜菌液，以紫外–可见分光光度计于 625 nm 处测吸光度值（范围在 0.08～0.13），取 200 μL 涂布到 TSB 培养基上，晾干 15 min 左右。

2. 含药纸片制备 用液体培养基制备青霉素、链霉素、氯霉素样品（2 mg/mL），浸泡空白药敏纸片（圆形滤纸片）30 min，晾干后使用。

3. 给药 镊子分别夹取三种抗生素滤纸片平贴于 TSB 培养基三个区域中央，镊子需灼烧三次以上灭菌，盖上皿盖，置于 37℃培养箱倒置培养 18 h。

【实验结果】 用游标卡尺测量药物抑菌圈直径大小，实验结果平行处理三次，按照细菌对药物敏感度来判断不同药物的抗菌效果（表 2-28）。

表 2-28　不同抗生素的杀菌活性（$\bar{x} \pm s$, $n = 3$）

分组	抑菌圈直径（均值）
空白	
青霉素	
链霉素	
氯霉素	

【注意事项】

1. 实验物品使用前须冷却至室温。

2. 滤纸片放入平皿后若出现位置移动，不可再用镊子挑动或移动。

【讨论与思考】

1. 哪些药物适合采用纸片法来测定其抗菌性？

2. 影响菌落圈大小的因素有哪些？

（葛燕辉　李　雄）

实验 26　肝药酶诱导剂对药物代谢的影响

肝药酶是肝微粒体混合功能酶系统，进入血液循环的药物基本上都经肝药酶代谢，所以对肝药酶有影响的药物，也会影响到肝对药物的代谢。药物对肝药酶的诱导或抑制作用，会影响药物本身及其他药物的作用，在临床合并用药时要注意。肝药酶诱导剂是指能加速肝药酶合成或增强其活性，加速自身或其他药物代谢的一类药物。苯巴比妥钠为肝药酶诱导剂，连续使用苯巴比妥钠后，可使肝细胞色素 P450（CYP450）酶活性增高，加速其他药物代谢，致其血药浓度降低，因而药理作用减弱。

【实验目的】

1. 观察苯巴比妥钠对戊巴比妥钠睡眠作用的影响。

2. 掌握肝药酶诱导剂对药物代谢的影响。

【实验材料】

1. **实验器材**　电子天平、计时器、1 mL 注射器等。

2. **实验试剂及药品**　生理盐水、0.75% 苯巴比妥钠溶液、0.5% 戊巴比妥钠溶液等。

3. **实验动物**　清洁级健康昆明种小鼠，体重 18～22 g，雌雄不限。

【实验步骤】

1. 取 10 只小鼠，随机分为两组，称重，标记于实验前 3 天，甲组小鼠给予腹腔注射苯巴比妥钠溶液 0.1 mL/10 g，乙组小鼠腹腔注射等体积生理盐水，每天一次，连续注射 3 天。

2. 实验日各组小鼠分别注射戊巴比妥钠溶液 0.1 mL/10 g，记录给药时间、翻正反射消失和恢复时间。

3. 比较两组小鼠的催眠潜伏期和睡眠持续时间，观察苯巴比妥钠对肝药酶的诱导作用。

【实验结果】　实验结果记录于表 2-29。

表 2-29 苯巴比妥钠对戊巴比妥钠代谢的影响（$\bar{x} \pm s$, $n = 5$）

分组	催眠潜伏期	睡眠持续时间
甲组		
乙组		

【注意事项】

1. 正常小鼠轻轻将其侧卧或仰卧会立即恢复正常姿势，即为翻正反射；轻轻将小鼠侧卧或仰卧，不能翻正超过 1 min 以上，即判定为翻正反射消失。

2. 催眠潜伏期为开始给药到动物翻正反射消失的间隔时间，睡眠持续时间为翻正反射消失到恢复的间隔时间。

【讨论与思考】

1. 苯巴比妥钠诱导肝药酶作用的原理是什么？

2. 如果给予肝药酶抑制剂，戊巴比妥钠的催眠作用会有什么改变？

（覃　媛）

第二章　药物毒理学实验

第一节　药物急性毒性实验

实验 1　戊巴比妥钠半数致死量和半数有效量的测定

戊巴比妥钠是一种常用的催眠药及抗惊厥药，其作用维持时间为 3～6 h，对中枢的抑制作用会随着药物剂量加大而增强。大剂量用药时，对心血管系统和呼吸系统会产生明显抑制作用，过量用药还会导致延髓呼吸中枢麻痹而致死。

半数有效量（median effective dose，ED_{50}）是指在量反应中能引起 50% 最大反应强度的药量，在质反应中指引起 50% 实验对象出现阳性反应时的药量；半数致死量（median lethal dose，LD_{50}）是指在一定实验条件下引起 50% 受试动物死亡的剂量。为了对药物的毒性和疗效有一个较全面的评估，可使用药物的治疗指数（therapeutic index，TI，TI = LD_{50} / ED_{50}）来表示药物的安全性。

【实验目的】

1. 测定戊巴比妥钠的 LD_{50} 和 ED_{50}。

2. 掌握药物 LD_{50} 和 ED_{50} 的测定和计算方法。

【实验材料】

1. **实验器材**　1 mL 注射器、电子秤、计算器等。

2. **实验试剂及药品**　戊巴比妥钠、生理盐水等。

3. **实验动物**　清洁级健康昆明种小白鼠，体重 18～22 g，雌雄各半。

【实验步骤】

1. **戊巴比妥钠 LD_{50} 的测定**　将 60 只小鼠随机分为 6 组，10 只/组，称重编号。每组按表 2-30 所示剂量给予腹腔注射戊巴比妥钠，小鼠给药量为 0.1 mL/10 g。观察并记录给药后 2 h 内小鼠死亡数量（腹式呼吸消失）。

2. **戊巴比妥钠 ED_{50} 的测定**　将 60 只小鼠随机分为 6 组，10 只/组，称重编号。每组按表 2-31 所示剂量给予腹腔注射戊巴比妥钠，小鼠给药量为 0.1 mL/10 g。观察并记录给药后半小时翻正反射消失的小鼠数量。

【实验结果】　实验结果记录于表 2-30、表 2-31。

表 2-30　小鼠戊巴比妥钠 LD_{50} 测定（$\bar{x} \pm s$，$n = 10$）

组别	剂量 D（mg/kg）	lg$D$	实验鼠数	死亡鼠数	死亡率（%）	P
1	220	2.343	10			
2	198	2.297	10			
3	178	2.251	10			
4	160	2.205	10			
5	144	2.159	10			
6	0	—	10			

表 2-31 小鼠戊巴比妥钠 ED_{50} 测定（$\bar{x} \pm s$，$n = 10$）

组别	剂量 D（mg/kg）	lg$D$	实验鼠数	翻正反射消失鼠数	翻正反射消失率（%）	P
1	90	1.954	10			
2	81	1.908	10			
3	73	1.863	10			
4	66	1.818	10			
5	59	1.774	10			
6	0	—	10			

LD_{50} 按改良寇氏法公式计算，见下式。

$$LD_{50} = lg^{-1}\left[X_m - i\left(\sum P - 0.5\right)\right]$$

式中，X_m 为最大剂量组剂量对数值；i 为相邻两组剂量高剂量与低剂量之比的对数值；P 为各组动物死亡率，用小数表示；$\sum P$，各组动物死亡率之总和。

LD_{50} 测定的药物剂量设定：依据前期预实验得出戊巴比妥钠引起实验动物 0～100% 死亡率的剂量范围是 114～220 mg/kg，因此在本实验中 D_{max} 为 220 mg/kg、D_{min} 为 114 mg/kg（$n=10$）；根据以上数据求得公比大约为 1.11，其余各剂量依据等比级数分组即为表 2-30 中剂量。

ED_{50} 计算方法及剂量设定依据同 LD_{50}。

【注意事项】

1. 动物体重和给药剂量需准确，确保实验结果可靠。

2. 死亡的观察指标是腹式呼吸消失，注意与麻醉鼠的呼吸抑制进行区分。翻正反射为小鼠本能反应，翻正反射消失指小鼠不能翻回持续 1 min（勤翻动小鼠，避免漏记，保持安静，否则影响小鼠入睡）。

3. 实验室保持室温在 20℃左右为宜。

【讨论与思考】

1. ED_{50} 和 LD_{50} 测定的目的和意义是什么？

2. 药物的剂量与药物作用有何关系？为什么？

3. 治疗指数和安全范围之间有何联系？

（臧洪梅）

实验 2　药物最大耐受量/最大给药量测定

最大耐受量是指在急性毒性实验中，化学物质（或药物）不引起受试对象（实验动物）出现死亡的最高剂量。对于某些低毒受试物可采用最大给药量法来进行药物的急性毒性实验，即最大给药量实验。在最大给药浓度及给药体积的基础上，最大给药量实验以允许的最大剂量给予实验动物，通过观察动物耐受程度对药物安全性作出评估，从而推算其在人体的用药剂量，为科研和临床用药提供依据。

【实验目的】　掌握药物最大耐受量的测定方法。

【实验材料】

1. 实验器材　动物秤、注射器、针头等。

2. 实验试剂及药品　根据实验要求确定受试物。

3. 实验动物　清洁级健康昆明小鼠 20 只，体重 18～22 g，雌雄各半。

【实验步骤】

1. 最大耐受量实验　利用较少数量小鼠逐步摸索动物不死亡的最大剂量。首先根据经验或文献预设一个估计剂量，选取 2～4 只小鼠给药，观察动物死亡情况。如果小鼠全部死亡，则降低药物剂量；如果小鼠全部不死，则加大药物剂量继续摸索，直到找出小鼠不死亡的最大剂量。

2. 最大给药量实验　按照最大耐受量实验筛选出的剂量进行给药（拟定该药的临床用药途径，如静脉注射、灌胃）。以动物能够耐受的药物最大浓度和最大体积，一日内 2～3 次给予小鼠，给药完成后，连续观察小鼠 7～14 天，详细记录小鼠给药后行为、饮食、分泌物和排泄物等变化。

【实验结果】　以受试物没有引起小鼠死亡的剂量为最大耐受量。计算总给药量（g/kg），并推算相当的临床用药量。计算公式：

临床用药量的倍数 =（小鼠最大给药量/小鼠平均体重）×（成人平均体重/成人每日用量）。

【注意事项】　注意保证食物、水、温度等生活条件，防止非受试因素导致的动物死亡。

【讨论与思考】

1. 什么是最大耐受量？最大耐受量是一个相对固定值吗？

2. 检测最大耐受量的意义是什么？

（孟晓明）

实验 3　三氯甲烷–肾上腺素诱发的心律失常

肾上腺素具有加强心肌收缩性、加快传导和加速心率等药理作用，临床常用于抢救心搏骤停和过敏性休克等急症，大剂量可引起心律失常。三氯甲烷又称氯仿，被吸入（或摄入）后可以作为强有力的麻醉剂、抗焦虑剂和镇静剂。氯仿用于麻醉时常同时使用肾上腺素，两者合用容易诱发心脏毒性。

【实验目的】　掌握氯仿–肾上腺素诱发心脏毒性的特点及其救治方法。

【实验材料】

1. 实验器材　BL-420 生物机能实验系统、动物用心电图导联线（末端带针）、哺乳动物手术器械、气管插管、4 号头皮针、2 mL 注射器、烧杯、麻醉口罩等。

2. 实验试剂及药品　氯仿、0.01% 肾上腺素溶液、0.5% 利多卡因溶液、生理盐水等。

3. 实验动物　清洁级健康家兔，体重 2 kg 左右，雌雄不限。

【实验步骤】

1. 家兔称重，用麻醉口罩罩住口鼻部，将浸有氯仿的棉花放在麻醉口罩上，让家兔慢慢吸入（或将氯仿慢慢滴在麻醉口罩上）。当角膜反射刚消失时（此时进入麻醉第三期第一级），即为麻醉成功。

2. 麻醉后的家兔仰卧位固定于手术台上，四肢皮下插入心电图导联线（右前肢–红色线、左前肢–黄色线、左后肢–绿色线、右后肢–黑色线），记录标准肢体Ⅱ导联心电图。

3. 按照 0.5 mL/kg 的剂量从家兔耳缘静脉快速注入 0.01% 肾上腺素溶液，注射完毕立即观察心电图，记录心律失常出现时间。待心电图出现明显心律失常时，以 0.5 mL/kg 的剂量经耳缘静脉注射 0.5% 利多卡因溶液，记录注射时间并继续监测心电图，观察心电图恢复正常的时间。

【实验结果】 记录并比较实验家兔注射肾上腺素和利多卡因后的心电图变化。

【注意事项】

1. 氯仿麻醉剂量对实验结果影响很大，故麻醉深度尽量一致。

2. 肾上腺素引起的心律失常持续时间短，故注射速度要快，需及时观察并记录心律失常发生时间和持续时间。

【讨论与思考】

1. 注射肾上腺素后家兔心电图变化有何特征？其发生机制是什么？

2. 利多卡因缓解家兔心律失常的原因及机制是什么？

（蔡　轶）

实验 4　药物对血红蛋白（血液携氧）功能的影响

血红蛋白的主要功能是运输氧，它能从肺部携带氧经过动脉血运送到身体各个组织，然后将组织代谢产生的二氧化碳经过静脉血运送到肺部排出体外。生理情况下血红蛋白分子含二价铁（Fe^{2+}），与氧结合为氧合血红蛋白。当血红蛋白中铁原子被氧化为三价铁（Fe^{3+}）时，称为高铁血红蛋白（缩写为 MetHb）。正常红细胞中 MetHb 应少于 1%，超过此比例可引起 MetHb 血症。不少药物会导致血红蛋白功能异常，如大量亚硝酸盐（强氧化剂）进入人体后，可使血红蛋白氧化成 MetHb，失去运氧功能，致使组织缺氧。本实验以大剂量亚硝酸钠制作小鼠缺氧模型，观察小鼠行为学和体表、脏器颜色改变，并通过检测 MetHb 变化，认识药物对血液携氧功能的影响及解救方法。

【实验目的】

1. 观察亚硝酸钠对血液携氧功能的影响。

2. 熟悉亚硝酸盐中毒的解救措施。

【实验材料】

1. 实验器材　1 mL 注射器、试管、血液分光镜等。

2. 实验试剂及药品　5% 亚硝酸钠溶液、1% 亚甲蓝溶液等。

3. 实验动物　清洁级健康昆明小鼠，体重 18～22 g，雌雄不限。

【实验步骤】

1. 小鼠称重，随机分为 3 组进行给药：对照组小鼠腹腔注射生理盐水；实验组小鼠腹腔注射 5% 亚硝酸钠溶液；治疗组小鼠在腹腔注射 5% 亚硝酸钠溶液后给予 1% 亚甲蓝溶液。

2. 观察、解剖并记录给药前后 3 组小鼠的活动状况、呼吸频率（次/10 秒）、唇色及可视黏膜的颜色、出现抽动时间、存活时间、肝颜色。

3. MetHb 的检测

（1）肉眼观察：取少量血液于试管中，在空气中用力振荡 15 min。在有 MetHb 存在的情况下，血液呈棕色，而正常血红蛋白呈鲜红色。

（2）吸光度值检测：血液稀释至 10～20 倍，在 640～650 nm 波长处检测吸光度值（MetHb 在此波段有吸收峰）。

【实验结果】 实验结果记录于表 2-32。

表 2-32 亚硝酸钠溶液致小鼠缺氧各项指标变化（$\bar{x} \pm s$, $n = 5$）

组别	活动状况、呼吸频率、唇色	出现抽动时间（s）	存活时间	肝颜色
对照组				
实验组				
治疗组				

【注意事项】 控制好给药剂量，注意观察动物的呼吸、体温及可视黏膜颜色并做好记录。

【讨论与思考】

1. 亚硝酸钠致 MetHb 血症的原理是什么？

2. 如何快速采用实验室方法判别亚硝酸盐对血液携氧功能的影响？

（孙小明）

实验 5 过量水杨酸钠的急性神经毒性

水杨酸钠是临床常用的解热镇痛抗炎药物，也可用于预防血管栓塞性疾病。临床常用的水杨酸类药物有阿司匹林、复方阿司匹林、水杨酸钠和水杨酸甲酯等。该类药物中毒多为一次用量过大或长期大量使用所致，主要引起中枢神经系统毒性反应，表现为面色潮红、精神错乱、谵妄、幻觉、视觉障碍、肌肉震颤直至发生抽搐、惊厥。

【实验目的】 掌握水杨酸钠急性神经毒性的症状表现。

【实验材料】

1. 实验器材 家兔固定器、开口灌胃器、橡胶导管、听诊器、血压计等。

2. 实验试剂及药品 水杨酸钠溶液（0.5 g/mL，10 mL）、生理盐水、5%～10% 分析纯三氯化铁溶液、1 mol/L 分析纯盐酸溶液等。

3. 实验动物 清洁级新西兰家兔，体重 2.5 kg 左右，雌雄不限。

【实验步骤】

1. 急性神经毒性观察 将橡胶导管经开口灌胃器插入家兔胃中，灌入水杨酸钠溶液 10 mL，观察并记录给药前后动物呼吸、心搏、血压、角膜反射、步态、肌肉震颤、昏迷等症状。

2. 胃内水杨酸钠的鉴定 取胃内容物，加 1 mol/L 盐酸溶液数滴，煮沸、冷却、中和、过滤，加 5%～10% 三氯化铁溶液 3 滴，变为酒红色表示有水杨酸钠存在。

【实验结果】 实验结果记录于表 2-33。

表 2-33 水杨酸钠的急性神经毒性

	呼吸（次/分）	心搏（次/分）	血压（mmHg）	角膜反射	步态	肌肉震颤	昏迷
给药前							
给药后							

【注意事项】 注意观察给药前后动物呼吸、体温及精神状态并记录出现时间。

【讨论与思考】 水杨酸钠神经毒性的症状表现及其机制有哪些？

（孙小明）

实验 6 庆大霉素的急性肾脏毒性

庆大霉素（gentamicin）属于氨基糖苷类抗生素，对大肠埃希菌、克雷伯菌和奇异变形杆菌等革兰氏阴性细菌感染有显著疗效。急性肾毒性和耳毒性是庆大霉素及部分氨基糖苷类抗生素共同的毒性反应。庆大霉素所致肾毒性主要由近端肾小管上皮细胞损伤及肾小球功能障碍引起。庆大霉素进入体内后，由肾小球滤过并经近端肾小管重吸收。近端肾小管上皮细胞坏死和凋亡是庆大霉素诱导肾损伤的主要病理变化。此外，Toll 样受体（Toll-like receptor，TLR）2/4、NF-κB 通路和 NOD 样受体热蛋白结构域相关蛋白 3（NOD-like receptor pyrin domain containing 3，NLRP3）等炎症信号途径也参与了庆大霉素肾毒性的发生。

【实验目的】 掌握庆大霉素肾毒性的发生机制及病理表现。

【实验材料】

1. 实验器材 采血管、解剖台、动物手术器械一套、水浴锅、紫外–可见光分光光度计等。

2. 实验试剂及药品 庆大霉素、生理盐水、戊巴比妥钠、肌酐检测试剂盒等。

3. 实验动物 清洁级健康 SD 雄性大鼠，体重 150～200 g。

【实验步骤】

1. 大鼠随机分为实验组和对照组。实验组大鼠给予腹腔注射庆大霉素，剂量为 100 mg/(kg·d)，连续注射 8 天。对照组大鼠腹腔注射等体积生理盐水。

2. 第 9 天观察大鼠的行为变化，称重并比较体重差异。

3. 按照 2 mL/kg 的剂量给予大鼠腹腔注射 3% 戊巴比妥钠溶液，待大鼠麻醉后将其固定至解剖台，暴露腹腔，分离腹主动脉，使用普通生化采血管采血。待血液凝固后，离心分离血清。

4. 剪下大鼠一侧肾脏，观察两组大鼠肾脏外观及切面特征。

5. 按肌酐检测试剂盒说明检测大鼠血清肌酐水平。

【实验结果】 实验结果记录于表 2-34。

表 2-34 庆大霉素的急性肾脏毒性指标（$\bar{x} \pm s$，$n = 5$）

分组	体重（g）	血清肌酐水平（μmol/L）
对照组		
实验组		

【注意事项】

1. 两组大鼠可按体重先进行排序，随后根据随机数字表进行分组，保证各组大鼠体重均衡。

2. 注意腹腔动脉的位置，调整采血针针尖口的位置，避免针口紧贴血管壁导致无法顺利取血。

【讨论与思考】

1. 庆大霉素导致肾脏毒性的机制和临床表现有哪些？

2. 哪些药物会加重庆大霉素的肾毒性？

（温家根）

实验 7　注射用青霉素钾溶血性实验（体外试管法）

药物的溶血性是指药物引起红细胞破坏，严重者可导致溶血性贫血。根据发生机制可分为免疫介导的溶血和非免疫介导的溶血。免疫介导的溶血包括半抗原型、免疫复合物型和自身抗体型三种。①半抗原型，如青霉素，可结合于红细胞膜表面，药物作为半抗原而引起免疫反应，造成红细胞溶解。②免疫复合物型，如奎尼丁，药物初次进入机体时，作为半抗原与血清蛋白结合成为完全抗原刺激机体产生抗体。当药物再次进入机体时，药物与药物抗体在循环系统中形成免疫复合物附着于红细胞上激活补体破坏红细胞。③自身抗体型，如 α-甲基多巴，长期使用可使红细胞膜表面抗原变性，红细胞获得了新的抗原性，由此刺激机体产生抗体，两者结合后在血清中补体作用下可发生 I 型变态反应，导致红细胞溶解。非免疫介导的溶血主要由于药物对红细胞造成氧化损伤，与血红蛋白作用产生自由基。自由基一方面引起血红蛋白、硫醇依赖性酶、红细胞膜组分的变性；另一方面导致细胞膜的脂质过氧化，而影响红细胞的变形性与渗透性，导致红细胞破裂，引起溶血。通过溶血性实验可观察受试物是否能够引起溶血和红细胞凝聚反应。

【实验目的】

1. 熟悉溶血性实验原理及红细胞凝聚反应的机制。

2. 掌握药物溶血性实验的检测方法。

【实验材料】

1. 实验器材　离心机、留置针、酒精棉球、2 mL 注射器、10 mL 注射器、离心管、100 mL 量筒、具塞刻度试管、37℃恒温水浴锅、盖玻片、玻片、显微镜、锥形瓶、移液枪、计时器、玻璃珠、玻璃棒、兔固定器等。

2. 实验试剂及药品　注射用青霉素钾（0.5 g，80 U）、生理盐水、纯化水等。

3. 实验动物　清洁级健康成年家兔，体重 1.8～2.0 kg，雌雄不限。

【实验步骤】

1. 外周血的采集　家兔放入兔固定器中，仅露出头部，用酒精棉球擦拭兔耳朵，耳缘静脉取血约 10 mL。

2. 2% 红细胞混悬液的制备　将采集的血液放入含玻璃珠的锥形瓶中，轻摇 10 min，或用玻璃棒搅动血液，以除去纤维蛋白原，制备成脱纤血液。加入生理盐水约 90 mL，摇匀，转移到离心管，1000 r/min 离心 15 min，丢弃上清。沉淀的红细胞再用生理盐水按上述方法洗涤 2～3 次，至上清不显红色为止。将所得红细胞用生理盐水按照体积比制成 2% 的混悬液，备用。

3. 受试物溶液的制备　抽取 1 mL 生理盐水溶解注射用青霉素钾粉末，摇匀后制备成 80 U/mL 的青霉素钾溶液。

4. 溶血反应　取 7 支洁净具塞刻度试管编号，1～5 号管为供试品管，6 号管为阴性对照管，7 号管为阳性对照管。按表 2-35 所示分别依次加入 2% 红细胞悬液、生理盐水、纯化水或受试物溶液（注射用青霉素钾 80 U/mL）。混匀后立即置 37℃的恒温水浴锅中温育，每隔 15 min 观察 1 次，反应 1 h 后，每隔 1 h 观察 1 次，连续观察 3 h。

表 2-35 各试管依次加入的溶液（$n = 5$）

试剂（mL）	试管编号						
	1	2	3	4	5	6	7
2% 红细胞混悬液	2.5	2.5	2.5	2.5	2.5	2.5	2.5
生理盐水	1.5	2.0	2.2	2.3	2.4	2.5	—
纯化水	—	—	—	—	—	—	2.5
受试物溶液	1.0	0.5	0.3	0.2	0.1	—	—

【实验结果】

1. 溶血反应的判断　肉眼观察各试管中上清的颜色，如溶液呈澄明红色，管底无细胞残留或少量红细胞残留，表明有溶血发生；如红细胞全部下沉，上清无色澄明，或上清虽有色澄明，但受试管和阴性对照管相比无明显差异，则表明无溶血发生。

2. 凝聚反应的判断　如受试管溶液中有棕红色絮状沉淀，并与阴性对照管红细胞沉淀有明显差异，轻轻倒转 3 次仍不分散，表明有红细胞凝聚发生。将凝聚物置于玻片上，于盖玻片边缘滴加 2 滴生理盐水，置显微镜下观察，凝聚的红细胞能被冲散者为假凝聚，若凝聚物不被冲散者为真凝聚。

3. 其他　当阴性对照管无溶血和凝聚现象发生，阳性对照管有溶血现象发生时，若供试品管中的溶液在 3 h 内均不发生溶血和凝聚，判定受试物不会导致溶血。若有 1 支受试管的溶液在 3 h 内发生溶血和（或）凝聚，需再设 4 支受试品管进行复试，其供试品管的溶液在 3 h 内均不得发生溶血和（或）凝聚，否则判定该药物可以导致溶血。

实验结果记录于表 2-36。

表 2-36 注射用青霉素钾溶血性实验结果记录表（$n = 5$）

时间	试管编号	1	2	3	4	5	6	7
0 min	颜色							
	沉淀							
15 min	颜色							
	沉淀							
30 min	颜色							
	沉淀							
45 min	颜色							
	沉淀							
1 h	颜色							
	沉淀							
2 h	颜色							
	沉淀							
3 h	颜色							
	沉淀							
	结果判定							

【注意事项】

1. 红细胞悬液应混匀，若混合不匀可能会造成假阴性。

2. 结果可疑时，需进行重复试验，可增加2支供试品管，供试品溶液加入量为0.2 mL和0.4 mL，补充至每管总体积为5 mL，以协助判断实验结果。

3. 如肉眼观察后需进行显微镜下观察，宜在30 min之内完成。

4. 严格判定红细胞的真假凝聚和可疑溶血，必要时需进一步试验确定。此外，如注射剂颜色及深浅对血红素的最大吸收有干扰，则应排除非药物因素。

【讨论与思考】

1. 为什么选择2%的红细胞悬液进行溶血性实验？

2. 本实验中对照管为什么会出现澄明红色？其原理是什么？

3. 临床上有哪些药物具有溶血性？其引起溶血的机制是什么？

（温鼎声　李　雄）

实验8　喘可治注射液热原实验

热原是指能引起动物体温异常升高的致热性物质。热原包括细菌性热原、内源性分子热原及化学热原等。细菌内毒素是最为常见的细菌性热原，为革兰氏阴性菌细胞壁外表层的脂多糖，主要由多糖O抗原、核心多糖和类脂A三部分组成。类脂A是以酯化的葡萄糖胺二糖为单位，通过焦磷酸酯键组成的一种独特的糖脂化合物，可以激活中性粒细胞等，使之释放出内源性的热原物质，作用于体温调节中枢，引起发热。此外，革兰氏阳性杆菌类、霉菌、酵母菌，甚至病毒也能产生热原。

热原引起的（热原反应）临床表现为发热、头痛、寒战、恶心、呕吐、关节痛、肤色灰白、白细胞下降，严重者可造成昏迷甚至休克。因此，热原检测成为所有非经肠道的药物、生物材料和医疗器械生物学安全评价中的重要项目，是必不可少的临床质控指标。

目前热原检测方法主要包括家兔热原检测法和细菌内毒素检测法。家兔热原检测法是将一定剂量的受试品通过静脉给药注入家兔体内，在规定的时间内观察家兔体温升高的情况，以判断受试品中所含热原的限度是否符合规定。细菌内毒素检查法系利用鲎试剂来检测或量化由革兰氏阴性菌产生的细菌内毒素，以判断受试品中细菌内毒素的限量是否符合规定的一种方法。本节利用家兔热原检测法检测中成药喘可治注射液的热原。

【实验目的】

1. 掌握家兔法热原检测法的基本原理和操作方法。

2. 熟悉喘可治注射液的热原检测方法。

【实验材料】

1. 实验器材　10 mL一次性医用注射器、脱脂棉、量筒、烧杯、锥形瓶、移液枪、电子天平、电热恒温鼓风干燥箱、热原测温仪、恒温水浴锅、兔固定器、测温仪、直尺、锡纸等。

2. 实验试剂及药品　生理盐水、75%乙醇溶液、细菌内毒素标准溶液（40 EU/mL）、喘可治注射液等。

3. 实验动物　清洁级健康家兔，体重1.7~3.0 kg，雌雄不限，雌兔应无孕。

【实验步骤】

1. 预选供试动物 家兔饲养 7 日后进行体温预测, 其间家兔不得有体重减轻、食欲缺乏、排泄等异常现象。测温条件与热原检查的要求相同。测量体温时, 测温仪探头插入肛门的深度各兔应相同约为 6 cm, 每次测温时间不少于 1.5 min, 每隔 30 min 测温一次, 共 8 次。8 次体温均在 38.0~39.6℃ 内, 最高和最低体温差不超过 0.4℃ 的家兔供实验使用。未被录选家兔, 饲养 7 日再预测体温 1 次, 如体温仍不符合要求者淘汰。符合规定的家兔至少休息 48 h, 方可供下一次实验用。

2. 去除用具热原 清洗干净烧杯、锥形瓶, 锡纸封口包好, 置电热恒温鼓风干燥箱中经 250℃ 加热 2 h 以去除热原。一旦拆除包装, 器具应当天使用。未开启情况下, 置于密闭容器中可供 1 周内使用。

3. 溶液配制 取喘可治注射液 10 支, 每支 2 mL, 倒入烧杯中混合均匀, 放置 38℃ 恒温水浴锅水浴 10 min。所有样品按 1 mL/kg 体重给药, 受试品制备完毕后一般应在 30 min 内注射于家兔体内。

4. 动物分组 家兔分为喘可治注射液组和内毒素组, 每组 3 只。

5. 实验操作 家兔禁食 12 h, 称重后置于兔固定器内至少 1 h, 头部固定应宽松适宜。每隔 30 min 测量家兔体温 1 次, 一般测量 2 次, 两次体温之差不得超过 0.2℃, 以此两次体温平均值作为该兔的正常体温。当日使用的家兔, 正常体温在 38.0~39.6℃ 内, 且同组各兔之间相差不得超过 1.0℃。家兔在测定正常体温后 15 min 内经耳缘静脉给药。给药后每隔 30 min 测量体温 1 次, 共 6 次。体温值可保留三位有效数字。注射药液后, 以 6 次测得体温最高的一次减去正常体温, 为该兔体温的升温值, 计算 3 只家兔的体温升高总和。如 6 次体温均低于正常体温, 则升温值以 "0" 计, 并记录于表 2-37。

【实验结果】

1. 如初试 3 只家兔中仅有 1 只体温升高 0.6℃ 或高于 0.6℃, 或 3 只家兔升温均低于 0.6℃, 但升温的总数达 1.3℃, 应另取 5 只家兔进行复试, 方法同上。

2. 初试 3 只家兔中, 体温升高均低于 0.6℃, 并且 3 只家兔升温总和低于 1.3℃, 可判为符合规定。复试 5 只家兔中, 体温升高 0.6℃ 或高于 0.6℃ 的家兔数不超过 1 只, 并且初复试合并 8 只家兔的体温升高总和为 3.5℃ 或低于 3.5℃, 可判断供试品的热原检查符合规定。

3. 初试 3 只家兔中, 体温升高 0.6℃ 或高于 0.6℃ 的家兔数超过 1 只; 或复试的 5 只家兔中, 体温升高 0.6℃ 或高于 0.6℃ 的家兔数超过 1 只; 或初复试合并, 8 只家兔的体温升高总和超过 3.5℃, 均可判为不符合规定。

表 2-37 家兔体温记录表 ($\bar{x} \pm s$, $n=3$)

时间（min）	体温（℃）					
	喘可治注射液组			内毒素组		
	1	2	3	1	2	3
注射前						
30						
60						
平均体温（℃）						

续表

时间（min）	体温（℃）					
	喘可治注射液组			内毒素组		
	1	2	3	1	2	3
注射后						
30						
60						
90						
120						
150						
180						
温差（℃）						

【注意事项】

1. 热原检查前 1～2 日家兔应处于同一温度环境，实验室与饲养室的温差不得大于 3℃，且应保持在 17～25℃内。

2. 实验过程中室温变化不超过 3℃，空调风口不得直对实验动物。

3. 保持实验室内安静，实验过程中避免家兔骚动，保持体温稳定。

【讨论与思考】

1. 为何用家兔进行热原实验？家兔法热原实验中应注意哪些问题？

2. 列举临床常用需要进行热原检测的药物。

（温鼎声　李　雄）

实验 9　酮康唑乳膏皮肤刺激性实验

酮康唑系咪唑类抗真菌药物，其作用机制为抑制真菌细胞膜麦角甾醇的生物合成，从而抑制真菌生长。酮康唑可用于治疗浅表和深部真菌病，如皮肤和指甲癣、阴道白念珠菌病、胃肠真菌感染等。酮康唑制成乳膏剂可充分发挥其在皮肤表面的抑菌作用，并具有一定的润滑和皮肤保护作用。乳膏剂作为皮肤科最常用剂型，可引起皮肤刺激甚至局部可逆性损伤，表现为红斑和水肿。本实验将通过单次和多次皮肤接触来观察酮康唑乳膏对皮肤的刺激作用。

【实验目的】

1. 观察酮康唑乳膏对皮肤的刺激作用。

2. 掌握皮肤刺激性实验的基本方法。

【实验试剂及药品】

1. 实验器材　砂布、胶带等。

2. 实验试剂及药品　酮康唑乳膏、致敏实验对照药（2,4-二硝基氯苯和空白乳膏）等。

3. 实验动物　清洁级健康新西兰白兔，2.2～2.8 kg；豚鼠，240～280 g。雌雄不限。

【实验步骤】

1. 空白乳膏制备　油相制备：70 g 单硬脂酸甘油酯、140 g 硬脂酸、85 g 白凡士林、20 g 十六醇、

1 g 羟苯乙酯混合，于水浴上加热至 70℃左右。水相制备：10 g 十二烷基硫酸钠、85 g 甘油溶于适量纯化水中，加热至 70℃左右。将油相缓缓加入水相中，不断搅拌，凝固后即得空白乳膏。

2. 酮康唑乳膏的制备 取酮康唑原料药 5 g 置于研钵中，先加入 5 g 空白乳膏研磨均匀，再加入 10 g 空白乳膏研磨均匀，以等量递增原则依次加入剩下的空白乳膏，顺时针研磨，即得酮康唑乳膏剂。

3. 单次给药皮肤刺激性实验

（1）新西兰白兔分为完整皮肤组和破损皮肤组，分别给实验药和空白对照药，采用同体左右侧自身对比法进行观察。

（2）给药前 24 h 将家兔脊柱两侧毛对称剪掉，去毛面积约相当于体表面积的 10%（单侧面积约为 7 cm×10 cm）。

（3）破损皮肤组给药前在家兔背部去毛区使用砂布擦至皮肤损伤（以表面出现小渗血点为度）。动物背部脊柱左侧使用实验药，右侧为空白对照。

（4）两侧脱毛区分别涂抹空白乳膏和含药乳膏 1.5 g，用纱布和医用胶布环绕绑定（防止被舔咬），24 h 后去除药物并用温蒸馏水清洁皮肤，分别于 1 h、24 h、48 h、72 h 肉眼观察用药部位有无水肿、红斑等刺激性现象，并按照标准（表 2-38）进行评分，评价单次给药皮肤刺激性强度。

4. 多次给药皮肤过敏性实验

（1）豚鼠随机分为实验组、空白对照组和阳性对照组，实验前将豚鼠背部两侧脱毛，脱毛面积每侧约 4 cm×5 cm。

（2）致敏接触：实验组给予酮康唑乳膏 1.5 g/只，空白组给予空白乳膏 1.5 g，阳性对照组给予 1% 2,4 二硝基氯苯 0.2 mL。用湿纱布贴敷于脱毛区并固定，6 h 后去除药物。于第 7 日和第 14 日以同样方法给药。

（3）激发接触：于末次给药后的第 14 天，各组动物按照致敏接触剂量在另一侧脱毛区给药，6 h 后去除药物，于 24 h、48 h 观察皮肤过敏反应情况。

（4）按表 2-39 评价皮肤致敏程度，计算过敏反应发生率。除皮肤过敏反应外，还应观察豚鼠是否出现哮喘、站立不稳等全身性过敏反应。

表 2-38 皮肤刺激反应评分及强度评价标准

过敏反应	刺激反应情况	分值
红斑	无红斑	0
	勉强可见	1
	明显可见	2
	中度到严重红斑	3
	紫红色红斑并有焦痂形成	4
水肿	无水肿	0
	勉强可见	1
	可见（边缘高出周围皮肤）	2
	皮肤隆起约 1 mm，轮廓清楚	3
	皮肤隆起 1 mm 以上	4

续表

过敏反应	刺激反应情况	分值
皮肤刺激强度	平均值	评价
	0～0.49	无刺激性
	0.5～2.99	轻度刺激性
	3.0～5.99	中度刺激性
	6.0～8.0	强刺激性

表 2-39 皮肤过敏反应评分及程度评价标准

过敏反应	刺激反应情况	分值
红斑	无红斑	0
	轻度红斑，勉强可见	1
	中度红斑，明显可见	2
	重度红斑	3
	紫红色红斑并有焦痂形成	4
水肿	无水肿	0
	轻度水肿，勉强可见	1
	中度水肿，明显可见	2
	重度水肿，皮肤隆起约 1 mm，轮廓清楚	3
	严重水肿，皮肤隆起 1 mm 以上并有扩大或有水泡或破溃	4
皮肤刺激强度	平均值	评价
	0～10	无致敏性
	11～30	轻度致敏性
	31～60	中度致敏性
	61～80	高度致敏性
	81～100	极度致敏性

【实验结果】 皮肤刺激性反应评分按照刺激反应红斑、水肿分值计算平均分值（皮肤刺激反应评分总积分/动物总数），判断皮肤刺激强度（表 2-40、表 2-41）。

表 2-40 家兔皮肤刺激性实验（$\bar{x} \pm s$，$n=5$）

时间点		完整皮肤组		破损皮肤组	
		酮康唑乳膏	空白软膏	酮康唑乳膏	空白软膏
单次给药	0 h				
	24 h				
	48 h				
	72 h				

过敏反应发生率 = 每组发生过敏反应动物只数/每组受试动物总数 × 100%。

表 2-41　豚鼠激发实验（$\bar{x} \pm s$, $n =5$)

组别	致敏反应		致敏强度		评价
	24 h	48 h	致敏数（只）	致敏率（%）	
药物组					
空白对照组					
阳性对照组					

【注意事项】

1. 避免使用化学脱毛剂以减少对皮肤的化学刺激。

2. 使用砂布摩擦皮肤时注意力度。

3. 选择动物时，确保给药部位无红肿等皮肤症状。

【讨论与思考】　为何皮肤刺激和过敏性实验不采用同种动物？

（臧洪梅）

第二节　药物的慢性毒性实验

实验 1　博来霉素引起的大鼠肺损伤

肺纤维化（pulmonary fibrosis，PF）是由多种因素引起的以弥漫性肺泡炎症和肺泡结构紊乱为特征的疾病，病变主要影响肺间质，也可累及肺泡上皮细胞和肺血管，最终导致肺间质纤维化，包括特发性肺纤维化（idiopathic pulmonary fibrosis，IPF）、过敏性肺炎、肺尘埃沉着病、药物和放射线导致的纤维化等。

博来霉素（bleomycin，BLM）为含多种糖肽的复合抗生素，能与铜离子或铁离子络合，使氧分子转化为氧自由基，导致 DNA 单链及双链断裂，阻止 DNA 复制，干扰细胞分裂繁殖。博来霉素主要用于治疗各种鳞状上皮细胞癌，如头、颈、口腔、食管、阴茎、外阴、宫颈等部位的癌症。使用本药后可能出现间质性肺炎、肺纤维化，特别是 60 岁以上或有肺部疾病患者，更需谨慎使用。当患者出现运动性呼吸困难、发热、咳嗽、捻发音，胸部 X 线检查有阴影，肺泡-动脉血氧分压差（$P_{A-a}O_2$)、动脉血氧分压（PaO_2)、CO 弥散度等指标异常时，应当立即停药，并给予肾上腺皮质激素及抗生素等对症治疗。

【实验目的】

1. 观察并掌握博来霉素对肺脏的损伤和毒性反应。

2. 熟悉药物肺毒性的评价指标。

【实验材料】

1. 实验器材　5 mL 注射器、EP 管若干、移液枪（1000 μL、200 μL、50 μL、10 μL 各 1 支)、相应移液枪吸头若干、烧杯、电子天平、手术剪、眼科剪、鼠解剖台、可见分光光度计、比色皿、组织匀浆机、高速冷冻离心机、水浴箱等。

2. 实验试剂及药品　博来霉素（5 mg/kg)、7% 水合氯醛溶液、4% 多聚甲醛、乙醇、二甲苯、石蜡、马松、苏木素-伊红、苦味酸、蛋白质定量测试盒、超氧化物歧化酶（SOD）试剂盒、谷胱甘肽过氧化物酶（GSH-Px）试剂盒、生理盐水等。

3. 实验动物　SPF 级 SD 大鼠 10 只，体重约 200 g，雌雄不限。

【实验步骤】

1. 实验分组与给药　大鼠分成对照组和实验组（博来霉素组），每组 5 只，标记后称重。水合氯醛（0.5 mL/100g）麻醉后，将大鼠放在手术板上，并使用手术线环通过上门牙悬挂，确保有足够的照明来显示声带。给药组用装有药液的 200 μL 移液枪缓慢插入至气管分叉处，慢慢推入博来霉素 5 mg/kg（PBS 配制），对照组气管内灌注等量生理盐水。给药后辅助大鼠做直立、旋转等动作，使药液在肺内均匀分布。

2. 肺系数测定　建模第 15 天腹腔注射 20% 乌拉坦溶液麻醉处死。打开大鼠胸腔，剪开胸骨、肋骨，暴露肺组织，将气管环状软骨以下至肺全部剥离出来，用 4℃ 生理盐水冲洗干净后，在冰上剔除残留的食管、结缔组织，用滤纸吸干后称重。

$$肺系数 = 肺重/体重（mg/g）$$

3. 肺组织形态学观察　将右肺置于 4% 多聚甲醛中固定约 24 h，经梯度乙醇脱水后，二甲苯透明，石蜡包埋，制成 4 μm 切片，进行马松（Masson）和苏木素–伊红染色，显微镜观察肺炎症浸润和肺纤维化程度。

4. 蛋白质含量、超氧化物歧化酶和谷胱甘肽过氧化物酶测定

（1）样本前处理：在离心管中加入肺组织 9 倍量的预冷生理盐水，冷浴中（0～4℃）用组织匀浆机充分研磨 10 min，制成 10% 组织匀浆。将制备好的匀浆用离心机 3000 r/min 离心 10～15 min 取上清待用。

（2）通过比色法测检测组织中蛋白质含量、SOD 和 GSH-Px 的活力，操作按照试剂盒说明书测定蛋白质含量、SOD、GSH-Px，记录吸光度，通过公式计算结果。

【实验结果】　记录大鼠肺重、肺病理组织、肺组织蛋白质含量、SOD 和 GSH-Px 的活力，分析博来霉素对上述指标的影响（表 2-42）。

表 2-42　博来霉素对大鼠肺组织的影响（$\bar{x} \pm s$, $n = 5$）

指标	对照组	实验组
肺重（mg）		
肺系数（mg/g）		
蛋白质含量（g/L）		
SOD（活力单位）		
GSH-Px（活力单位）		

【注意事项】

1. 开胸时避免损坏肺脏，取肺脏时可先将心脏取出，然后在气管叉上沿用眼科剪直接剪取，保证肺脏完整性。

2. 取肺后应将血液冲洗干净，以免血液成分影响实验结果。

3. 样品前处理时应将温度控制在 0～4℃，以免组织中的蛋白质和酶在匀浆过程中产生高温变性，影响实验结果。

【讨论与思考】

1. 临床上博来霉素还会引起哪些不良反应？

2. 本实验中博来霉素引起各项指标变化的原因是什么？

（陈少斌）

实验 2　柔红霉素的心脏毒性实验

柔红霉素是临床上最为常用的蒽环类化疗药物之一，其抗肿瘤活性广泛，但具有明显的心脏毒性，且随着剂量增加而加重，可引起心肌损伤、心电图异常、心律失常，严重者可致心力衰竭。心电图是监测柔红霉素心脏毒性的重要手段，血清丙氨酸氨基转移酶（alanine aminotransferase，ALT）、天冬氨酸氨基转移酶（aspartate transferase，AST）和心肌酶谱（CK、CK-MB、LDH、α-HBDH）是临床反映心肌损害的主要生化指标，可用于心功能的评价。

【实验目的】

1. 观察柔红霉素的心脏毒性。

2. 掌握柔红霉素所致心脏毒性的评价指标。

【实验材料】

1. 实验器材　小鼠手术台、眼科剪、1 mL 注射器、试管、离心管、离心机、移液枪、全自动生化分析仪、BL-420 生物机能实验系统等。

2. 实验试剂及药品　4% 水合氯醛溶液、柔红霉素、生理盐水等。

3. 实验动物　清洁级健康昆明种小鼠，20～25 g，雌雄不限。

【实验步骤】

1. 建立小鼠心脏毒性模型　小鼠分为实验组和对照组，实验组小鼠腹腔注射柔红霉素（15 mg/kg），对照组小鼠腹腔注射等体积的生理盐水。

2. 麻醉及仪器连接　注射柔红霉素/生理盐水 48 h 后，小鼠用 4% 水合氯醛溶液（0.1 mL/10 g）进行麻醉。将小鼠仰卧位固定于手术台上，从左上肢开始，按顺时针方向将黄、红、黑色针形电极分别插入左上肢、左下肢、右下肢皮下。

3. 心电图监测　启动 BL-420 生物机能实验系统（Ⅰ通道，"实验项目"菜单选择"药理学实验模块"），记录小鼠标准肢体Ⅱ导联心电图，观察心律失常的发生。本实验中出现的期前收缩、房室传导阻滞、窦性心动过速、窦性心动过缓等任一者均可判断为心律失常阳性。

4. 心肌生化指标测定　心电图监测完成后，小鼠眼球后取血，分离血清，在全自动生化分析仪上测定 ALT、AST 和心肌酶（CK、CK-MB、LDH、α-HBDH）的活性。

【实验结果】　测量并比较两组小鼠注射柔红霉素/生理盐水后的心电图，血清 ALT、AST 和心肌酶谱（CK、CK-MB、LDH、α-HBDH）的变化（表 2-43）。

表 2-43　柔红霉素对小鼠的心脏毒性作用（$\bar{x} \pm s$，$n=5$）

	实验组	对照组
心电图		
ALT		
AST		

续表

	实验组	对照组
CK		
CK-MB		
LDH		
α-HBDH		

【注意事项】

1. 小鼠眼球后采血时防止血液浸入眼部周围毛发，避免造成污染和溶血。

2. 采血用的器材和试管必须保持清洁干燥，血液样本不宜在 4℃ 放置过久，否则会造成溶血。

3. 针形电极一定要插在皮下，如果插入肌肉则记录的心电图干扰大；避免手或金属器械接触针形电极。

【讨论与思考】

1. 柔红霉素还能引起哪些器官毒性？

2. 临床上使用柔红霉素时应如何避免心脏毒性？

（覃宇燕）

实验3　对乙酰氨基酚的肝毒性实验

对乙酰氨基酚（acetaminophen）是目前应用最广泛的非处方类解热镇痛药。治疗剂量下，对乙酰氨基酚疗效确切，安全性高，但超剂量用药或长期服用可引起肝毒性，如瘀胆型肝炎，严重者可致急性肝衰竭甚至死亡。对乙酰氨基酚进入人体后，大部分在肝脏被 UDP-葡糖醛酸转移酶和磺基转移酶代谢成无毒物质，小部分（约 10%）被 CYP450 转化为毒性代谢物 N-乙酰–对苯醌亚胺（NAPQI）。正常剂量下，对乙酰氨基酚代谢生成的 NAPQI 与肝还原型谷胱甘肽结合而灭活。但当服用中毒剂量对乙酰氨基酚时，还原型谷胱甘肽被耗竭，肝对 NAPQI 的解毒能力下降，导致 NAPQI 与多种生物大分子共价结合引起肝细胞功能紊乱和肝损伤。

【实验目的】

1. 掌握对乙酰氨基酚肝毒性的作用机制。

2. 熟悉药物肝毒性的评价指标和检测方法。

【实验材料】

1. 实验器材　剪刀、玻璃试管、水浴锅、离心机、紫外分光光度计等。

2. 实验试剂及药品　PBS、乙醚、对乙酰氨基酚、ALT 检测试剂盒、AST 检测试剂盒等。

3. 实验动物　近交系清洁级 C57BL/6J 小鼠，体重 18～22 g，雄性。

【实验步骤】

1. 小鼠随机分为对照组和实验组。实验组分别给予 700 mg/kg（实验组）和 350 mg/kg（实验组）对乙酰氨基酚灌胃，正常组给予等体积 PBS。

2. 24 h 后麻醉小鼠，断头取血，分离血清。

3. 取出小鼠肝脏，比较各组肝脏颜色、质地及切面的差异。

4. 按照试剂盒说明检测各组小鼠血清 ALT 和 AST 水平，比较其差异。

【实验结果】　实验结果记录于表 2-44。

表 2-44　血清丙氨酸氨基转移酶水平（$\bar{x} \pm s$, $n = 5$）

	对照组	实验组 1	实验组 2
ALT（U/L）			
1			
2			
3			
4			
5			
平均			
AST（U/L）			
1			
2			
3			
4			
5			
平均			

【注意事项】

1. 对乙酰氨基酚需要新鲜配制且溶解充分，可以适当加热助溶。

2. 断头取血时注意避免血液滴到毛发上引起溶血，否则会影响检测结果。

【讨论与思考】

1. 对乙酰氨基酚的剂量是否与其毒性相关？

2. 如何预防对乙酰氨基酚的肝毒性？

（温家根）

实验 4　1-甲基-4-苯基-1, 2, 3, 6-四氢吡啶的神经毒性实验

　　1-甲基-4-苯基-1, 2, 3, 6-四氢吡啶（1-methyl-4-phenyl-1, 2, 3, 6-tetrahydropyridine，MPTP）是一种黑质神经毒素。1982 年，美国加利福尼亚州的某些年轻人服用了被 MPTP 污染的毒物，发生了亚急性帕金森综合征，表现出和帕金森病患者非常类似的症状，并且尸检显示存在黑质损伤。从此，MPTP 便成了诱导黑质损伤的有效药物，MPTP 模型是常用的致帕金森病动物模型。MPTP 进入体内后通过血脑屏障，在神经胶质细胞单胺氧化酶 B 的作用下转化为活性成分 1-甲基-4-苯基吡啶离子（MPP⁺），导致多巴胺能神经元变性、死亡，出现帕金森样症状。

　　【实验目的】　掌握 MPTP 和其他药物神经毒性的测定方法。

　　【实验材料】

　　1. 实验器材　注射器、止血钳、手术剪、一次性使用静脉输液针、载玻片、盖玻片、石蜡切片机、电热恒温水箱、电子天平、光学显微镜等。

2. 实验试剂及药品　生理盐水、MPTP（用生理盐水配制成浓度为 2.5mg/mL 的溶液）、1% 戊巴比妥钠、多聚甲醛（PFA）、无水乙醇、二甲苯、氢氧化钠、硫酸铝钾、氧化汞、苏木精（hematoxylin）、浓盐酸、伊红（eosin）、中性树胶、石蜡、多聚赖氨酸等。

3. 实验动物　近交系清洁级 C57BL/6J 小鼠，8～10 周龄，体重 20～25 g，雄性。饲养条件：每日光照 14 h，黑暗 10 h，18～20℃室温，水食任意摄取。

【实验步骤】

1. 实验分组　小鼠适应环境 1 周后，采用随机原则分为实验组和对照组。实验组小鼠每周背部皮下注射 2 次 MPTP（25 mg/kg），连续注射 5 周。对照组注射等体积生理盐水，连续注射 5 周。

2. 行为学观察实验　爬杆实验（pole test）将一只直径为 25 cm 的软木小球固定于长 60 cm、粗 0.8 cm 的木杆顶端，木杆缠上纱布以防打滑，将小鼠放到小球上，记录小鼠爬杆时间。

（1）小鼠爬杆训练：训练小鼠由杆顶爬至杆底 5 次，然后正式测定 5 次，取其平均值作为造模前爬杆时间，同时每天观察小鼠是否有震颤、竖毛、前腿抬高、竖尾、动作缓慢和减少等异常行为。

（2）造模后爬杆时间：在每次注射完毕后观察小鼠是否出现震颤、竖毛、前腿抬高、竖尾、动作缓慢等异常行为。在末次注射药物后的第 1 天、21 天、60 天和 180 天测定小鼠爬杆时间。

3. 脑组织石蜡切片　在注射完药物后的第 1 天、21 天、60 天和 180 天分别取小鼠脑组织进行石蜡切片。完整取出小鼠脑组织，固定于 4% 多聚甲醛中 24 h。取冠状中脑组织（视交叉前缘和乳头体后缘鼠脑表为标志）约 1 mm 后脱水（50% 乙醇溶液室温 60 min），透明（二甲苯室温 3～5 min），浸蜡（石蜡 56～58℃ 5 min，石蜡 56～58℃ 10 min，石蜡 56～58℃ 25 min），包埋（石蜡 56～58℃）。进行连续冠状切片，片厚约 5 μm，切片放在涂有多聚赖氨酸的载玻片上。使用木精–伊红（HE）染色观察细胞形态。实验组镜下表现为神经元核固缩，胞体缩小变形，苏木精染液着紫蓝色的细胞数量减少。

【注意事项】

1. 实验组小鼠于每次注射后半个小时左右出现类似帕金森病的症状。该症状仅为短暂性，可自行恢复，至 24 h 后完全消退。随着注射时间的延长，上述表现越来越明显，但仍然能于次日恢复。

2. 爬杆实验所有观察指标由实验者及另外两名经过专业训练的有经验的人员进行观察并记录，确保所有指标客观准确。

【讨论与思考】

1. MPTP 诱导多巴胺能神经细胞凋亡的机制是什么？

2. 哪些药物（或化合物）需要做神经毒性检测？

（赵　鑫）

实验 5　马兜铃酸的肾毒性实验

马兜铃酸也被称为增噬力酸或木通甲素，是一类硝基菲羧酸，主要存在于马兜铃属植物中。马兜铃酸类化合物的主要毒性成分为马兜铃酸Ⅰ和Ⅱ，在硝基还原酶的催化下被还原为马兜铃内酰胺，还原过程中进一步与 DNA 作用，形成加合物。马兜铃酸Ⅰ是马兜铃属植物中毒性最强成分，具有很强的肾毒性，其代谢产物马兜铃内酰胺同样具有肾毒性。

【实验目的】

1. 了解马兜铃酸 I 对肾的毒性作用。

2. 掌握检测药物肾毒性的实验方法。

【实验材料】

1. 实验器材 自动血球分析仪、尿液分析仪、动物秤、1 mL 注射器、针头、灌胃针、动物代谢笼、试管等。

2. 实验试剂及药品 马兜铃酸 I、0.5% 羧甲基纤维素钠溶液、肌酐检测试剂盒、尿素氮含量检测试剂盒等。

3. 实验动物 清洁级健康 SD 大鼠，体重 250 g 左右，雌雄各半。

【实验步骤】

1. SD 大鼠随机分为对照组和马兜铃酸 I 组。马兜铃酸 I 组按 30 mg/kg 剂量进行灌胃，1 次/天，连续 14 天。对照组给予相同体积的 0.5% 羧甲基纤维素钠溶液。

2. 末次给药后，动物代谢笼单笼饲养收取 24 h 尿液，检测尿隐血、比重、白细胞及尿白蛋白，并记录尿量。

3. 末次给药后 24 h，剪尾取血后处死动物，检测血肌酐和尿素氮。

【实验结果】 实验结果记录于表 2-45。

表 2-45 马兜铃酸对大鼠肾功能的影响（$\bar{x} \pm s$, $n = 5$）

组别	血肌酐（μmoL/L）	尿素氮（mmol/L）	尿隐血	比重	白细胞（个/μL）	尿白蛋白（g/L）
对照组						
马兜铃酸 I 组						

【注意事项】 在观察期间注意保证动物的食物、水、温度等生活条件，防止非受试因素导致的大鼠死亡。

【讨论与思考】

1. 哪些传统中药中含有马兜铃酸？

2. 马兜铃酸可以引起哪些肾毒性反应？

（孟晓明）

实验 6 环磷酰胺的遗传毒性——骨髓微核实验

环磷酰胺是一种广谱抗肿瘤药，肝功能损害、胃肠道反应和骨髓抑制等是其常见不良反应。此外，环磷酰胺具有遗传和生殖毒性。微核（micronucleus）是细胞在受到各种理化因素影响后，细胞内染色体断裂或纺锤丝滞留在细胞核外的染色体物质。微核实验可用于判断染色体损伤，是检测药物遗传毒性的常用方法。各种类型的骨髓细胞在受到理化因子刺激后都可形成微核。骨髓多染性红细胞（bone marrow polychromatic erythrocyte，PCE）是红细胞由幼年发展为成熟红细胞的一个阶段，此时红细胞主核已排出，吉姆萨染色呈灰蓝色，成熟红细胞呈淡橘红色。PCE 数量充足且微核容易辨认，是微核实验的首选细胞群。

【实验目的】

1. 掌握小鼠 PCE 微核实验基本方法。

2. 熟悉药物遗传毒性评价方法。

【实验材料】

1. 实验器材 手术剪、眼科剪、眼科镊（弯、直）、弯止血钳、纱布、注射器、载玻片、盖玻片、带油镜头显微镜、100 mL 烧杯、EP 管、滤纸、染色缸、移液枪（1 mL、200 μL）、移液枪吸头（1 mL、200 μL）、5 mL 注射器、4.5 或 5 号注射器针头等、平皿（10 cm）、白色方盘、解剖板、大头针、过滤筛（5 cm）等。

2. 实验试剂及药品 用生理盐水配制的 1% 环磷酰胺注射液（10 mg/mL）、瑞氏−吉姆萨染色试剂盒、预冷 PBS 等。

3. 实验动物 清洁级健康昆明种小鼠，体重 18～22 g，雌雄不限。

【实验步骤】

1. 动物分组 随机将小鼠分为对照组和实验组，实验组小鼠腹腔注射 1% 环磷酰胺注射液（100 mg/kg），每日一次，连续给药 2 日。对照组注射同体积生理盐水。

2. 骨髓液的制备和涂片 在注射环磷酰胺后 24 h，用颈椎脱臼方法处死动物。将小鼠仰卧固定于解剖板上，用眼科剪沿大腿偏左或偏右约 0.5 cm 处剪开皮肤，暴露股骨和胫骨，除去骨骼肌，从股骨头剪断，并剪断胫骨连足骨端，收集股骨和胫骨，放置于盛有 PBS 的培养皿中。在股骨或胫骨两侧做修剪，用注射器吸取 5 mL PBS 冲洗股骨、胫骨内的骨髓，移液枪吹打骨髓团块使其均匀分散，过筛后收集骨髓液至 EP 管中，1000 r/min 离心 5 min，弃上清，再加 0.5 mL 冷 PBS，再次用移液枪吹打使细胞分散，吸 50 μL 液体滴在载玻片上，推片后晾干。

3. 染色 参照瑞氏−吉姆萨染色试剂盒说明，在骨髓片上滴加 1～2 滴染色试剂（试剂 1），1 min 后滴加 PBS（试剂 2），轻轻摇动使试剂 2 与试剂 1 充分混合，染色 5～8 min 后冲洗掉载玻片上的染色液，晾干。

4. 计数 在低倍镜下观察后选择分布均匀、染色较好的区域，再在高倍镜下观察，PCE 呈灰蓝色，正染红细胞呈橘黄色。细胞中含有的微核多数呈圆形，边缘光滑整齐，嗜色性与核质一致，呈紫红色或蓝紫色。

【实验结果】 实验结果记录于表 2-46。

表 2-46 环磷酰胺的骨髓毒性（$\bar{x} \pm s$, $n=5$）

	PCE 细胞数/高倍镜
对照组（生理盐水）	
实验组（1% 环磷酰胺注射液 100 mg/kg）	

【注意事项】

1. 股骨或胫骨的两侧需做修剪，以便骨髓顺利冲出。

2. 骨髓团块须吹打均匀。

【讨论与思考】 环磷酰胺的遗传毒性及其机制有哪些？

（张 曼）

实验 7　环磷酰胺对大鼠的生殖毒性实验

药物生殖毒性研究（reproductive toxicity study）是药物临床前安全性评价的重要内容之一，主要评估药物对整个生殖过程的不良反应和不良影响，既包括对生殖细胞的形成、排卵、生精、交配、受精、着床、胚胎的形成和发育、分娩、哺乳的影响，也包括对子代动物存活、形态、生长发育和生理功能等的影响。

药物生殖毒性研究通常由 3 部分组成，即生育力与早期胚胎发育毒性实验、胚胎及胎仔发育毒性实验和围生期毒性实验，分别简称为Ⅰ段、Ⅱ段和Ⅲ段生殖毒性实验（合称为三段生殖毒性）。三段生殖毒性的划分主要是根据受试物暴露时间（有害作用诱发时间）而不是观测时间。实验设计的关键是各个生殖阶段之间不留空隙，即在三个紧密关联阶段受试物暴露时间至少有一天重叠，并能直接或间接地评价生殖发育过程的所有阶段。

Ⅰ段生殖毒性实验的给药时间从雌雄动物交配前到交配期直至胚胎着床，主要研究药物对动物生育力及早期胚胎发育的毒性作用，以评价药物对雌雄动物配子的发育与成熟度、交配行为、生育力、胚胎着床前阶段和着床等毒性或干扰作用，该段生殖毒性实验又称为生育力和早期胚胎发育毒性实验。

Ⅱ段生殖毒性实验的给药时间从妊娠动物自胚胎着床至硬腭闭合时，主要研究药物对妊娠动物、胚胎及胎仔发育的影响。其毒性作用可表现为胚胎生长发育迟缓、胚胎致畸、胎仔出生后功能不全和异常、胚胎致死等作用，该段生殖毒性实验又称为胚体–胎体毒性实验。

Ⅲ段生殖毒性实验主要检测围生期即从着床到断乳这段时间药物对母体妊娠、哺乳及胚胎和子代发育的不良影响。其毒性作用表现为妊娠动物对毒性的敏感性增加、导致子代出生前后死亡、子代生长发育的改变、子代行为、成熟和生殖等功能缺陷，该段生殖毒性实验又称为出生前后发育毒性实验。

环磷酰胺（cyclophosphamide，CP）属于氮芥类化合物，是临床上常用的免疫抑制剂和抗肿瘤药物，其不良反应较强，尤其是具有较强致畸、致突变作用，影响人体生殖细胞及胎儿的生长和发育，危害人类生殖健康。

【实验目的】　熟悉药物生殖毒性的检测方法。

【实验材料】

1. 实验器材　体视显微镜、生物显微镜、2 mL 和 5 mL 一次性注射器若干、放大镜、游标卡尺、玻璃标本瓶、镊子、剪刀、恒温水浴箱、平皿、吸管、棉签、封闭组织包埋机、摊片烤片机、切片机、体重秤、大鼠盒（带托盘）等。

2. 实验试剂及药品　注射用环磷酰胺、生理盐水、苦味酸、10% 水合氯醛溶液、PBS、甲醛、苏木素–伊红染液、M199 培养基、小牛血清等。

3. 实验动物　清洁级健康远交系 SD 大鼠，7～8 周龄，性别要求具体见各段实验。

【实验步骤】

1. Ⅰ段生殖毒性实验

（1）动物分组：清洁级 7～8 周龄的远交系 SD 大鼠 40 只，雌雄各半。各性别大鼠随机分为溶媒对照物和模型组，每组 20 只。

（2）妊娠动物的制备：雌鼠与雄鼠分别编号并一一配对交配（如 F013 与 M013 配对交配），

每天上午检查阴道涂片，下午雄雌大鼠 1∶1 合笼。次日早上检查阴道栓，发现阴道栓当天为受孕第 0 天（GD$_0$）。合笼期不超过两周。

（3）给药途径、剂量、频率和用药周期：模型组大鼠背部皮下注射环磷酰胺（10 mg/kg），雄鼠于交配前 4 周开始给药，每天上午给药一次，持续整个交配期直至被处死。雌鼠于交配前 2 周开始给药，每天上午给药一次，直至怀孕第 6～7 天（GD$_{6～7}$）。溶媒对照组大鼠在相同部位和时间注射等体积生理盐水。

（4）观察指标

1）体重：除孕鼠外，雌雄大鼠每周检测 1 次体重；孕鼠于 GD$_0$、GD$_3$、GD$_6$、GD$_9$、GD$_{12}$、GD$_{15}$ 上午检测体重。

2）摄食量测定：交配前雌雄大鼠每周测定 1 次；交配期间不测摄食量；雄鼠交配结束后不再测摄食量。孕鼠于 GD$_0$、GD$_3$、GD$_6$、GD$_9$、GD$_{12}$、GD$_{15}$ 的上午测定。摄食量 ＝（给予量－剩余量）/只数/天数。

3）雌鼠阴道涂片检查：雌鼠于开始交配前 2 周每日进行阴道涂片，镜下检查细胞类型。

4）大鼠生殖力检测

A. 雄鼠睾酮、生殖脏器系数。

B. 雄鼠精子计数和精子活动率。取雄鼠一侧附睾称重，于 1 mL 精子培养液（含 0.4% 小牛血清的 M199）中剪碎，37℃下孵育 15～20 min，用 3～4 层擦镜纸过滤后制备精液涂片，甲醛固定后经苏木素–伊红染色，观察精子形态，计数畸形精子百分率。取精子悬液置于血细胞计数板，室温下高倍镜观察，计算精子活动率。

C. 雌鼠生殖脏器系数。

D. 判定吸收胎、死胎和活胎。

实验结果记录于表 2-47、表 2-48。

表 2-47 环磷酰胺对雌、雄大鼠体重和摄食量的影响（$\bar{x} \pm s$，n =20）

	体重（g）						摄食量（g）					
	GD$_0$	GD$_3$	GD$_6$	GD$_9$	GD$_{12}$	GD$_{15}$	GD$_0$	GD$_3$	GD$_6$	GD$_9$	GD$_{12}$	GD$_{15}$
雌鼠												
雄鼠												

表 2-48 环磷酰胺对雌、雄大鼠生殖力的影响（$\bar{x} \pm s$，n =20）

雌鼠				雄鼠		
生殖脏器（宫、卵巢）系数	吸收胎	死胎	活胎	睾酮	生殖脏器系数	精子计数和精子活动率

2. Ⅱ段生殖毒性实验

（1）妊娠动物制备：清洁级 7～8 周龄的远交系 SD 大鼠，雌性 40 只，雄性 20 只，雄雌 1∶1 合笼，每天早上检查阴道栓，发现当天为受孕第 0 天。

（2）动物分组：按孕鼠 0 天体重从大到小随机分为溶媒对照组和模型组。

（3）给药途径、剂量、频率和用药周期：模型组大鼠背部皮下注射环磷酰胺（10 mg/kg），每天上午给药 1 次。模型组孕鼠妊娠第 6～15 天给药，溶媒对照组孕鼠于相同时间和部位注射等体积生理盐水。

（4）观察指标：每天给药后 0～60 min 观察孕鼠的体征和给药后反应。实验期间每天上、下午各观察一次动物死亡情况，具体如下。

1）体重测定：孕鼠于 GD_0、GD_3、GD_6、GD_9、GD_{12}、GD_{15}、GD_{18} 和 GD_{20} 上午测定体重。

2）摄食量测定：孕鼠于 GD_0、GD_3、GD_6、GD_9、GD_{12}、GD_{15}、GD_{18} 和 GD_{20} 上午测定。

3）孕鼠剖检和胎仔外观检查：孕鼠受孕 20 天时给予吸入 CO_2 处死，解剖观察外表及内脏变化，进行石蜡包埋切片、苏木素–伊红染色镜检。解剖时分辨是否妊娠并将妊娠鼠的子宫和卵巢摘除，计数黄体数量，切开子宫计数活胎数、死胎数和吸收胎数量，三者合计为着床数量。检查是否有胎盘异常（大小、形态和着床位置）。检查胎仔外观有无畸形及类型。

实验结果记录于表 2-49、表 2-50。

表 2-49　环磷酰胺对孕鼠体重和摄食量的影响

体重（g）								摄食量（g）							
GD_0	GD_3	GD_6	GD_9	GD_{12}	GD_{15}	GD_{18}	GD_{20}	GD_0	GD_3	GD_6	GD_9	GD_{12}	GD_{15}	GD_{18}	GD_{20}

表 2-50　环磷酰胺对孕鼠及胚体–胎体毒性的影响

孕鼠			胎仔
黄体数量	吸收胎、死胎、活胎数量	胎盘（大小、形态、着床位置）	畸形（是否有、类型）

3. Ⅲ段生殖毒性实验

（1）妊娠动物的制备：选择 7～8 周龄清洁级 SD 大鼠 60 只（雌性 40 只，雄性 20 只为Ⅱ段实验中的子代大鼠），将雄鼠与雌鼠 1∶1 合笼。通过每日早上检查阴道栓，发现阴道栓为受孕 0 天。P 代每组准备 10 只孕鼠，如果最后 1 天有多余孕鼠则继续分配到各组中，F1 代大鼠共交配 2 周。

（2）动物分组：孕鼠随机分为对照组和模型组，每组 P 代孕鼠不少于 10 只。

（3）给药途径、剂量、频率和周期：模型组大鼠背部皮下注射环磷酰胺（10 mg/kg），亲代孕鼠第 15 天至离乳（出生后第 21 天）。对照组孕鼠于相同时间和部位注射等体积生理盐水。

（4）观察指标：P 代雌鼠产仔后，需检查每窝出生时活仔数、死仔数、畸形数、出生存活率和哺乳成活率、体重、身体发育、性成熟和生育力、感觉功能、反射和行为等。

1）一般症状及死亡情况：实验期间每天上、下午各观察一次动物死亡情况；给药后 0～60 min 观察孕鼠的体征和反应；F1 代大鼠应增加对畸形牙齿的修剪。

2）体重测定：F1 代雌雄大鼠每周测一次体重；孕鼠于 GD_0、GD_3、GD_6、GD_9、GD_{12}、GD_{15}、GD_{18}、GD_{21}、GD_{22}（如果 22 天上午未分娩）上午测定体重；哺乳期母鼠及仔鼠（测总的存活雌仔鼠和存活雄仔鼠体重）于哺乳期第 0 天、3 天、6 天、9 天、12 天、15 天、18 天和 21 天上午给药前测定体重。

3）摄食量测定：F1 代交配前雌雄大鼠每周测定 1 次；交配期间不测摄食量；雄鼠交配结束后不测摄食量；孕鼠于 GD_0、GD_3、GD_6、GD_9、GD_{12}、GD_{15}、GD_{18} 和 GD_{21} 上午测定；哺乳期雌鼠于哺乳期第 0 天、3 天、6 天、9 天、12 天、15 天、18 天和 21 天上午测定。

4）仔鼠（F1 代）发育观察：仔鼠出生后先进行死胎检查、外观检查和性别确定，然后观察仔鼠存活和身体发育（耳郭分离、腹毛生出、下门齿萌出、睁眼、包皮分离/阴道张开）、反射发育（平面翻正、悬崖回避、空中翻正、视觉定位及听觉惊愕）并记录每窝各项指标达标（全部仔鼠）时间。记录仔鼠出生存活率、哺乳存活率。21 天时，各组每窝留 1 对仔鼠，雌雄各半；其余动物处死。

5）仔鼠外观检查

A. 整体观察：仔鼠躯干有无比例失衡、血肿、脐疝，异常肿块或凹陷，脑膜、脊髓和大脑膨出等。头部有无露脑、脑膨出，两眼、两耳、鼻和嘴有无大小、位置和形状的异常。

B. 头部器官检查：上下颌大小是否正常，有无唇裂、腭裂，是否耳郭分离、是否有耳、眼，是否突眼、大眼、小眼和开眼，双眼和双耳所在位置是否对称等。

C. 四肢检查：四肢大小、长短、形状和位置，有无指或趾的分离，有无多指（趾）、少指（趾）、无指（趾）、足外翻和短肢等畸形。

D. 尾部和外生殖器检查：尾巴长短和形状，有无卷尾、短尾、无尾和细绳状尾巴。外生殖器有无缺失和形状异常，有无肛门闭锁等。

6）反射发育指标检定：是否具备平面翻正反射、悬崖回避反射能力等。

7）大鼠剖检：P 代哺乳大鼠于哺乳期结束后进行 CO_2 吸入法处死，然后剖检，对外表、各内脏器官病变进行肉眼观察，详细描述病变部位，切取病变组织，福尔马林（35%～40% 甲醛）溶液固定后进行石蜡包埋切片，苏木素-伊红染色，镜检。

F1 代孕鼠于 GD_{15} 时进行 CO_2 吸入法处死法。孕鼠剖检后对外表、全身各脏器组织进行肉眼观察。剖检时确认是否妊娠，计数黄体数。子宫和卵巢称重；切开子宫壁，计数 F2 代胎鼠的活胎数、死胎数及吸收胎数（合计为着床数），同时确认有无胎盘异常；详细描述病变组织，并切取病变组织，石蜡包埋后切片，苏木素-伊红染色，镜检。

实验结果记录于表 2-51～表 2-53。

表 2-51 环磷酰胺对 F1 代雌雄大鼠体重和摄食量的影响

	体重（g）									摄食量（g）								
	GD_0	GD_3	GD_6	GD_9	GD_{12}	GD_{15}	GD_{18}	GD_{21}	GD_{22}	GD_0	GD_3	GD_6	GD_9	GD_{12}	GD_{15}	GD_{18}	GD_{21}	GD_{22}
雌鼠																		
雄鼠																		

表 2-52 环磷酰胺对仔鼠（F1 代）发育/外观观察的影响

外观			发育		
头	四肢	尾	性别	生存与否	反射发育（平面翻正、悬崖回避、空中翻正、视觉定位及听觉惊愕）

表 2-53 环磷酰胺对仔鼠（F2 代）出生前后发育毒性的影响

F1 代孕鼠				F2 代胎鼠	
黄体数量数	吸收胎、死胎、活胎数量	生殖脏器系数		吸收胎、死胎、活胎数量	胎盘（大小、形态、着床位置）

【注意事项】 生殖毒性实验周期长、过程烦琐复杂、实验数据多样，确保数据的完整性和准确性。

【讨论与思考】 环磷酰胺引起生殖系统毒性的机制是什么？

附 2-1：

1. 孕鼠模型鉴定

（1）托盘阴道栓检查法：阴道栓是雄性大、小鼠交配后，精液和雌性阴道分泌物混合，在雌鼠阴道内凝结而成白色稍透明、圆锥形的栓状物，一般交配后 2～4 h 即可在雌鼠阴道口形成，并可在阴道停留 12～24 h。雌雄大鼠合笼 12 h 后次晨，检查鼠盒托盘，如发现乳白色（有时全部或部分为粉红色）、鼠便形、固态胶状颗粒物，即为脱落的阴栓，可判定为妊娠阳性（＋），计为妊娠0 天；否则为阴性（–）。小鼠的阴栓比较牢固，可在阴道内存留 1～2 天；大鼠的阴栓不牢固，容易脱落。故检查大鼠的阴栓时，除检查阴道外，还应在笼底寻找阴栓。

（2）阴道精子检查法：将载玻片上滴 2 滴生理盐水，用细棉棒蘸温生理盐水插入雌鼠阴道内，旋转 1 圈取出，涂于滴有生理盐水的载玻片上，于光学显微镜在 10×10 倍下检查，发现精子者为妊娠阳性（＋）；否则为阴性（–）。

（3）解剖检查法：对检查为阳性的雌鼠在孕后第 10 天解剖，检查两子宫角，如有胚胎存在为妊娠阳性，并统计胚胎数；否则为假孕。将最后一次检查为阴性的雌鼠与雄鼠分养，10 天后将雌鼠解剖，在子宫角内发现胚胎者为漏检孕鼠。

2. 孕鼠黄体计数 剥离大鼠的卵巢囊，取下卵巢，放在 4×10 倍体视显微镜下观察。看到大大小小的突起，有包膜呈黄色，即为黄体。

3. 孕鼠吸收胎、死胎和活胎的判断 活胎（LF）颜色为肉红色，完整成形，有自然动作，对其进行机械刺激反应时有运动反应，胎盘呈红色、较大、有心脏搏动。晚死胎（LDF）颜色为灰红色，完整成形、四肢的趾可辨，大鼠体重≥0.8 g，无自然动作，对其进行机械刺激反应时无运动反应，胎盘呈色灰红，稍小。早死胎（EDF）颜色为暗紫色，完整成形，四肢的趾可辨，但体重低于晚死胎，无自然动作，对其进行机械刺激反应时无运动反应，胎盘呈暗紫红，较小。晚期吸收胎（LAF）颜色为乌紫色或浅白色，未完整成形，有可见的肢芽，但无趾，有自溶或软化现象，无自然动作，胎盘呈暗紫红，较小。早期吸收胎（EAF）形态不能辨认，仅在用硫化铵对子宫染色后可见，胎盘不能辨别。

4. 鼠生殖力检测

（1）睾酮、脏器系数检测：造模成功后，雄鼠麻醉下腹主动脉采血，离心取上清，检测睾酮含量。同时取睾丸、包皮腺、肛提肌、肾上腺、精囊腺及前列腺，称重后按公式计算脏器系数。脏器系数（mg/g）＝脏器重（mg）/体重（g）。

（2）精子数量、活动率与活力检测：取一侧附睾称重后，迅速用剪刀中间剪开，置于精子培养液中剪碎附睾，振摇并于 37℃下孵育 15～20 min，使精子充分溢出，取 3～4 层擦镜纸过滤。

1）精子计数：取 1 滴液体置于血细胞计数板中，在显微镜下计数，得到每毫升稀释液中含有的精子数量。

2）计算精子活动率：取 1 滴上述液体置于血细胞计数板中，显微镜下观察 200 个精子，记录活动精子数目并计算精子活动率。

3）检测精子活力：在 25～30℃条件下，用高倍镜观察精子活动度。精子活动分为 a、b、c、

d 四个级别。a 级呈快速直线前向运动；b 级为慢速前向运动；c 级表现为运动迟缓，且非前向运动，原地打转；d 级为死精子，有精子形态，但无活动力。

5. 仔鼠新生反射和行为检测

（1）平面翻正反射：仔鼠仰面置于水平且表面粗糙的木板，在 2 s 内能翻身且四肢着地为阳性反应，连续 3 天测试成功为达标，记录达标所需天数。

（2）悬崖回避反射：取一个高出桌面 5～10 cm 台面，将仔鼠置于台面边缘，观察仔鼠在 2 s 内的反应，若动物从边缘返回或转身则记为阳性反应。

（3）空中翻正反射：将仔鼠腹面朝上，从 20 cm 处落下，至少三足着地为阳性，重复 3 次均阳性者为达标。

（4）听觉惊愕：将仔鼠置于较安静的室内，在其无意识情况下，突然给予金属撞击声，仔鼠全身出现抽动为阳性反应，连续两次刺激反应呈阳性为达标。

（5）视觉定位：抓住仔鼠尾部使其悬空，慢慢使鼠眼水平移近一可抓及物（如木条、铁丝等），勿使其触须碰及物体。仔鼠连续两次主动向木条探头并伸出前肢者为达标。生后第 14～24 天测试。

（赵　莉）

实验 8　黄曲霉素 B_1 诱发小鼠胚胎成纤维细胞恶性转化实验

细胞转化实验是指体外细胞受到致癌物诱发，导致细胞形态、行为、生长控制或功能上发生改变。一般采用原代或早代细胞、传代细胞系及病毒感染细胞作为体外恶性转化细胞。对于转化细胞的判定通常采用细胞灶计数，计数克隆数，观察鉴定转化灶，单盲法由 2 人共同观察认定。小鼠胚胎成纤维细胞（Balb/c-3T3）具有敏感的接触抑制特性，单层生长，在化学致癌物诱导下部分细胞失去接触抑制特征，表现为多层、侵袭性生长。Balb/c-3T3 细胞转化实验是一种高度模拟动物体内肿瘤发生过程的体外致癌物筛选方法，具有很好的灵敏性和特异性，检测时间短，与体内实验结果具有很好的一致性。不仅可用于各种物理、化学和生物性因子的致癌或促癌活性检测，还可用于致癌物间协同作用的检测或抑癌药物的筛选。黄曲霉素 B_1（aflatoxin B_1，AFB_1）是已知化学物质中致癌性最强的一种，存在于天然霉变食物，对人和动物具有强烈毒性，本实验利用黄曲霉素 B_1 观察化学致癌物对 Balb/c-3T3 细胞的恶性转化作用。

【实验目的】

1. 熟悉黄曲霉素 B_1 对 Balb/c-3T3 细胞的恶性转化作用。

2. 掌握药物（或化学致癌物）恶性转化实验方法。

【实验材料】

1. **实验器材**　EP 管、离心管、移液枪及吸头（1000 μL、200 μL、50 μL、10 μL 各一支）、培养皿、烧杯、离心机、CO_2 培养箱、超净工作台、倒置显微镜等。

2. **实验试剂及药品**　AFB_1、3-甲基胆蒽（3-methylcholanthrene，MCA）、二甲基亚砜、PSB、甲醛、DMEM 培养基、胎牛血清、胰蛋白酶、10% 吉姆萨染液等。

3. **细胞株**　小鼠胚胎成纤维细胞 Balb/c-3T3 细胞。

【实验步骤】

1. **Balb/c-3T3 细胞的培养和传代**　Balb/c-3T3 细胞用含 10% 胎牛血清的 DMEM 培养基在 5%

CO_2、37℃的条件下培养，细胞生长至指数生长期，经 0.25% 胰酶消化，将细胞按照 1×10^4/皿密度接种于直径为 6 cm 平皿中。

2. 细胞转化实验 AFB_1 剂量设定 1.25μg/mL、2.50μg/mL、5.00 μg/mL 3 个组，阳性对照使用 3-MCA（0.50 μg/mL），阴性对照使用二甲基亚砜（0.2%），每剂量设 12 个平行样本。药物和细胞孵育 72 h 后，PBS 漂洗 2 次，加入新鲜不含药物的培养基。每 3 天换一次培养基，细胞继续培养两周。

3. 集落固定与染色 细胞培养结束后用 PBS 洗涤 2 次，经甲醇 5 mL 固定 10 min，弃去固定液，晾干，10% 吉姆萨染色 10 min，流水缓慢洗去染色液，自然晾干。

4. 镜检 培养过程中动态观察细胞生长、形状及集落形成变化。培养结束后，观察每一个集落的细胞交叉形集落、正常克隆、转化克隆，用记号笔在培养板底部圈出转化集落，计数每一个培养板集落形成情况。

5. 计数 集落形成率和转化率用于表示接种效率和转化效率，采用卡方检验进行统计学分析。

集落形成率 PE（%）= 克隆数/接种细胞数 ×100%

转化率（%）= 转化克隆数/总克隆数 ×100%。

【实验结果】 Balb/c-3T3 细胞恶性转化的判定标准：嗜碱深染；致密多层；自由定向（转化灶边缘细胞自由定向生长）；侵袭生长（向周围保持接触抑制的单层细胞层浸润）；纺锤形态（以纺锤细胞为主）（表 2-54）。

表 2-54 AFB_1 诱发小鼠胚胎成纤维细胞的恶性转化实验（$\bar{x} \pm s$, $n = 5$）

	转化灶数	转化率
阴性对照组（二甲基亚砜≤0.5%）		
阳性对照组（3-MCA，0.50μg/mL）		
AFB_1（1.25 μg/mL）		
AFB_1（2.50 μg/mL）		
AFB_1（5.00 μg/mL）		

【注意事项】 细胞自发转化率、诱发转化的频率及转化灶出现受多种实验条件影响，如血清、培养基、pH、细胞特性、接种密度、传代次数和药物使用方式等，实验过程中注意保持条件的稳定。

【讨论与思考】 体外细胞转化实验的检测终点及判定方法是什么？

（喻丽红）

实验 9 吗啡依赖性实验

药物依赖性可以分为生理依赖性和精神依赖性两方面。生理依赖性又称身体依赖性，指长期使用依赖性药物，机体对药物产生适应，形成生理上的依赖，一旦停药，生理功能就会发生紊乱，出现戒断症状。若用阻断药，可使其戒断症状出现得更早、更剧烈，此为催促实验或催瘾。精神依赖性又称心理依赖性，多次反复用药后使人产生愉悦感，表现为渴求和强迫用药行为。自身给药实验是模拟人的觅药行为，反映药物的强化效应，既具有较高的可信度又可以定量比较。与身体依赖性实验相比，精神依赖性实验的评价难度较大。

吗啡为来源于阿片生物碱的代表性镇痛药，重复给予吗啡能使动物产生生理依赖性和精神依赖性。阿片类药物依赖小鼠的催促戒断是此类药物依赖性研究中常用的动物模型，跳跃次数作为重要的行为学指标。在短时期内重复给予小鼠大剂量阿片类药物，然后注射阿片受体阻断药，可促使小鼠发生跳跃反应，观察跳跃次数可评价药物的依赖性程度。

吗啡生理依赖性实验

【实验目的】

1. 掌握构建生理依赖性动物模型的方法。

2. 熟悉药物生理依赖性的评价指标。

【实验材料】

1. **实验器材** 注射器、电子秤、圆筒等。

2. **实验试剂及药品** 0.1% 盐酸吗啡溶液、纳洛酮（20 mg/mL）、生理盐水等。

3. **实验动物** 清洁级昆明种小鼠，体重 18～22 g，雌雄不限。

【实验步骤】

1. **实验分组** 将小鼠随机分为模型组和对照组。

2. **动物模型** 采用剂量递增法构建吗啡依赖性小鼠模型（模型组）：小鼠每天皮下注射 0.1% 盐酸吗啡溶液 3 次，连续 3 天，第一次 20 mg/kg，以后每次递增 20 mg/kg，剂量增至 100 mg/kg 时不再增加。对照组给予等体积生理盐水。

3. **催促实验** 于末次注射吗啡后 2 h，腹腔注射纳洛酮 1 mg/kg，立即将小鼠放入高 35 cm、直径 30 cm 的圆筒内，观察注射纳洛酮后 30 min 内的跳跃动物数和跳跃次数。

【实验结果】 实验结果记录于表 2-55。

表 2-55 吗啡对小鼠跳跃反应的影响（$\bar{x} \pm s$，$n = 5$）

分组	跳跃小鼠数	跳跃次数
模型组		
对照组		

【注意事项】

1. 增大吗啡和纳洛酮的剂量可以缩短给药时间和减少给药次数，但剂量过高使药物毒性增大，甚至引起动物突然死亡。

2. 纳洛酮的作用时间短，观察跳跃反应要在注射纳洛酮后 30 min 内进行，一般在前 15 min 内跳跃反应较为频繁。

3. 纳洛酮诱发小鼠跳跃是吗啡戒断的敏感指标，但并非特有现象。它可被很多药物如丙米嗪、奋乃静、利血平等抑制，实验过程中需避免其他药物的影响。

吗啡精神依赖性实验

【实验目的】

1. 掌握构建精神依赖性动物模型的方法。

2. 熟悉药物精神依赖性的评价指标。

【实验材料】

1. 实验器材 颈外静脉插管、注射器、弯剪、眼科剪、镊子、止血钳、静脉注射自身给药装置等。

2. 实验试剂及药品 1% 硫喷妥钠溶液、青霉素（80 万 U）、生理盐水、0.1% 盐酸吗啡溶液等。

3. 实验动物 清洁级健康 SD 或 Wistar 大鼠，体重 200～250 g，雌雄不限。

【实验步骤】

1. 大鼠自身给药系统 腹腔注射 1% 硫喷妥钠溶液（30 mg/kg）麻醉大鼠后，在无菌条件下行颈外静脉插管，插管远心端经皮下从颈后部引出。术后用马甲背心固定动物，连接弹簧保护套及转轴，弹簧套内的硅胶管与颈后部静脉插管相连，转轴便于大鼠自由活动，转轴另一端与恒速注射泵及吗啡储药系统相连。术后连续 3 天腹腔注射青霉素 80 万 U 以预防感染。

2. 训练大鼠自身给药行为 术后恢复 4～7 天后进行踏板训练。此期间每 3～4 h 给予生理盐水 0.2～0.8 mL 以保持套管通畅。训练大鼠学会自动踏板，形成稳定的自身给药行为。训练程序有连续自身给药、交叉自身给药和累进比率自身给药三种方式。连续自身给药即任何时候动物压板一次就能获得一次注药；交叉自身给药指按每日固定的给药期限，如 4 h 内大鼠每压板一次可获得一次注药；累进比率自身给药指动物必须按等比倍数增加压板次数才能获得一次注药。动物经短期训练后，能自动踩压踏板接通注药装置，产生稳定的自身给药行为。

3. 评价方法 采用自身对照和生理盐水对照。当大鼠对吗啡形成稳定的自身给药行为后，踏板次数可反映药物精神依赖性的强度。

【实验结果】 实验结果记录于表 2-56。

表 2-56 吗啡对小鼠自身给药行为的影响（$\bar{x} \pm s$，$n = 5$）

分组	给药前踏板次数	给药后踏板次数
模型组		
对照组		

【注意事项】

1. 静脉给药的剂量要准确以保证实验结果可靠。

2. 实验环境要求相对安静，噪声和人员活动可转移动物注意力而影响结果。

3. 因动物个体差异会导致自身给药行为形成周期及踏板次数区别较大，故依赖性实验采用自身对照，不采用组数据或均值。

【讨论与思考】

1. 生理依赖性实验中注射纳洛酮有何作用？

2. 精神依赖性实验中自身给药实验是模拟人的哪种行为？

（冯 梅）

实验 10　埃姆斯实验

埃姆斯（Ames）实验又称鼠伤寒沙门菌回复突变实验，是生物化学家埃姆斯发明的检测环境致突变物的方法，利用人工诱变的鼠伤寒沙门菌作为指示微生物，用于检测待分析物质的致突变作用。鼠伤寒沙门菌属于组氨酸营养缺陷型菌株，该缺陷菌株自身不能合成组氨酸，故在缺乏组氨酸的培养基中，仅少数自发回复突变的细菌能够生长。如培养液中有致突变物存在，则营养缺陷型的细菌诱导回复突变成原养型，因而能生长形成菌落，根据菌落生长情况来判断受试物是否为致突变物。

【实验目的】

1. 熟悉化学毒物致突变的条件及机制。

2. 掌握 Ames 实验方法。

【实验材料】

1. **实验器材**　恒温培养箱、振荡水浴摇床、平皿、无菌试管、干热烤箱、低温冰箱（–80℃）、振荡器、匀浆器、菌落计数器、低温高速离心机等。

2. **实验试剂及药品**　牛肉膏、胰胨（或混合蛋白胨）、琼脂粉、L-组氨酸、D-生物素、磷酸氢铵钠、枸橼酸、磷酸氢二钾、硫酸镁、L-盐酸组氨酸、多氯联苯、玉米油、KCl、$MgCl_2$、磷酸盐缓冲液、辅酶Ⅱ、6-磷酸葡萄糖、蒸馏水等。受试药品按照实验要求配制成所需浓度。

3. **实验动物及菌株**　雄性 SPF 级 SD 大鼠，体重约 200 g。标准鼠伤寒沙门菌组氨酸营养缺陷型菌株，包括 TA98、TA97、TA100、TA102 四种菌株。

【实验步骤】

1. **配制顶层琼脂培养基**　按照标准操作流程配制，其中含有 L-组氨酸：D-生物素溶液（0.05 mmol/L，用于诱变实验），高压灭菌后备用。

2. **配制底层琼脂培养基**　按照标准操作流程配制后倒入平皿，置于 37℃ 恒温培养箱培养过夜，检查是否有污染。

3. **配制营养肉汤培养基**　按照标准操作流程配制，高压灭菌后 4℃ 保存备用。

4. **肝微粒体酶活化系统**

（1）大鼠肝 S9 细胞的诱导和制备：将多氯联苯溶解于玉米油中，按照 200 mg/kg 的剂量对大鼠进行一次性腹腔注射，5 天后处死大鼠，取出肝脏用预冷的 0.15 mol/L KCl 溶液冲洗。每克肝脏加 KCl 溶液 3 mL，冰浴中将肝脏剪碎，制备成肝脏匀浆，4℃ 9000 g 离心 10 min，上清即为 S9 组分，将其置于 –80℃ 低温保存。

（2）S9 混合液的配制：按试剂盒标准操作流程进行配制。S9 混合液制备后，其活力须经诊断性诱变剂进行鉴定。

5. **增菌培养**　取营养肉汤培养基 5 mL，加入无菌试管中，将菌株培养物（TA98、TA97、TA100、TA102）分别接种于营养肉汤培养基内，37℃ 振荡（100 次/分）培养 10 h。每毫升菌株培养物不少于 $1 \times 10^9 \sim 2 \times 10^9$ 活菌数。

6. **平板掺入法**　取顶层琼脂培养基 2.0 mL 分装于试管，置于 45℃ 水浴备用，每管依次加入受试物溶液 0.1 mL，测试菌株增菌液 0.05～0.2 mL（需活化时加 10%S9 混合液 0.5 mL），充分混匀，迅速倾入底层琼脂平板上，转动平板，使顶层培养基分布均匀，倒置于 37℃ 培养箱里孵育 48 h。计算每皿回复突变菌落数。

除设受试药品各剂量组外，应同时设阳性对照、溶剂和未处理对照，均包括加 S9 和不加 S9 两种情况。

【实验结果】

1. **结果判断**　记录受试药品各剂量组、空白对照（自发回复突变）、溶剂对照及阳性诱变剂组每皿回复突变的菌落数，分别计算各组均值和标准差。

（1）背景生长良好条件下，受试物的每皿回复突变菌落数是溶剂对照组的两倍或以上，并呈量效反应，则该受试药品被判定为致突变阳性。当受试药品浓度达到 5 mg/皿仍未阳性者，可认定为阴性结果。

（2）报告的实验结果应是两次以上独立实验重复的结果。受试药品被经上述 4 个实验菌株测定后，只要有一个实验菌株（无论在加或未加 S9 条件下）为阳性，均可报告该受试物对鼠伤寒沙门菌阳性致突变。

2. 受试药品的 Ames 实验结果　见表 2-57。

表 2-57　受试药品对 Ames 实验菌株的回复突变影响（$\bar{x} \pm s$, $n = 5$）

组别	剂量（mg/皿）	TA97		TA98		TA100		TA102	
		－（S9）	＋（S9）	－（S9）	＋（S9）	－（S9）	＋（S9）	－（S9）	＋（S9）
受试药品									
自发回复突变									
溶剂对照									
阳性物对照									

【注意事项】

1. 如果受试药品为脂溶性，应选择对实验菌株毒性低且无致突变性的有机溶剂，常用的有二甲基亚砜、丙酮、95% 乙醇溶液。

2. 受试药品的最高剂量应对细菌无毒性。

3. 受试药品至少应设四个剂量组，以确保结果可靠。

【讨论与思考】

1. 为什么实验设计中有加 S9 和不加 S9 两种情况？

2. 如何判断 Ames 实验结果是否为假阳性？

（赵　莉　顾少菊）

第三章 药物基因组学实验

药物基因组学（pharmacogenomics）是研究基因组或基因变异对药物吸收、代谢、疗效和不良反应的影响及其机制，从而指导新药开发和合理用药的一门学科。药物基因组学以药物效应及安全性为目标，研究各种基因突变与药物效应及临床用药安全性的关系，在药品选择、剂量控制及联合用药等方面提出适合不同患者的个体化用药方案，具有重要的理论意义和广阔的临床应用前景。

基因分型（genotyping）又称为基因型分析（genotypic assay），是利用分子生物学技术检测个体基因型的方法，使用技术包括 PCR、基因测序、DNA 片段分析等。基因型分析作为药物基因组学研究的重要手段，用于检测患者的药物基因类型，指导临床个体化用药。

以下介绍几种临床常见的可进行基因组学检测的药物及检测方法。

实验 1 阿立哌唑药物基因检测

阿立哌唑（aripiprazole）作为第 2 代抗精神病药，是多巴胺 D_2 和 5-羟色胺（5-hydroxytryptamine，5-HT）1A 受体的部分激动剂，又被称为多巴胺系统稳定剂。国内外大量临床实践证明它可较好改善精神分裂症的阳性和阴性症状、情感及认知功能，对不同类型和病期的精神分裂症均有肯定的治疗作用。

阿立哌唑主要通过脱氢化、羟基化和 N-脱烷基化三种生物转化途径代谢。根据体外试验结果，CYP3A4 和 CYP2D6 参与药物的脱氢化和羟基化代谢，CYP3A4 参与 N-脱烷基化代谢。阿立哌唑是体循环中的主要药物成分，达到稳态时，其活性代谢物脱氢阿立哌唑占血浆阿立哌唑（AUC）的 40% 左右。与 CYP2D6 快代谢型（extensive metabolizer，EM）相比，慢代谢型（poor metabolizer，PM）患者的阿立哌唑血药浓度大约增加 80%，而其活性代谢物大约减少 30%，这导致 PM 者阿立哌唑总体活性成分高出 EM 者约 60%。EM 者如合并使用阿立哌唑和 CYP2D6 抑制剂（如奎尼丁），可导致阿立哌唑血药浓度增加 112%，这种情况需要进行剂量调整。需要注意的是，阿立哌唑药动学不因患者年龄、性别、人种、吸烟状态、肝肾功能等改变而改变，故对老年人、肝肾功能不全者无须调整剂量。

CYP2D6 有多个亚型，*1、*2、*5、*10 和 *14 亚型在中国人群中分布频率较高，其中 *CYP2D6*10* 亚型在东亚人群的变异频率高于野生型（*CYP2D6*1*），在中国人群变异频率高达 51.3%。通过检测患者 *CYP2D6* 基因多态性，可以预测阿立哌唑的治疗效果与不良反应，对阿立哌唑的临床用量进行调整。根据 2023 年 4 月发布的临床药物基因组学实施联盟（CPIC）国际指南，*CYP2D6* 基因型与表型的对应关系见表 2-58。

表 2-58 *CYP2D6* 基因型与表型的对应关系

表型	酶活性分值范围	酶活性分值/基因型	基因型示例
超快代谢型（ultra-rapid metabolizer，UM）	>2.25	>2.25	(*1/*1) ×N，(*1/*2) ×N，(*2/*2) ×N
快代谢型（extensive metabolizer，EM）	1.25≤X≤2.25	1.25	*1/*10，*1/*9，*1/*41

续表

表型	酶活性分值范围	酶活性分值/基因型	基因型示例
快代谢型 （extensive metabolizer，EM）		1.5	*1/*17, *1/*29
		1.75	*1/*10×3
		2.0	*1/*1, *1/*2
		2.25	*2×2/*10
中等代谢型 （intermediate metabolizer，IM）	0<X<1.25	0.25	*4/*10, *4/*41
		0.5	*10/*10, *10/*41
		0.75	*10/*29, *9/*14, *17/*41
		1	*1/*5, *1/*4, *1/*5
慢代谢型 （poor metabolizer，PM）	0	0	*3/*4, *4/*4, *5/*5, *5/*6

【实验目的】

1. 掌握荧光定量 PCR 法进行 *CYP2D6*1*、*CYP2D6*2*、*CYP2D6*4*、*CYP2D6*10*、*CYP2D6*41* 基因检测。

2. 掌握 *CYP2D6*1*、*CYP2D6*2*、*CYP2D6*4*、*CYP2D6*10*、*CYP2D6*41* 基因检测结果分析及其对阿立哌唑的个体化用药指导。

【临床应用】 使用阿立哌唑进行抗精神病治疗患者的个体化用药指导。

【实验材料】

1. **实验器材** 移液枪及吸头（200 mL，20 mL，10 mL）、金属浴、高速台式离心机、涡旋仪（VM-300S，调速）、离心管（1.5 mL）、PCR 管、采血管架等。

2. **实验试剂及药品** 1× 氯化铵（NH_4Cl）溶液、迪纯试剂、测序反应通用试剂（*CYP2D6*1*、*CYP2D6*2*、*CYP2D6*4*、*CYP2D6*10*、*CYP2D6*41*）。

（1）1× 氯化铵（NH_4Cl）溶液：通过改变渗透压溶解细胞，萃取待测样本。

（2）迪纯试剂（核酸纯化试剂）：可于 2～8℃低温保存 2 年。

（3）测序反应通用试剂：根据待测基因位点选择测序反应通用试剂。

3. **实验标本** EDTA 抗凝的人血液样本 2～3 mL（教学用临床样本须通过医院伦理委员会备案，并签署受试者知情同意书），样本于 4℃保存，在 72 h 内使用，最长不超过 7 天。

【实验步骤】

1. **样本处理**

（1）样本编号：将装有待测样本的抗凝管上下颠倒混匀并编号。

（2）1.5 mL 离心管编号后依次加入 1000 μL 1× 氯化铵和 200 μL 血液标本，涡旋 15 s 混匀，静置 5～15 min。3000 r/min 离心 5 min，弃上清。

（3）100 μL 混匀的迪纯试剂加至上述离心管，振荡混合至底部无沉淀。

（4）金属浴升温至 65℃时放入样本管，温度升至 95℃后继续温育 10 min。

（5）温育后溶液呈浑浊墨绿色，12 000 r/min 离心 2 min，作为待测样品。

2. **PCR 扩增**

（1）向检测试剂中加入 2 μL 质控样品和待测样品，离心确保无挂壁和气泡，放置于仪器样品槽的相应位置，待测。按表 2-59 设置仪器扩增相关参数。

（2）计算机上打开 Fascan48S 软件，新建实验，选择所需检测的基因位点，按照标本对应孔位进行编辑，所有信息编辑完成后，点击运行开始扩增。

表 2-59　PCR 仪扩增相关参数

步骤	温度	时间	循环数（次）
1	50℃	2 min	1
2	95℃	10 min	1
3	95℃	15 s	45，其中▲为信号采集点。退火与延伸同时进行，信号
	65℃	1 min ▲	采集在延伸阶段。

【检测结果判读】　根据 CYP2D6*1、CYP2D6*2、CYP2D6*4、CYP2D6*10、CYP2D6*41 基因型的检测结果，依据表 2-60 预测 CYP2D6 的表型，并指导临床个体化用药。

表 2-60　CYP2D6 基因表型及阿立哌唑用药建议

表型	酶活性分值	临床意义	治疗建议
快代谢型（EM）	$1.25 \leqslant X \leqslant 2.25$	酶活性正常，正常代谢阿立哌唑	给予常规剂量治疗
慢代谢型（PM）	0	酶活性极低，对阿立哌唑代谢能力弱	给予 75% 常规剂量，且最高剂量不超过 10mg/d，防止严重药物不良反应

注：未在 CYP2D6 UM 和 IM 中研究阿立哌唑的临床药物基因组学数据。

【讨论与思考】　根据 CYP2D6*1、CYP2D6*2、CYP2D6*4、CYP2D6*10、CYP2D6*41 基因型的检测结果，如何调整阿立哌唑给药剂量？

（何　进　李咏梅　王江林）

实验 2　伏立康唑药物基因检测

伏立康唑属于新一代三唑类抗真菌药物，可抑制真菌细胞膜麦角固醇合成，用于治疗各种真菌感染。伏立康唑具有抗菌谱广、抗菌效力强、口服生物利用度高等特点，对曲霉、念珠菌、隐球菌等都有较好抗菌活性，作为临床上侵袭性肺曲霉菌感染、血液系统疾病、免疫功能低下和器官移植患者抗真菌感染的首选用药。伏立康唑在肝脏经由 CYP2C19、CYP3A 和 CYP2C9 酶代谢，其中 CYP2C19 是其主要代谢酶，负责将伏立康唑转化为无活性代谢物。

东亚人种主要携带 CYP2C19*2、*3 和 *17 分型，*2 和 *3 突变会降低酶活性，*17 突变会增强酶活性。CYP2C19 基因多态性有超快代谢型（UM）、正常代谢型（EM/RM）、中间代谢型（IM）和慢代谢型（PM）四种表型。CPIC 指南推荐，根据 CYP2C19 基因型指导伏立康唑用药：UM 和 RM 患者对伏立康唑清除效率过快，推荐换用其他不经 CYP2C19 代谢的药物；EM 和 IM 患者推荐使用标准剂量开始治疗；成人 PM 患者对伏立康唑清除效率低，推荐换用其他替代药物。对于长期服用伏立康唑、免疫缺陷（或骨髓移植）患者等高风险人群，检测 CYP2C19 基因分型，可指导使用伏立康唑患者的合理用药。

【实验目的】

1. 掌握药物代谢酶 CYP2C19*2、*3、*17 基因检测方法。

2. 熟悉 *CYP2C19* 基因检测结果分析及其对伏立康唑的个体化用药指导。

【**临床应用**】　使用伏立康唑进行抗真菌治疗患者的个体化用药指导。

【**实验步骤**】　焦磷酸测序法用于 *CYP2C19* 基因检测，具体方法和操作流程见附 2-2。使用伏立康唑测序反应通用试剂盒检测 *CYP2C19* 基因位点。*CYP2C19* 基因型与伏立康唑代谢关系见表 2-61。

表 2-61　*CYP2C19* 基因型与伏立康唑代谢关系

基因检测结果			代谢型
*2	*3	*17	
GG	GG	CC	正常代谢（EM/RM）
		CT	超快代谢（UM）
		TT	超快代谢（UM）
	GA	CC	中间代谢（IM）
		CT	中间代谢（IM）
		TT	中间代谢（IM）
	AA	CC	慢代谢（PM）
		CT	中间代谢（IM）
		TT	中间代谢（IM）
GA	GG	CC	中间代谢（IM）
		CT	中间代谢（IM）
		TT	中间代谢（IM）
	GA	CC	慢代谢（PM）
		CT	中间代谢（IM）
		TT	中间代谢（IM）
	AA	CC	慢代谢（PM）
		CT	中间代谢（IM）
		TT	中间代谢（IM）
AA	GG	CC	慢代谢（PM）
		CT	中间代谢（IM）
		TT	中间代谢（IM）
	GA	CC	中间代谢（IM）
		CT	中间代谢（IM）
		TT	中间代谢（IM）
	AA	CC	中间代谢（IM）
		CT	中间代谢（IM）
		TT	中间代谢（IM）

【**检测结果判读**】　运行后分析软件自动给出分型结果和等位基因峰图。可根据表 2-62 进行检验结果判读，按照基因分型给出伏立康唑的个体化用药方案。

表 2-62　*CYP2C19* 基因表型及伏立康唑用药建议

基因名称	中文名称及功能	意义
*CYP2C19*2*（G＞A）	细胞色素氧化酶 *2C19*2* 型，代谢酶	判断代谢状态和疗效，指导剂量调整。PM、IM 血药浓度比 EM 高 3 倍，抗真菌疗效好，但有出现不良反应的风险。EM 血药浓度较低，UM 血药浓度为 EM 的 1/2 或更低，治疗失败风险大，应换用或加大剂量
*CYP2C19*3*（G＞A）	细胞色素氧化酶 *2C19*3* 型，代谢酶	
*CYP2C19*17*（C＞T）	细胞色素氧化酶 *2C19*17* 型，代谢酶	

【讨论与思考】

1. 伏立康唑在临床应用中的主要问题是什么？

2. 当检测到患者 *CYP2C19* 基因型为 PM 时，如何调整伏立康唑给药剂量？

【临床案例】　患者，男，46 岁，65 kg，2021 年 2 月 1 日年因"下肢水肿、泡沫尿"住院，肾穿刺活检病理为Ⅱ期膜性肾病，给予泼尼松、环孢素抑制免疫治疗。2021 年 4 月因咳嗽、皮疹再次入院，痰培养为曲霉菌，使用注射用伏立康唑进行抗真菌治疗。患者肝功能正常，*CYP2C19* 基因型检测结果显示为 *2GG*、*3GG*、*17CC*。

问题：如何调整注射用伏立康唑剂量？

分析：根据伏立康唑基因型与代谢型关系表，患者为 EM/RM，建议给予常规推荐剂量治疗即可。此外，患者肝功能正常，体重为 65 kg，建议负荷剂量（第一个 24 h）为 6 mg/kg，每 12 h 给药 1 次；维持剂量给予 4 mg/kg，每日给药 2 次。

（罗　骞　李咏梅　王江林）

实验 3　氯吡格雷药物基因检测

氯吡格雷是临床常用的抗血小板药，能够抑制血小板聚集，用于预防动脉粥样硬化所致的血栓形成事件。临床发现标准剂量的氯吡格雷可产生不同效应：一些患者使用后出现抵抗导致血栓形成，一些患者使用后则会引发出血。这些反应与氯吡格雷代谢酶（或基因）活性相关。根据 PharmGKB 数据库（Pharmacogenetics and Pharmacogenomics Knowledge Base）中氯吡格雷代谢相关基因的证据等级，以及来自国内的临床实践数据，影响氯吡格雷疗效的主要基因为 *CYP2C19*、*PON1* 和 *ABCB1*，其中 *CYP2C19* 证据级别最高。因此，临床常通过检测 *CYP2C19*2*、*3*、*17* 三种不同基因分型指导氯吡格雷精准用药。

CYP2C19 基因多态性包括四种表型：*CYP2C19* 基因为 UM 者，抑制血小板作用强，说明书推荐剂量为 75 mg/d；*CYP2C19* 基因为 EM/RM 者，抑制血小板作用正常，说明书推荐剂量为 75 mg/d；*CYP2C19* 基因为 IM 者，抑制血小板作用减弱，心血管事件发生风险增加，可考虑联用阿司匹林或换用其他药物如替格瑞洛等；*CYP2C19* 基因为 PM 者，抑制血小板作用明显减弱，心血管事件发生风险显著增加，需换用其他药物如替格瑞洛等。

【实验目的】

1. 掌握药物代谢酶 *CYP2C19*2*、*3*、*17* 基因检测方法。

2. 熟悉 *CYP2C19* 基因检测结果分析及其对氯吡格雷的个体化用药指导。

【临床应用】　使用氯吡格雷进行抗血小板治疗患者的个体化用药指导。

【实验材料】

1. 实验器材　荧光定量 PCR 仪、离心机、恒温金属浴、涡旋仪、1.5 mL 离心管，0.2 mL

PCR 管、离心管架、96 孔 PCR 管架、记号笔、移液枪及吸头（10 μL，50 μL，200 μL，1000 μL）、吸水纸、废液杯等。

2. 实验试剂及药品 血液基因组 DNA 提取试剂盒、人类 *CYP2C19* 基因检测试剂盒（PCR-荧光探针法）等。

3. 实验标本 无传染性疾病患者的新鲜血液样本（须经伦理委员会批准，仅供教学实验）。

【实验步骤】

1. 试剂准备

（1）从冰箱取出试剂盒，平衡至室温。人类 *CYP2C19* 基因检测试剂盒中含有 *CYP2C19*2*、**3*、**17* 三个位点反应液，弱阳性对照和空白对照组分（表 2-63），取各组分充分溶解，快速离心 10 s。

（2）核算当次实验所需要的反应数 n（n = 样本数＋空白对照＋弱阳性对照），按照 23 μL/孔分装量将每种反应液分别分装到 n 个反应管内。PCR 反应管转移至样本准备区，剩余试剂放回 –20℃冰箱冷冻避光保存。

表 2-63　*CYP2C19* 基因检测试剂盒成分

管号	组分标签名称	主要组成成分
1	*CYP2C19*2* 反应液	PCR 反应液、特异性引物和探针、内标引物、探针和模板、Taq 酶、UNG 酶
2	*CYP2C19*3* 反应液	PCR 反应液、特异性引物和探针、内标引物、探针和模板、Taq 酶、UNG 酶
3	*CYP2C19*17* 反应液	PCR 反应液、特异性引物和探针、内标引物、探针和模板、Taq 酶、UNG 酶
4	弱阳性对照	*CYP2C19*2G* 和 *CYP2C19*2A*、*CYP2C19*3G* 和 *CYP2C19*3A*、*CYP2C19*17C* 和 *CYP2C19*17T* 的质粒混合液
5	空白对照	Tris-HCl 缓冲液（10mmol/L）

2. 样本准备

（1）样本 DNA 提取：参照血液基因组 DNA 提取试剂盒说明书要求提取血液样本 DNA。所提取 DNA 需用紫外分光光度计测定浓度及纯度，要求 DNA 吸光度值 $A_{260/280}$ 在 1.7～2.0。提取的 DNA 样本 1～3 日内使用，可以放置在 4℃短暂保存，否则需置于 –20℃保存。

（2）加样

1）将待测样本的基因组 DNA、弱阳性对照、空白对照，分别加入已装有 3 种 PCR 反应液的反应管中，即每个待测样本分别用此 3 种 PCR 反应液进行检测，加入量为 2 μL/孔。待测样本的基因组 DNA 推荐浓度为 5～15 ng/μL。

2）盖好 PCR 反应管盖，记录样本加样情况。将 PCR 反应管转移到核酸扩增区进行上机检测。若 PCR 反应管内加入模板后未能立即上机，建议将加好模板的 PCR 反应管放于 2～8℃条件暂时保存，并在 24 h 内尽快上机检测。

3. PCR 扩增

（1）取准备好的样本 PCR 反应管，放置在仪器样品槽相应位置，记录放置顺序。设置仪器扩增相关参数（表 2-64），开始进行 PCR 扩增。

（2）反应结束后，根据扩增曲线划定合适基线（一般起始基线设定为 3，终止基线设定为 15）和荧光阈值（阈值通常划定在扩增曲线对数形式下指数增长期的中间），得到不同通道 C_t 值并进行结果判定。

表 2-64　PCR 仪扩增相关参数

步骤	温度	时间	循环数（次）
1	37℃	10 min	1
2	95℃	5 min	1
3	95℃	15 s	
	62℃	60 s ▲	40，其中▲为信号采集点。

4. 检验结果判定及解读

（1）试剂盒有效性判定

1）弱阳性对照：CYP2C19 基因 C_t 值≤30，扩增曲线有明显指数增长期。

2）空白对照：无扩增曲线，或者扩增曲线为直线或轻微斜线，无明显指数增长期，无 C_t 值或 C_t 值≥38。

3）内标基因：C_t 值≤32，有明显扩增曲线。检测样本的反应管中，若 CYP2C19 基因通道有信号，内标基因通道信号较低或无信号，此为样本基因组 DNA 加入过量，建议将样本稀释至合适浓度后再进行检测。

（2）检测结果判定：样本检测结果判定参照表 2-65，据此可确定患者样本的基因型。

表 2-65　CYP2C19 基因检测结果判定

反应液	基因型	CYP2C19 基因通道 1	CYP2C19 基因通道 2
CYP2C19*2（G＞A）反应液	GG 型	C_t 值≤36	C_t 值＞36 或无 C_t 值
	GA 型	C_t 值≤36	C_t 值≤36
	AA 型	C_t 值＞36 或无 C_t 值	C_t 值≤36
CYP2C19*3（G＞A）反应液	GG 型	C_t 值≤36	C_t 值＞36 或无 C_t 值
	GA 型	C_t 值≤36	C_t 值≤36
	AA 型	C_t 值＞36 或无 C_t 值	C_t 值≤36
CYP2C19*17（C＞T）反应液	CC 型	C_t 值≤36	C_t 值＞36 或无 C_t 值
	CT 型	C_t 值≤36	C_t 值≤36
	TT 型	C_t 值＞36 或无 C_t 值	C_t 值≤36

CYP2C19*2、*3、*17 可产生 4 个单倍体 *1、*2、*3、*17，共表现为 10 种基因型，在此基础上，进一步依据表 2-66 确定 CYP2C19 的表型并指导临床个体化用药。

表 2-66　CYP2C19 基因表型及氯吡格雷用药建议

基因	双倍型	表型	用药建议
CYP2C19	*1/*17，*17/*17	UM	标准剂量的氯吡格雷（75 mg/d）抗血小板治疗，应密切关注出血风险，必要时考虑降低氯吡格雷的剂量 37.5～50 mg/d
	*1/*1	EM	建议行标准剂量的氯吡格雷（75 mg/d）治疗
	*1/*2，*1/*3，*2/*17，*3/*17	IM	1. 氯吡格雷抵抗风险中等，高血栓风险的可考虑增加剂量 2. PCI 术后 1 周至 1 月内使用双倍剂量氯吡格雷（150 mg/d），之后改为 75 mg/d 常规剂量 3. 换用其他不经 CYP2C19 代谢的抗血小板药物如替格瑞洛、西洛他唑等
	*2/*2，*2/*3，*3/*3	PM	1. 氯吡格雷抵抗风险高，治疗无效风险大大增加，建议换用其他不经 CYP2C19 代谢的抗血小板药物如替格瑞洛、西洛他唑等 2. PCI 术后可以联用其他抗血小板药

【注意事项】

1. 试剂盒适用于使用 EDTA 抗凝新鲜血液中提取的人类基因组 DNA 检测，提取的 DNA 需用紫外分光光度计测定浓度及纯度，$A_{260/280}$ 在 1.8～2.0，提取 DNA 样本于 –20℃ 保存，保存时间不超过 6 个月。

2. 试剂盒仅供体外诊断使用，不同批号试剂不能混用。

3. 试剂盒应于 –20℃ 以下保存，冻融次数不多于 6 次。

4. 试剂盒内弱阳性对照不具有传染性，使用时建议视为具有潜在传染性物质进行处理。用剩试剂及实验过程中的废弃物建议按照医疗废弃物进行处理。

【讨论与思考】

1. 简述 qPCR 扩增时 C_t 值含义？C_t 值偏大原因是什么？如何处理？

2. 经皮冠状动脉介入治疗（PCI）术后，患者 CYP2C19 基因检测结果为 IM，作为临床药师如何建议患者用药？

【临床案例】 患者，男，58 岁，因"反复胸闷 3 月，再发 1 天"入院。此次发作胸痛性质同前，持续时间较长，休息后无明显缓解。既往史：患高血压多年，最高血压 198/112 mmHg，口服美托洛尔缓释片 47.5 mg，每日一次；苯磺酸氨氯地平片 5 mg，每日一次，目前血压控制尚可。2 个月前患者行冠脉造影提示左前降支、左旋支和右冠状动脉多处明显狭窄，行球囊扩张术＋支架形成术，术后给予硫酸氢氯吡格雷片 75 mg，每日一次；阿司匹林肠溶片 100 mg，每日一次；阿托伐他汀钙片 20 mg，每晚一次。

体格检查：体温 36.5℃，心率 89 次/分，呼吸 20 次/分，血压 122/70 mmHg，神志清楚，自主体位，营养良好，心律齐，各瓣膜听诊区未闻及明显杂音，双肺呼吸音清，腹软，无压痛及反跳痛。心电图显示窦性心律，异常 Q 波。

入院诊断：稳定型心绞痛；高血压 3 级（很高危）；腔隙性脑梗死。

治疗方案：治疗上予抗血小板、降脂稳斑、降血压等措施。患者入院后进行 CYP2C19 基因检测，继续给予阿司匹林肠溶片 100 mg，每日一次；氯吡格雷 75 mg，每日一次；单硝酸异山梨酯缓释片 60 mg，每日一次；美托洛尔缓释片 47.5 mg，每日一次；阿托伐他汀钙片 20 mg，每晚一次；苯磺酸氨氯地平片 5 mg，每日一次。CYP2C19 基因检测结果显示：CYP2C19*2 为 GG 型，CYP2C19*3 为 AA 型，CYP2C19*17 为 CC 型。检测结果表明该患者 CYP2C19 基因为 PM，考虑患者可能存在氯吡格雷抵抗。因此，将硫酸氢氯吡格雷片调整为替格瑞洛片 90 mg，每日两次，患者未再发作心绞痛。

出院带药：阿司匹林肠溶片 100 mg，每日一次；替格瑞洛片 90 mg，每日两次；单硝酸异山梨酯缓释片 60 mg，每日一次；美托洛尔缓释片 47.5 mg，每日一次；阿托伐他汀钙片 10 mg，每晚一次；苯磺酸氨氯地平 5 mg，每日一次。

分析：氯吡格雷为前体药，主要依赖 CYP2C19 代谢成活性代谢产物发挥抗血小板疗效。CYP2C19 基因存在多态性，有四种代谢类型：EM（*1/*1）；UM（*1/*17，*17/*17）；IM（*1/*2，*1/*3，*2/*17，*3/*17）；PM（*2/*2，*2/*3，*3/*3）。常规剂量氯吡格雷在 PM 患者中产生的活性代谢物减少，抑制血小板聚集作用下降，患者血栓形成风险增加；UM 患者使用氯吡格雷后活性代谢产物增加，抑制血小板聚集作用增强，出血风险增加。美国 FDA 修改的氯吡格雷说明书中用黑框警示，CYP2C19 基因型检测结果应作为医生调整治疗策略的参考。

本案例中患者 *CYP2C19* 基因为 PM，氯吡格雷治疗效果不佳，出现了抵抗现象，在后续治疗中将抗血小板药物调整为替格瑞洛后，患者未再发作心绞痛。因此，利用基因检测等技术指导 PCI 术后抗血小板聚集治疗尤为重要，能提高患者抗血小板治疗的有效性，改善患者远期预后。

（杨　欣　李咏梅　王江林）

实验 4　别嘌醇药物基因检测

别嘌醇是一种黄嘌呤氧化酶抑制剂，能够抑制尿酸合成，临床用于高尿酸血症、慢性痛风、痛风石、尿酸性肾结石和尿酸性肾病的治疗。根据国家不良反应监测中心病例报告数据库显示，别嘌醇导致的严重皮肤不良反应超敏综合征、史-约（Stevens-Johnson）综合征和中毒性表皮坏死松解症（SJS/TEN）仍有发生。现有研究显示，中国人群中携带 *HLA-B*5801* 等位基因和别嘌醇等药物诱发的严重皮肤不良反应显著相关。临床基因检测表明：未携带 *HLA-B*5801* 等位基因的患者，服药后发生严重皮肤不良反应的风险低，可以使用别嘌醇进行治疗；携带 *HLA-B*5801* 等位基因的患者，服药后发生严重皮肤不良反应的风险高，不建议使用别嘌醇进行治疗。因此，临床上常通过检测 *HLA-B*5801* 基因指导别嘌醇的精准用药，减少严重不良反应发生。

【实验目的】

1. 掌握药物代谢酶 *HLA-B*5801* 基因检测方法。

2. 熟悉 *HLA-B*5801* 基因检测结果分析及其对别嘌醇的个体化用药指导。

【临床应用】　使用别嘌醇进行降尿酸治疗患者的个体化用药指导。

【实验材料】

1. 实验器材　同前。

2. 实验试剂及药品　血液基因组 DNA 提取试剂盒、人类 *HLA-B*5801* 基因检测试剂盒（PCR-荧光探针法）等。

3. 实验标本　无传染性疾病患者的新鲜血液样本（须经伦理委员会批准，仅供教学实验）。

【实验步骤】

1. 试剂准备

（1）从冰箱中取出试剂盒，平衡至室温。人类 *HLA-B*5801* 基因检测试剂盒中有 B*5801 反应液、B*5801 酶混合液、阴性对照、阳性对照组分（表 2-67），取各组分充分融解，快速离心 10 s。

（2）核算当次实验所需要的反应数 n，按照 43.5 μL PCR 反应液和 1.5 μL 酶混合液的比例取相应量试剂，充分混匀后按 45 μL/孔分装到 n 个反应管内。PCR 反应管转移至样本准备区，剩余试剂放回 –20℃ 冰箱冷冻避光保存。

表 2-67　HLA-B*5801 基因检测试剂盒成分

管号	组分标签名称	主要组成成分
1	B*5801 反应液	PCR 反应液、特异性引物和探针、内标引物、探针
2	B*5801 酶混合液	Taq DNA 聚合酶、UNG 酶
3	阴性对照	三（羟甲基）氨基甲烷盐酸缓冲溶液
4	阳性对照	质粒和内标质粒混合液

2. 样本准备

（1）样本 DNA 提取：参照试剂盒说明进行血液样本 DNA 提取。所提取 DNA 需用紫外分光光度计测定浓度及纯度，要求 DNA 吸光度值 $A_{260/280}$ 在 1.7～2.0。提取的 DNA 样本 1～3 天内使用，可以放置在 4℃短暂保存，否则须置于 -20℃。

（2）加样

1）将待测样本、弱阳性对照和空白对照组 DNA 加入装有 PCR 反应液的管中，加入量为 5 μL/孔。待测样本的基因组 DNA 推荐浓度为 10～100 ng/μL。

2）将 PCR 反应管转移到核酸扩增区进行上机检测。

3. PCR 扩增

（1）取准备好的样品 PCR 反应管，放置在仪器样品槽相应位置。按表 2-68 设置仪器扩增相关参数，开始进行 PCR 扩增。PCR 参数设置见表 2-68。

表 2-68　PCR 仪扩增相关参数

步骤	温度	时间	循环数（次）
1	50℃	2 min	1
2	95℃	10 min	1
3	95℃	15 s	45，其中▲为信号采集点。
	60℃	30 s	
	72℃	30 s ▲	

（2）反应结束后，根据扩增曲线和荧光阈值，得到不同通道 C_t 值并进行结果判定。

4. 结果判定及解读

（1）试剂盒有效性判定

1）阳性对照：HLA-B*5801 基因 C_t 值≤35，扩增曲线有明显指数增长期。

2）空白对照：无扩增曲线，或者扩增曲线为直线或轻微斜线，无明显指数增长期，无 C_t 值或 C_t 值≥38。

3）上述两个条件必须同时满足，否则本次实验无效，应重新检测。

（2）检测结果的判定：样本检测结果按照表 2-69 进行判定。

表 2-69　HLA-B*5801 基因阳性判断值

反应液	HLA-B 基因通道 1	HLA-B 基因通道 2	HLA-B*5801 结果
B*5801 反应液	C_t 值≤38	C_t 值≤38	阳性
	C_t 值≤38	C_t 值>38	阴性
	C_t 值>38	C_t 值>38	阴性
	C_t 值>41	C_t 值≤38	阴性
	38<C_t 值≤41	C_t 值≤38	灰区 *

*：HLA-B 基因通道 C_t 值处于灰区（38<C_t 值≤41），则需重复测试，若重复测试仍在检测灰区，则进行测序结果确认

（3）结果解读：根据 HLA-B*5801 结果，参考表 2-70 指导别嘌醇个体化用药。

表 2-70　别嘌醇个体化用药建议

HLA-B*5801 结果	不良反应风险	个体化用药建议
阴性	不携带 HLA-B*5801 等位基因，别嘌醇发生严重不良反应的风险低	根据临床需求可以使用别嘌醇治疗
阳性	提示至少携带一个 HLA-B*5801 等位基因，别嘌醇发生严重不良反应的风险高	不建议使用别嘌醇治疗

【注意事项】　同前。

【讨论与思考】　痛风患者 HLA-B*5801 基因检测阳性，如何指导别嘌醇的临床用药？

【临床案例】　患者，女，45 岁，因"全身皮疹 2 天"入院。7 年前患"乳腺癌"行微创治疗。患者因尿酸高（血尿酸为 538.0 μmol/L），半月前开始服用别嘌醇缓释胶囊治疗，250 mg，每日一次。

体格检查：体温 36.8℃，心率 78 次/分，呼吸 20 次/分，血压 132/72 mmHg。全身可见多处散在红色皮疹，主要位于后背部、前胸部、腹部，凸起于表面，伴轻度瘙痒，双肺呼吸音清，心律齐，各瓣膜听诊区未闻及杂音。

入院诊断：药物性皮炎（重症）和高尿酸血症。

治疗方案：综合分析患者用药及近期生活史，考虑别嘌醇引起的药物性皮炎可能性大，停用别嘌醇，给予甲泼尼龙 80 mg，每日一次，静脉滴注。同时进行 HLA-B*5801 基因检测，基因检测结果显示 HLA-B*5801 阳性，考虑患者出现皮疹与使用别嘌醇相关。治疗 6 天后患者皮疹减轻，继续给予甲泼尼龙 40 mg，每日一次，静脉滴注。一周后患者病情好转，全身皮疹明显消退，予办理出院。

出院带药：非布司他 40 mg，每日一次；甲泼尼龙片 20 mg，每日一次；依巴斯汀片 10 mg，每日一次；泮托拉唑肠溶片 20 mg，每日一次。

遗传学研究表明，人类白细胞抗原 HLA-B*5801 等位基因与别嘌醇诱导的严重皮肤不良反应（severe cutaneous adverse reaction，SCAR）关系密切，但在不同人群中存在较大差异。在东亚人群中，HLA-B*5801 等位基因最常见于汉族人、韩国人和泰国人等。中华医学会内分泌学分会在 2019《中国高尿酸血症与痛风诊疗指南（2019）》中建议使用别嘌醇前检测 HLA-B*5801 基因，评估患者发生严重不良反应的风险。因此，使用别嘌醇前检测 HLA-B*5801 基因可降低或避免别嘌醇诱导严重皮肤过敏反应的风险。本案例中患者 HLA-B*5801 基因检测阳性，发生别嘌醇诱导的严重皮肤不良反应风险较高，不推荐使用别嘌醇。

（杨　欣　李咏梅）

实验 5　阿托伐他汀药物基因检测

阿托伐他汀是羟甲基戊二酰辅酶 A（HMG-CoA）还原酶的选择性和竞争性抑制剂。HMG-CoA 还原酶作为胆固醇合成的限速酶，可将 3-羟基-3-甲基戊二酰辅酶 A 转化为甲羟戊酸，用于胆固醇合成。阿托伐他汀可降低血浆胆固醇水平，减少心肌梗死和卒中发生风险。全基因组关联研究发现，SLCO1B1 基因变异明显增加辛伐他汀治疗者的肌病风险，该基因编码有机阴离子转运多肽 1B1（organic anion transporting polypeptide 1B1，OATP1B1），这种多肽介导大多数他汀类药物的肝脏摄取。SLCO1B1 基因第 5 外显子 521T＞C（Val174Ala）多态性是亚洲人群的主要遗传变异形式，等位基因频率为 10%～15%，该多态性显著降低 OATP1B1 对其底物的摄取能力，使普伐他汀、阿托伐他汀和瑞舒伐他汀等药物的血药浓度升高。为降低临床使用阿托伐他汀患者发生严重不良反应的风险，提高用药依从性，可通过检测 *SLCO1B1* 基因来指导阿托伐他汀的个体化用药。

【实验目的】

1. 掌握药物代谢酶 *SLCO1B1* 基因检测方法 [桑格（Sanger）测序法]。

2. 熟悉 *SLCO1B1* 基因检测结果分析及其对他汀类药物的个体化用药指导。

【临床应用】 使用阿托伐他汀或其他他汀类药物治疗患者的个体化用药指导。

【实验材料】

1. 实验器材 PCR 仪、基因分析仪、紫外分光光度计、小型离心机、高速冷冻离心机、涡旋仪、冰箱等。

2. 实验试剂及药品 DNA 提取试剂盒、PCR Master Mix、纯化试剂盒（结合液、洗涤液、洗脱液、异丙醇、吸附柱、收集管、洗脱管等）、测序引物、BigDye Terminator v3.1、蒸馏水、ddH$_2$O、EDTA、无水乙醇、70% 乙醇溶液、POP-7 胶、Hi-Di 甲酰胺等。

3. 实验标本 患者新鲜抗凝全血（须经伦理委员会批准，仅供教学使用）。

【实验步骤】

1. DNA 提取 参照 DNA 提取试剂盒说明书提取血液样本中的 DNA。采用紫外分光光度法测定样本浓度及纯度，样本 DNA 的最佳吸光度比值 $A_{260/280}$ 在 1.8～2.0。

2. PCR 扩增

（1）PCR 反应体系见表 2-71。

表 2-71 *SLCO1B1* 基因扩增的 PCR 反应体系

成分	体积
DNA 模板	8.0 μL
正向引物	0.5 μL
反向引物	0.5 μL
PCR Master Mix	25.0 μL
蒸馏水	16.0 μL
总体积	50.0 μL

（2）PCR 扩增条件见表 2-72。

表 2-72 *SLCO1B1* 基因 PCR 扩增条件

参数	预变性	36 次循环			最后延伸
		变性	退火	延伸	
温度	95℃	95℃	52℃	72℃	72℃
时间（m:ss）	5:00	0:30	0:30	0:30	10:00

3. PCR 产物纯化（离心/真空柱）

（1）取 200 μL 结合液与 50 μL PCR 产物充分混匀，将样本添加到吸附柱，室温 10 000 g 离心 1 min，弃废液，将吸附柱放入收集管中。

（2）收集管中加入 650 μL 洗涤液，10 000 g 离心 1 min，重复洗涤 2 次。

（3）吸附柱放入洗脱管中，在吸附膜中心加入 50 μL 洗脱液或 ddH₂O，吸附柱在室温下孵育后 10 000 g 离心 2 min，获得纯化的 PCR 产物。

4. DNA 测序反应体系

（1）配制测序反应体系（标准），配方见表 2-73。

表 2-73　*SLCO1B1* 基因测序反应配方

成分	体积
BigDye	8 μL
引物（3.2 pmol/μL）	2 μL
蒸馏水	8 μL
模板（200～500 bp，10 ng/μL）	2 μL
总体积	20 μL

（2）DNA 测序条件见表 2-74。

表 2-74　*SLCO1B1* 基因测序条件

参数	孵化	25 次循环			保温
		变性	退火	延伸	
温度	96℃	96℃	50℃	60℃	4℃
时间（m:ss）	1:00	0:10	0:05	4:00	直到准备好纯化

5. 测序和结果分析　纯化后的 PCR 产物用 10 μL Hi-Di 甲酰胺重悬，上机测序并分析结果。获得峰图后对其进行命名和分析，判断是否存在基因突变以及突变类型（图 2-2）。

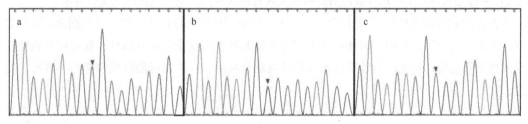

图 2-2　*SLCO1B1* 521T＞C 基因测序示例
a. 野生型（T/T）；b. 突变杂合子（T/C）；c. 突变纯合子（C/C）

SLCO1B1 521T＞C 多态性表现为三种基因型：521TT（野生型纯合子）、521TC（突变型杂合子）和 521CC（突变型纯合子）。携带 521TC 和 521CC 等位基因的患者使用辛伐他汀和西立伐他汀时发生肌病的风险显著增加，应避免使用高剂量他汀类药物，具体可参照 FDA 推荐剂量表（表 2-75）。

表 2-75　*SLCO1B1* 521T＞C 基因型与用药剂量的关系（mg/d）

药物	*SLCO1B1*c.521TT	*SLCO1B1*c.521TC	*SLCO1B1*c.521CC	正常剂量范围
辛伐他汀	80	40	20	5～80
匹伐他汀	4	2	1	1～4
阿托伐他汀	80	40	20	10～80

【注意事项】

1. 纯化试剂盒缓冲液含有盐酸胍和异丙醇。操作过程中注意个人防护。

2. 洗涤液中的痕量乙醇会抑制下游酶促反应,去除洗涤液须彻底。

【讨论与思考】

1. 试述 Sanger 法测序的优点和适用范围。

2. 他汀类药物基因检测位点有哪些?

【临床案例】 患者,女,56 岁,因"四肢麻木 4 年余,加重伴头晕 1 周"入院。患者于 4 年前突然出现四肢麻木,以躯干、双上肢为主,伴胸腹部麻木、束带感,视物模糊,以左眼为主。近 1 周以来,患者自觉四肢麻木较前加重,左侧肢体较明显,伴有头晕,以昏沉感为主,在家自测血压,收缩压达 180 mmHg。既往史:高血压,脑梗死,具体病史不详。目前规律口服氯吡格雷和他汀类药物。

体格检查:体温 36.5℃,心率 64 次/分,呼吸 20 次/分,血压 147/96 mmHg,双肺呼吸音清,左肺底可闻及干湿啰音,余肺未闻及干湿啰音。心律齐,心脏各瓣膜听诊区未闻及杂音。腹软,无压痛,肝、脾肋缘下未扪及。双下肢无水肿。

入院诊断:视神经脊髓炎;高血压 3 级(极高危);脑梗死。

治疗方案:给予降压、抗血小板、降脂和改善认知功能等治疗。入院后完善 *SLCO1B1* 521T>C 多态性检测,给予氨氯地平片 10 mg,每日一次;氯吡格雷片 75 mg,每日一次;阿托伐他汀钙片 20 mg,每晚一次;银杏内酯注射液 4 mL,每日一次。*SLCO1B1* 521T>C 多态性检测结果显示 *SLCO1B1* 521T>C 为 CC 型,表明该患者 OATP1B1 转运活性降低,使用高剂量他汀容易发生肌病等不良反应。

分析:几乎所有他汀类药物都是 OATP1B1(*SLCO1B1* 基因编码)底物。*SLCO1B1* 521T>C 多态性表现为三种基因型:521TT(野生型纯合子)、521TC(突变型杂合子)和 521CC(突变型纯合子)。携带 CC 基因型人群服用阿托伐他汀后血药浓度较普通人升高,发生肌病的风险显著增加。

该患者 *SLCO1B1* 521T>C 基因型为 CC 型,目前阿托伐他汀已达到最大用药剂量,降脂效果良好,未发生药物不良反应。后续治疗中应继续监测药物的安全性和有效性,如对阿托伐他汀不耐受或血脂不达标,可考虑与非他汀类降脂药物联合应用,以确保降脂效果和降低不良反应发生风险。

(黄运英)

实验 6 他克莫司药物基因检测

他克莫司(FK-506)是选择性钙调磷酸酶抑制剂,可降低 T 淋巴细胞中 IL-2 等细胞因子转录,抑制机体免疫功能,临床主要用于器官移植患者的抗排斥治疗。由于不同个体间代谢差异大,某些患者服药后因血药浓度过低,达不到治疗效果而发生排斥反应,另一些患者则因血药浓度过高而引发中毒风险。

体内他克莫司的代谢酶主要为 CYP3A4 和 CYP3A5,后者对他克莫司的内在清除率更高。*CYP3A5* 等位基因多达 25 种以上,其中最具功能意义的是 *CYP3A5*3*。*CYP3A5*3* 突变可使终止密码子提前,导致 CYP3A5 酶缺乏。因此,*CYP3A5*3/*3* 被定义为 PM。*CYP3A5*3* 等位基因在中国人群中的突变率为 71%～76%。CYP3A5 PM 患者对药物的代谢减少，易出现毒性反应；EM 对药物有更高的清除率，常规剂量用药可能会达不到疗效。

【实验目的】

1. 掌握药物代谢酶 CYP3A5*3 基因检测方法。

2. 熟悉 CYP3A5*3 基因检测结果分析及其对他克莫司的个体化用药指导。

【临床应用】 使用他克莫司进行抗排斥治疗患者的个体化用药指导。

【实验材料】

1. 实验器材 一次性真空抽血管（EDTA 抗凝管）、离心管、灭菌的枪头，无水乙醇（96%～100%）、八联管、Q24 板、水平振荡仪、涡旋仪、真空工作站、QIAGEN PyroMark Q24 等。

2. 实验试剂及药品 核酸提取及纯化试剂（A 型）、测序反应通用试剂盒、测序试剂等。

3. 实验样本 患者血液样本 2～3 mL（须经伦理委员会批准，仅供教学实验使用）。

【实验步骤】

1. 使用焦磷酸测序技术检测他克莫司的药物基因型，具体方法见附 2-2。

2. 检测结果判定及解读

（1）将保存有测序结果的移动硬盘移至运行 PyroMark Q24 软件的计算机。PyroMark Q24 软件将自动对检测的峰值图进行质量评估，给出被检测序列端的碱基排列，并在碱基序列上方显示相应的颜色（图 2-3）。

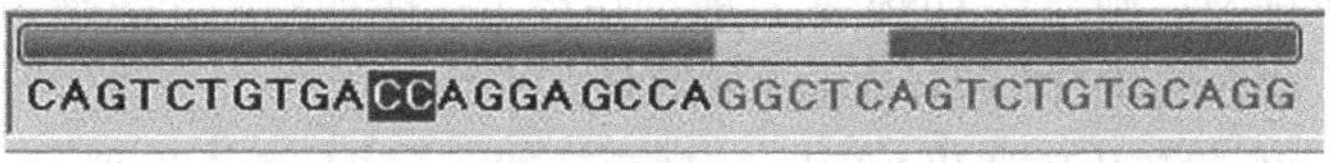

CAGTCTGTGA**CC**AGGAGCCAGGCTCAGTCTGTGCAGG

图 2-3 CYP3A5 *3 基因检测结果判定
颜色含义：蓝色——通过；黄色——需要检查；红色——测序失败

（2）等位基因峰图的分析：在预设的 CYP3A5 基因 *3（G＞A）位点显示所检测等位基因峰图，CYP3A5 基因频率分析呈蓝色，可以判断测序结果可靠。根据热图中等位基因 C 峰和 T 峰的显示频率，可判断 CYP3A5 基因 *3 位的基因型（表 2-76、表 2-77）。

表 2-76 CYP3A5*3 基因型判定

等位基因频率	CYP3A5*3 基因型
碱基 C 基因频率介于 85% 与 100%； 碱基 T 基因频率介于 0% 与 15%	GG
碱基 C、T 基因频率介于 35% 与 65%	GA
碱基 T 基因频率介于 85% 与 100%； 碱基 C 基因频率介于 0% 与 15%	AA

表 2-77 他克莫司检测基因表型及意义

基因名称	中文名称	意义
CYP3A5* 3 （6986A＞G）	细胞色素氧化酶 3A5 *3（6986A＞G）	AA 型：代谢能力增强，需要较高的剂量 GA 型：代谢能力增强，需要较高的剂量 GG 型：代谢能力减弱，常规用药剂量

【注意事项】 同焦磷酸测序法。

【讨论与思考】 肾移植患者 *CYP3A5* 基因检测结果为 GA，临床药师如何指导患者用药？

【临床案例】 患者，女，46 岁，肾移植术后 4 月，认知功能障碍 5 天，发热半日。患者于 4 月前行同种异体肾移植术，术后给予环孢素 + 西罗莫司 + 吗替麦考酚酯 + 激素免疫抑制治疗，考虑出现排斥反应，需调整治疗方案，将环孢素改为他克莫司。他克莫司 *CYP3A5* 基因检测显示为 GG 型（突变纯合子）。

问题：根据该患者基因检测结果如何指导临床用药？

分析：该患者 *CYP3A5* 基因型为 GG（突变纯合子），提示该基因突变可能使 CYP3A5 酶活性降低，导致他克莫司体内代谢速度减慢，血药浓度升高。相较于 *CYP3A5* 基因型为 AA、GA 的患者，GG 基因型为 PM，患者在较低剂量即可达到目标血药浓度。因此，建议该患者使用他克莫司标准起始剂量治疗即可。

（曾彩芳　孙秀漫）

附 2-2：焦磷酸测序法

焦磷酸测序（pyrosequencing）是一种新型酶联测序技术，适用于对已知短序列 DNA 的测序分析，其重复性和精确性可与 Sanger 法 DNA 测序相媲美，具有高通量、快速的优点。

【实验原理】 焦磷酸测序是由四种酶催化同一反应体系中的 DNA 发生聚合反应，四种酶分别为 DNA 聚合酶（DNA polymerase）、ATP 硫酸化酶（ATP sulfurytase）、萤光素酶（luciferase）和三磷酸腺苷双磷酸酶（apyrase）。每一轮测序反应体系中只加入一种脱氧核苷酸三磷酸（dNTP）。如果该 dNTP 与模板配对，则会在 DNA 聚合酶的作用下，添加到测序引物 3′ 端，同时释放出一分子焦磷酸（PPi）。掺入的 dNTP 和释放的 PPi 等量。

反应体系中的 ATP 硫酸化酶催化 PPi 与 5′-磷酰硫酸（APS）结合生成 ATP，在萤光素酶作用下 ATP 和荧光素结合形成氧化荧光素，同时产生可见光，可见光强度与反应体系中的 ATP 量成正比。通过电荷耦合器（charge coupled device，CCD）的感应器检测到光信号，在裂解色谱图（pyrogram）中原始数据显示为波峰，每个峰的高度（光信号）与结合的核苷酸数量成正比。随着三磷酸腺苷双磷酸酶不断降解未被掺入的核苷酸和 ATP，推动整个反应体系的进行（图 2-4）。

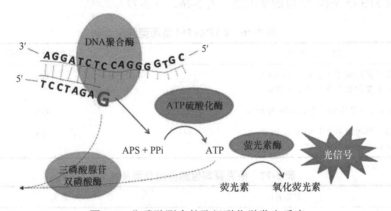

图 2-4　焦磷酸测序的酶级联化学发光反应

【实验材料】

1. 实验器材　PCR 仪、焦磷酸测序仪、离心机、振荡器、1.5 mL 离心管、5 mL 离心管、25 mL 具塞刻度试管、5 mL 注射器、离心管架、记号笔、移液枪和吸头（0.2 mL、1 mL）、干棉花、烧杯、废液杯等。

2. 实验试剂及药品　待测基因位点的测序反应通用试剂盒（焦磷酸测序法）等。

3. 实验标本　EDTA 抗凝的人血液样本（须通过医院伦理委员会备案，仅用于教学），样本在 2～8℃保存，于一周内使用。

【实验步骤】

1. 血液样本 DNA 提取

（1）EDTA 抗凝血充分混匀，对样本进行编号。使用血液核酸抽提试剂盒进行样本 DNA 提取，参照血液样本 DNA 提取标准操作流程（图 2-5）。

（2）样本提取前加入蛋白酶 K，2000 r/min 离心 3～5 min，使 DNA 充分游离。

（3）提取的 DNA 样本可在 2～8℃保存一周，或 -20℃保存一个月。

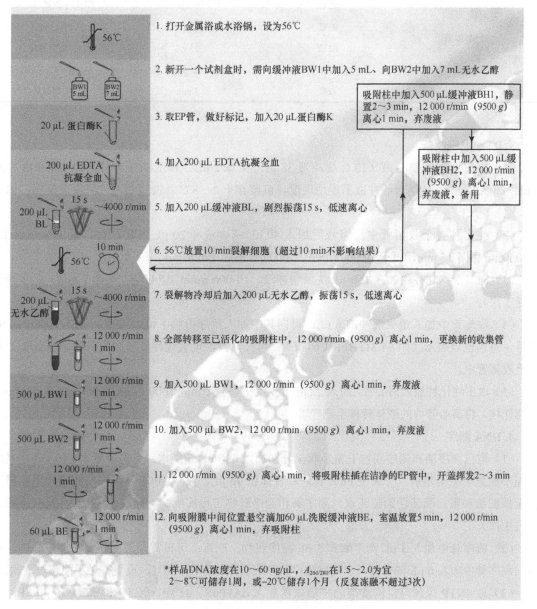

图 2-5　血液样本 DNA 提取标准操作流程

2. 样本 DNA 扩增

（1）扩增试剂：从测序反应通用试剂盒中取出 PCR 反应液、Taq 酶与扩增引物对。室温融化并振荡混匀，2000 r/min 离心 10 s，注意避免产生气泡。根据样本数确定扩增反应管数，计算 PCR 反应液、Taq 酶与扩增引物对用量。

（2）加样：按需配制 PCR 反应体系，反应体积为 25 μL：PCR 反应液 22 μL、Taq 酶 1 μL、扩增引物对 1 μL、DNA 模板 1 μL（扩增引物对以 P+ 编号 + 基因位点表示，如 *P4-MTHFR* C677T）。样本直接加入 PCR 反应液内，为避免样本黏附管壁，盖紧管盖后短暂离心 10 s。

（3）扩增反应：将反应管按顺序放入 PCR 扩增仪内，反应条件设置见表 2-78，运行程序。

表 2-78　PCR 反应循环条件设置

25 μL 体系	25℃	10 min	1 次循环
	95℃	5 min	1 次循环
	95℃	25 s	
	62℃	25 s	50 次循环
	72℃	25 s	
	72℃	5 min	1 次循环

注意：PCR 产物可在 2～8℃暂存 1 周

3. DNA 单链制备

（1）按比例配制结合液（结合缓冲液 38 μL+ 微珠 2 μL）和洗涤缓冲液（10× 洗涤缓冲液 1 μL+ 超纯水 9 μL）。结合缓冲液需现用现配，可暂存于 2～8℃；洗涤缓冲液可提前配制，储存于室温。

（2）纯化柱置于收集管中，编号后加入 40 μL 结合液和 20 μL PCR 产物。置于振荡器上，1100 r/min 振荡 15 min，再于 10 000 r/min（7000 g）离心 1 min。

（3）向每个纯化柱中加入 150 μL 洗涤缓冲液，10 000 r/min（7000 g）离心 1 min（此步骤共重复 3 次）。

（4）收集管中加入退火缓冲液 6 μL，再向其中加入测序引物 1 μL。注意：测序引物对以 S+ 编号 + 基因位点表示（如 S4-MTHFR C677T）；可按需预混退火缓冲液和测序引物，然后取 7 μL 加至收集管中。

（5）取出纯化柱放入离心管，加入 22 μL 变性液，静置 2 min，5000 r/min（3300 g）离心 1 min，弃纯化柱，将离心管内的液体转移至测序管。

4. DNA 测序

（1）取出测序酶和测序底物干粉小瓶，分别加入 620 μL 超纯水，室温静置 5～10 min，其间轻摇小瓶直至完全溶解，分装至 PCR 管，每管体积 90 μL。注意：PCR、测序酶和底物用水需选择无核酸酶和蛋白酶活性的超纯水。测序酶和测序底物可提前配制，储存于 –20℃（反复冻融不超过 3 次）。

（2）测序管中加入 3 μL 测序酶和 3 μL 测序底物。注意：可按需预混测序酶和测序底物，直接向测序管中加入 6 μL 混合物（未用完测序酶和底物须保存在 –20℃，反复冻融不能超过 3 次）。

（3）取 dNTP 排管，自圆滑端向平端依次加入 dATPαS、dTTP、dGTP 和 dCTP 各 20 μL。排

管轻磕桌面，使液体沉积于底部。注意：dNTP 须按顺序加样，未用完 dNTP 排管用铝箔纸封口防止挥发，置于 2～8℃储存。

（4）准备清洗水槽：将纯水加入清洗水槽中至没过毛刷，吸水纸置于清洗水槽指定位置。

（5）启动计算机，同时打开焦磷酸测序仪电源开关（务必等待 1 min 后再双击运行测序软件，否则会损坏测序仪的取样针）。

（6）运行 iLight 测序软件。单击"托盘进出"按钮，待托盘移出后，将清洗水槽、dNTP 排管、测序管放入指定位置。再次单击"托盘进出"按钮收回托盘。注意 dNTP 排管放置方向（圆滑端和平端）。

（7）点击"新建"按钮，从 A-I 下拉菜单中选择待测序项目，输入对应的样本数量。点击"开始测序"按钮，按照提示对话框内容，确保准备工作完成后，点击"确定"按钮进行测序。

（8）测序结束时软件弹出"结束"对话框，点击"确定"按钮（测序耗时为一个碱基约 1 min）。点击"保存"按钮保存测序结果文件。点击"输出报告"按钮输出基因测序结果（EXCEL 格式）。注意：关机顺序与开机相反。

5. DNA 测序结果分析

（1）将保存有测序结果的 U 盘移至运行 PyroMark Q24 软件的计算机。PyroMark Q24 软件将自动对检测的峰值图进行质量评估，给出被检测序列端的碱基排列，并在碱基序列上方显示相应颜色。

（2）结果有效性判读：试剂盒空白对照品检出率为 0，仪器校准品检出率为 100%，阳性对照品分型均准确的状态下，DNA 测序结果判定为有效。分析软件将自动给出分型结果和等位基因峰图。

【注意事项】

1. 实验全过程应穿着工作服，佩戴一次性 PE 和橡胶手套。测序结束后不要打开管盖，应密封丢弃于指定容器内。本实验所使用的临床血液样本、试剂具有潜在危险性，使用后应作为临床废弃物处理。

2. 实验操作严格按照分子生物学技术要求，各实验区样本、试剂均为专用，避免交叉污染。实验结束后用 500 mg/L 有效氯含量及 70% 乙醇溶液清洁实验工作台和移液器，并用紫外线灯照射，以减少实验室污染。

3. 每次实验均应设置阴性、阳性质控。

4. 不同批号试剂组分不得混用或互换。

（何　进　李咏梅）

第四章　药动学实验

实验 1　布洛芬在大鼠体内的药动学测定

布洛芬为常用非甾体抗炎药，临床主要用于缓解头痛、关节痛等轻中度疼痛，也可用于普通感冒或流行性感冒引起的发热。布洛芬为苯丙酸衍生物，口服吸收完全，血药浓度达峰时间为 1～2 h，血浆蛋白结合率超过 99%，主要经肝代谢，由肾排泄，血浆半衰期约为 2 h。布洛芬药动学测定可为不同个体的临床用药提供科学指导。

本实验分别通过口服（灌胃）给予大鼠低、中、高剂量布洛芬，随后经眼眶后静脉丛连续采血，采用蛋白沉淀法进行血浆样品处理，使用 HPLC 测定血浆药物浓度，计算布洛芬的药动学参数。

【实验目的】　掌握布洛芬药动学实验各采血时间点的设计及相关药动学参数的计算方法。

【实验材料】

1. 实验器材　高效液相色谱仪、离心机、涡旋仪、电子天平、毛细吸管、灌胃针头、注射器等。

2. 实验试剂及药品　布洛芬、布洛芬标准品、酮洛芬标准品（内标）、甲醇、乙腈、20 mmol/L 磷酸二氢钠缓冲液（磷酸调 pH 至 3.0）、超纯水、75% 乙醇溶液、50% 甲醇溶液等。

3. 实验动物　健康成年 SD 大鼠或 Wistar 大鼠，体重 180～220 g，雌雄不限。

【实验步骤】

1. 动物实验

（1）实验动物：准备大鼠尾部标记编号，称重后随机分为 20 mg/kg、40 mg/kg、80 mg/kg 三个给药剂量组。

（2）给药及采血：三组大鼠通过灌胃方式给予相应剂量的药物，并分别于给药前和给药后 30 min、1 h、1.5 h、1.75 h、2 h、2.25 h、2.5 h、3 h、4 h、6 h、8 h 和 10 h 采集血液约 0.3 mL，置于肝素离心管中，采集的血液样本于 1000 g 离心 10 min，吸取上清（血浆），于 –20℃储存待测。

2. 血浆样本检测

（1）溶液、质控样品制备

1）布洛芬储备液：取布洛芬标准品 100 mg，精密称定，用 50% 甲醇溶液溶解定容至 10 mL，获得浓度为 10 mg/mL 的布洛芬储备液。

2）内标工作液：取酮洛芬标准品 40 mg，精密称定，用甲醇溶解定容至 100 mL，获得浓度为 400 μg/mL 的内标工作液。

3）标准曲线工作液：取布洛芬储备液，用 50% 甲醇溶液稀释至浓度为 10 μg/mL、20 μg/mL、100 μg/mL、200 μg/mL、1000 μg/mL、1600 μg/mL 和 2000 μg/mL 的标准曲线工作液（表 2-79）。

4）质控样品工作液：取布洛芬储备液，用 50% 甲醇溶液稀释至浓度为 30 μg/mL、800 μg/mL 和 1500 μg/mL 的质控样品工作液（表 2-80）。

表 2-79 布洛芬标准曲线工作液的制备

编号	浓度（μg/mL）	加入溶液			50% 甲醇溶液体积（μL）
		编号	浓度（μg/mL）	体积（μL）	
Cal7	2000	Stock	10 000	200	800
Cal6	1600	Stock	10 000	160	840
Cal5	1000	Stock	10 000	100	900
Cal4	200	Cal7	2000	100	900
Cal3	100	Cal5	1000	100	900
Cal2	20	Cal4	200	100	900
Cal1	10	Cal3	100	100	900

表 2-80 布洛芬质控样品工作液的制备

编号	浓度（μg/mL）	加入溶液			50% 甲醇溶液体积（μL）
		编号	浓度（μg/mL）	体积（μL）	
HQC	1500	Stock	10 000	150	850
MQC	800	Stock	10 000	80	920
LQC	30	HQC	150	200	800

5）血浆标准曲线和质控样品的制备：取布洛芬标准曲线/质控样品工作液 5 μL，加入 95 μL 大鼠空白血浆，涡旋混匀（表 2-81）。

表 2-81 布洛芬血浆标准曲线和质控样品的制备

编号	血浆浓度（μg/mL）	工作液浓度（μg/mL）	工作液体积（μL）	空白血浆体积（μL）
Cal1	0.5	10	5	95
Cal2	1	20	5	95
Cal3	5	100	5	95
Cal4	10	200	5	95
Cal5	50	1000	5	95
Cal6	80	1600	5	95
Cal7	100	2000	5	95
LQC	1.5	30	5	95
MQC	40	800	5	95
HQC	75	1500	5	95

（2）血浆样品处理：取 100 μL 血浆样品，加入 10 μL 内标工作液，涡旋混匀后加入 300 μL 乙腈，涡旋 30 s。20 000 g 离心 5 min，取上清待测。

（3）HPLC 分析条件：选择色谱柱 C_{18} 色谱柱（4.6 mm×250 mm，3.5 μm），流动相为乙腈：20 mmol/L 磷酸二氢钠缓冲液（60∶40，V/V），流速 1 mL/min，紫外检测波长设置为 220 nm，进样体积 20 μL。

（4）血浆布洛芬浓度测定：双空白样品（空白血浆 100 μL）用于考察并控制血浆对药物和内标检测的干扰。零值样品（空白血浆 100 μL）用于考察内标对药物检测的干扰。完整的分析批包括双空白样品、零值样品、标准曲线、质控样品和待测样品，其中质控样品数量应不少于待测样品数量的 5%，且每个浓度质控样品数量不少于 2 个。以上样品均按照"血浆样品处理方法"操作（其中双空白样品不添加内标工作液），通过 HPLC 分析待测样品中布洛芬浓度。检测时进样顺序为双空白样品、零值样品、标准曲线和待测样品，注意在检测过程中将质控样品按固定间隔置于待测样品分析序列（以控制质量）。

3. 参数计算

（1）标准曲线和质控样品

1）以标准曲线样品布洛芬和内标样品酮洛芬的理论浓度比值为横坐标，布洛芬和酮洛芬的峰面积比值为纵坐标，用加权最小二乘法（权重因子为 $1/x^2$）拟合直线回归方程，R^2 应不小于 0.99，通过回归方程计算浓度后，定量下限的偏差应不超过 ±20%，其他浓度点的偏差应不超过 ±15%。

2）质控样品的接受标准为实测浓度与理论浓度偏差不超过 ±15%，在一个分析批中应至少有 2/3 的质控样品符合接受标准，且每个浓度的质控样品应不少于 1/2 符合接受标准。

（2）药动学参数计算：采用非房室模型计算峰浓度（C_{max}）、达峰时间（T_{max}）、半衰期（$t_{1/2}$）和血药浓度–时间曲线下面积（AUC）等主要药动学参数，也可使用 WinNonlin、MAS 等药动学软件计算相关参数。

1）峰浓度和达峰时间：直接读取实测值。

2）半衰期：对血药浓度–时间（C-t）曲线进行半对数变换作图（ln$C$-t），对末端点直线部分进行线性回归，求得回归方程斜率的绝对值 λ，$t_{1/2} = 0.693 / \lambda$。

3）AUC：AUC_{0-t} 采用梯形法计算，$AUC_{0-\infty} = AUC_{0-t} + C_t / \lambda$，其中 C_t 为血药浓度–时间曲线最后一个时间点的浓度。

4）线性药动学评价：将不同剂量组的峰浓度和 AUC 进行剂量校正（目标参数除以给药剂量），采用单因素方差分析（one-way ANOVA）评价不同剂量组间是否具有统计学差异。

【注意事项】 准确记录给药时间和采血时间，如实际采血时间与计划时间发生偏差，应使用实际采血时间计算药动学参数。

【讨论与思考】

1. 如何设计布洛芬药动学实验中的采血时间点？

2. 生物样本分析方法的标准曲线和质控样品浓度的设计原则是什么？方法学验证手段有哪些？

（卢浩扬 温预关）

实验 2 对乙酰氨基酚在家兔体内的绝对生物利用度测定

对乙酰氨基酚是临床常用的退热药，属于非甾体抗炎药，通过抑制前列腺素合成酶而发挥解热镇痛作用。对乙酰氨基酚口服后血药浓度达峰时间为 0.5～2 h，血浆蛋白结合率为 25%～50%，90%～95% 经肝脏代谢，主要通过与葡萄糖醛酸结合排出体外，血浆半衰期为 1～4 h。对乙酰氨基酚半衰期较短，血药浓度较高，易于检测，因此适合作为教学实验的工具药。

生物利用度是指药物吸收后进入血液循环的速度和程度，分为绝对生物利用度和相对生物利用度。绝对生物利用度指药物吸收进入体循环的量与实际给药量之比，可用血管外给药和静脉给药的 AUC 之间比值进行计算。相对生物利用度指同一药物不同制剂之间吸收速度和程度的比值，常用于生物等效性研究。本实验分别通过灌胃和静脉注射给予家兔相同剂量的对乙酰氨基酚，经耳缘静脉连续采血，再用 HPLC 法测定血浆药物浓度，计算对乙酰氨基酚的药动学参数和口服绝对生物利用度。

【实验目的】 熟悉并掌握对乙酰氨基酚在家兔体内生物利用度的测定和计算方法。

【实验材料】

1. 实验器材 高效液相色谱仪、离心机、涡旋仪、电子天平等。

2. 实验试剂及药品 对乙酰氨基酚、对乙酰氨基酚标准品、茶碱标准品（内标）、100 U/mL 肝素钠、生理盐水、甲醇、乙腈、2 mmol/L 乙酸铵溶液、超纯水、75% 乙醇溶液、50% 甲醇溶液等。

3. 实验动物 健康成年家兔，体重 2～3 kg，雌雄不限。

【实验步骤】

1. 动物实验

（1）实验动物准备：将家兔随机分为 2 组，于耳部标记编号、称重。耳缘静脉放置留置针，给药前（0 min）采血约 0.5 mL，置于肝素化离心管中，采血后注入适量肝素钠（100 U/mL）溶液封管。

（2）家兔给药和采血

1）静脉给药的血样收集：按 1 mL/kg 剂量耳缘静脉注射对乙酰氨基酚溶液（50 mg/mL），于给药后 5 min、10 min、15 min、30 min、1 h、1.5 h、2 h、3 h、4 h、6 h 和 8 h 通过留置针采血约 0.5 mL，每次采血前丢弃 0.5 mL 血液（防止封管液干扰）。

2）灌胃给药的血样收集：按 10 mL/kg 剂量注入对乙酰氨基酚溶液（5 mg/mL），再注入适量生理盐水，使胃管中的药液全部进入胃内。于给药后 15 min、30 min、45 min、1 h、1.25 h、1.5 h、2 h、3 h、4 h、6 h 和 8 h 通过留置针采集血样约 0.5 mL（采血后注意事项同前）。

3）血样预处理：采集的血样于 1000 g 离心 10 min，吸取上清（血浆），于 –20℃储存待测。

2. 血浆样本检测

（1）溶液、质控样品制备

1）对乙酰氨基酚储备液的配制：对乙酰氨基酚标准品 100 mg，精密称定，用 50% 甲醇溶液溶解定容至 10 mL，获得浓度为 10 mg/mL 的对乙酰氨基酚储备液。

2）内标工作液的配制：取茶碱标准品 20 mg，精密称定，用甲醇溶解定容至 10 mL，获得浓度为 2 mg/mL 的内标工作液。

3）标准曲线工作液的配制：取对乙酰氨基酚储备液，用 50% 甲醇溶液稀释至浓度为 20 μg/mL、40 μg/mL、200 μg/mL、1000 μg/mL、2000 μg/mL、4000 μg/mL、8000 μg/mL 和 10 000 μg/mL 的标准曲线工作液（表 2-82）。

表 2-82 对乙酰氨基酚标准曲线工作液的制备

| 编号 | 浓度（μg/mL） | 加入溶液 | | | 50% 甲醇溶液体积（μL） |
		编号	浓度（μg/mL）	体积（μL）	
Cal8	10 000	Stock	10 000	1000	0
Cal7	8000	Stock	10 000	800	200
Cal6	4000	Stock	10 000	400	600
Cal5	2000	Stock	10 000	200	800

编号	浓度（µg/mL）	加入溶液			50% 甲醇溶液体积（µL）
		编号	浓度（µg/mL）	体积（µL）	
Cal4	1000	Stock	10 000	100	900
Cal3	200	Cal5	2000	100	900
Cal2	40	Cal3	200	200	800
Cal1	20	Cal3	200	100	900

4）质控样品工作液的配制：取对乙酰氨基酚储备液，用 50% 甲醇溶液稀释至浓度为 60 µg/mL、600 µg/mL、3000 µg/mL 和 6000 µg/mL 的质控样品工作液（表 2-83）。

表 2-83 对乙酰氨基酚质控样品工作液的制备

编号	浓度（µg/mL）	加入溶液			50% 甲醇溶液体积（µL）
		编号	浓度（µg/mL）	体积（µL）	
HQC	6000	Stock	10 000	600	400
MQC	3000	Stock	10 000	300	700
GMQC	600	HQC	6000	100	900
LQC	60	GMQC	600	100	900

5）血浆标准曲线和质控样品的制备：取对乙酰氨基酚标准曲线/质控样品工作液 5 µL，加入 95 µL 家兔空白血浆，涡旋混匀（表 2-84）。

表 2-84 对乙酰氨基酚血浆标准曲线和质控样品的制备

编号	血浆浓度（µg/mL）	工作液浓度（µg/mL）	工作液体积（µL）	空白血浆体积（µL）
Cal1	1	20	5	95
Cal2	2	40	5	95
Cal3	10	200	5	95
Cal4	50	1000	5	95
Cal5	100	2000	5	95
Cal6	200	4000	5	95
Cal7	400	8000	5	95
Cal8	500	10 000	5	95
LQC	3	60	5	95
GMQC	30	600	5	95
MQC	150	3000	5	95
HQC	300	6000	5	95

（2）血浆样品处理：取 100 µL 血浆样品，加入 10 µL 内标工作液，涡旋混匀后加入 400 µL 甲醇，涡旋 30 s。20 000 g 离心 5 min，取上清 300 µL，加入 300 µL 超纯水，涡旋混匀，待测。

（3）高效液相色谱分析条件：色谱柱选择 C_{18}（4.6 mm×250 mm，3.5 µm），流动相选用甲醇：

2 mmol/L 乙酸铵（30∶70，*V/V*），流速 1 mL/min，紫外检测波长设定为 243 nm，进样体积为 20 μL。

（4）家兔血浆对乙酰氨基酚浓度测定：HPLC 测定方法参考本章节实验 1。

3. 参数计算

（1）标准曲线和质控样品：标准曲线、质控样品的浓度计算方法和接受标准请参考本章节实验 1。

（2）药动学参数计算

1）峰浓度、达峰时间、半衰期和 AUC 计算见本章节"实验 1"。

2）口服绝对生物利用度 F_{po}：$F_{iv} = (AUC_{0-\infty,\ po} \times D_{iv}) / (AUC_{0-\infty,\ iv} \times D_{po})$，其中 D 为给药剂量。

【注意事项】 灌胃时确保药液全部注入胃内，保证给药剂量的准确。

【讨论与思考】

1. 影响药物吸收的因素有哪些？

2. 进行生物利用度或生物等效性实验时需严格控制哪些检测条件？

（卢浩扬 温预关）

实验 3 苯妥英钠对氨茶碱药动学的影响

氨茶碱为茶碱与乙二胺的复盐，其药理作用主要来自茶碱，乙二胺使其水溶性增强。氨茶碱对呼吸道平滑肌有直接松弛作用，经口服、直肠或胃肠道外给药均能迅速吸收，在体内释放出茶碱。茶碱蛋白结合率约 60%，表观分布容积（V_d）约 0.5 L/kg，半衰期 3～9 h。空腹口服本品，2 h 血药浓度达到峰值。茶碱可被 CYP450 同工酶 CYP3A4 和 CYP1A2 代谢，而苯妥英钠是 CYP450 酶强诱导剂，可加快茶碱的肝清除率，使茶碱血药浓度降低。

本实验通过给予家兔氨茶碱（或合并苯妥英钠），经耳缘静脉连续采血，用 HPLC 测定血浆药物浓度，计算单用氨茶碱和合并使用苯妥英钠后氨茶碱的药动学参数，考察苯妥英钠对氨茶碱药动学的影响。

【实验目的】 熟悉苯妥英钠对氨茶碱体内代谢过程的影响。

【实验材料】

1. 实验器材 高效液相色谱仪、离心机、涡旋仪、电子天平等。

2. 实验试剂及药品 氨茶碱、苯妥英钠、茶碱标准品、对乙酰氨基酚标准品（内标）、100 U/mL 肝素钠溶液、生理盐水、甲醇、乙腈、2 mmol/L 乙酸铵溶液、超纯水、75% 乙醇溶液、50% 甲醇溶液等。

3. 实验动物 健康成年家兔，体重 2～3 kg，雌雄不限。

【实验步骤】

1. 动物实验

（1）实验动物准备：家兔称重，耳部标记编号后，随机分为氨茶碱组和氨茶碱＋苯妥英钠组。实验开始前 7 天，氨茶碱＋苯妥英钠组家兔每天静脉注射苯妥英钠注射液（100 mg/mL）1 mL/kg，氨茶碱组家兔每天静脉注射生理盐水 1 mL/kg。耳缘静脉内留置导管针，同时插胃管备用。给药前（0 min）通过留置针采集 0.5 mL 血液，置于肝素化离心管，留置针中注入适量 100 U/mL

肝素钠封管液，防止血液凝固堵塞留置针。

（2）给药：氨茶碱组和氨茶碱＋苯妥英钠组均按 25 mg/kg 剂量经胃管注入氨茶碱溶液，再注入适量生理盐水，使灌胃管中的药液全部进入胃内。

（3）给药后血样采集：分别于给药后 15 min、30 min、1 h、1.5 h、2 h、2.5 h、3 h、4 h、6 h、8 h 和 24 h 采集 0.5 mL 血样，每次采血前丢弃 0.5 mL 血液。采集的血样于 1000 g 离心 10 min，留取上清（血浆）置于 1.5 mL 离心管中，–20℃冻存。

2. 血浆样本检测

（1）溶液、质控样品制备

1）茶碱储备液：取茶碱标准品 10 mg，精密称定，用 50% 甲醇溶液溶解定容至 10 mL，获得浓度为 1 mg/mL 的茶碱储备液。

2）内标工作液：取对乙酰氨基酚标准品 10 mg，精密称定，用甲醇溶解并定容至 10 mL，获得浓度为 1 mg/mL 的内标工作液。

3）标准曲线工作液：取茶碱储备液，用 50% 甲醇溶液稀释至浓度为 10 μg/mL、20 μg/mL、40 μg/mL、100 μg/mL、200 μg/mL、400 μg/mL 和 800 μg/mL 的标准曲线工作液（表 2-85）。

表 2-85　茶碱标准曲线工作液的制备

| 编号 | 浓度（μg/mL） | 加入溶液 | | | 50% 甲醇溶液体积（μL） |
		编号	浓度（μg/mL）	体积（μL）	
Cal7	800	Stock	1000	800	200
Cal6	400	Stock	1000	400	600
Cal5	200	Stock	1000	200	800
Cal4	100	Stock	1000	100	900
Cal3	40	Cal6	400	100	900
Cal2	20	Cal5	200	100	900
Cal1	10	Cal4	100	100	900

4）质控样品工作液：取茶碱储备液，用 50% 甲醇溶液稀释至浓度为 20 μg/mL、200 μg/mL 和 600 μg/mL 的质控样品工作液（表 2-86）。

表 2-86　茶碱质控样品工作液的制备

| 编号 | 浓度（μg/mL） | 加入溶液 | | | 50% 甲醇溶液体积（μL） |
		编号	浓度（μg/mL）	体积（μL）	
HQC	600	Stock	1000	600	400
MQC	200	Stock	1000	200	800
LQC	20	MQC	200	100	900

5）血浆标准曲线和质控样品的制备：取茶碱标准曲线/质控样品工作液 5 μL，加入 95 μL 家兔空白血浆，涡旋混匀（表 2-87）。

表 2-87 茶碱血浆标准曲线和质控样品的制备

编号	血浆浓度（μg/mL）	工作液浓度（μg/mL）	工作液体积（μL）	空白血浆体积（μL）
Cal1	0.5	10	5	95
Cal2	1	20	5	95
Cal3	2	40	5	95
Cal4	5	100	5	95
Cal5	10	200	5	95
Cal6	20	400	5	95
Cal7	40	800	5	95
LQC	1	20	5	95
MQC	10	200	5	95
HQC	30	600	5	95

（2）血浆样品处理：取 100 μL 血浆样品，加入 10 μL 内标工作液，涡旋混匀后加入 400 μL 甲醇，涡旋 30 s。20 000 g 离心 5 min，取上清 300 μL，加入 300 μL 水，涡旋混匀后待测。

（3）HPLC 分析条件：色谱柱选择 C_{18} 色谱柱（4.6 mm×250 mm，3.5 μm），流动相选择甲醇∶2 mmol/L 乙酸铵（30∶70，V/V），流速 1 mL/min，紫外检测波长设定为 274 nm，进样体积 20 μL。

（4）血浆茶碱浓度测定：HPLC 分析测定方法请参考本章节实验 1。

3. 参数计算

（1）标准曲线和质控样品计算方法和接受标准：参考本章节实验 1。

（2）药动学参数计算

1）峰浓度、达峰时间、半衰期和 AUC 的计算方法参照本章节实验 1。

2）对比氨茶碱和合并使用苯妥英钠后氨茶碱药动学参数的差异。

【注意事项】 同本章节实验 1。

【讨论与思考】

1. 联合用药时影响药物代谢的因素有哪些？

2. 苯妥英钠可能影响氨茶碱的哪些药动学参数？

（卢浩扬 温预关）

实验 4 布洛芬缓释胶囊药动学及体内-体外相关性实验

缓控释制剂是指在规定的释放介质中，按要求缓慢非恒速或恒速释放药物的制剂，相比普通制剂可减少给药频率，增加患者用药依从性。药物的体内-体外相关性（in vitro-in vivo correlation，IVIVC）反映缓控释制剂体外释放曲线和体内血药浓度–时间曲线之间的关系，仅在这两条曲线体内外相关时，才可通过缓控释制剂体外释放曲线预测药物在体内的释放情况。IVIVC 研究内容：① 体外释放曲线和体内吸收曲线对应时间点的相关性研究（指点对点相关）；② 利用统计矩原理建立体外平均释放时间和体内平均滞留时间模型；③ 释放时间点与药动学参数的单点相关性。本实验通过考察布洛芬缓释胶囊体外释放和体内吸收的药动学，分析其释放和吸收的点对点相关。

【实验目的】

1. 掌握缓控释制剂体外释放度的测定方法。

2. 熟悉并掌握布洛芬缓释制剂 IVIVC 实验的测定和评价方法。

【实验材料】

1. 实验器材　高效液相色谱仪、离心机、涡旋仪、电子天平、水浴恒温磁力搅拌器等。

2. 实验试剂及药品　布洛芬缓释胶囊（规格：0.3 g）、布洛芬标准品、酮洛芬标准品（内标）、100 U/mL 肝素钠溶液、生理盐水、甲醇、乙腈、20 mmol/L 磷酸二氢钠缓冲液（调 pH 至 3.0）、超纯水、75% 乙醇溶液、50% 甲醇溶液等。

3. 实验动物　健康成年家兔，体重 2～3 kg，雌雄不限。

【实验步骤】

1. 体外释放实验

（1）取布洛芬缓释胶囊 1 粒，内容物倒入透析袋，密封夹夹住后放入装有 1 L 生理盐水的烧杯中。烧杯置于 37℃ 水浴恒温磁力搅拌器上，搅拌速度 100 r/min。

（2）分别于 0.5 h、1 h、2 h、3 h、4 h、6 h、8 h、10 h、12 h 和 24 h 取样 1 mL，微孔滤膜过滤后 4℃ 储存待测，同时往烧杯补充 1 mL 释放介质（生理盐水）。

2. 药动学实验

（1）家兔耳缘静脉内留置导管针，并插置胃管备用。

（2）取布洛芬缓释胶囊 1 粒，内容物混悬于 20 mL 生理盐水中，灌胃给药后注入适量生理盐水，使胃管中药物全部进入胃内，拔除胃管，记录给药时间。

（3）分别于给药后 30 min、1 h、1.5 h、2 h、2.5 h、3 h、3.5 h、4 h、6 h、8 h、10 h、12 h 和 24 h 通过留置针采集血样约 0.5 mL，置于肝素化离心管中。

（4）采集的血液样本于 1000 g 离心 10 min，吸取上清（血浆），待测。

3. 样本测定

（1）体外释放实验测定

1）精密称取布洛芬标准品 10 mg，用甲醇溶解并定容至 10 mL，获得 1 mg/mL 布洛芬标准储备液，再用 50% 甲醇溶液稀释至浓度为 1 μg/mL、5 μg/mL、10 μg/mL、50 μg/mL、100 μg/mL、200 μg/mL 和 400 μg/mL 的标准曲线溶液（表 2-88）。

表 2-88　布洛芬体外释放实验的标准曲线制备

| 编号 | 浓度（μg/mL） | 加入溶液 | | | 50% 甲醇溶液体积（μL） |
		编号	浓度（μg/mL）	体积（μL）	
Cal7	400	Stock	1000	400	600
Cal6	200	Stock	1000	200	800
Cal5	100	Stock	1000	100	900
Cal4	50	Stock	1000	50	950
Cal3	10	Cal5	100	100	900
Cal2	5	Cal4	50	100	900
Cal1	1	Cal3	10	100	900

2）采用 HPLC 测定体外释放实验样品的布洛芬浓度，检测条件同本章节实验 1。使用外标法进行定量，横坐标（x）为布洛芬浓度，纵坐标（y）为布洛芬峰面积，加权最小二乘法（权重因子为 $1/x^2$）拟合回归方程。

（2）药动学测定：血浆样品布洛芬浓度的测定方法同本章节"实验 1"。

4. 参数计算

（1）累积释放百分比（F_r）

$$F_r = \frac{C_n \times V_r + \sum_{m}^{n-1}(C_m \times V_s)}{D} \times 100\%$$

式中，C_n 为第 n 个采样点的浓度，D 为药物剂量，V_r 为释放介质体积，V_s 为取样体积。

（2）吸收分数（F_a）

$$F_a = \frac{(X_a)_t}{(X_a)_\infty} \times 100\% = \frac{C_t + k\int_0^t C\mathrm{d}t}{k\int_0^\infty C\mathrm{d}t} \times 100\% = \frac{C_t + k\mathrm{AUC}_{0-t}}{k\mathrm{AUC}_{0-\infty}} \times 100\%$$

式中，$(X_a)_t$ 为给药后经过一段时间（t）吸收药物的量，$(X_a)_\infty$ 为吸收进入体内的药物总量，C_t 为给药后 t 时的血浆药物浓度，k 为消除速率常数。

（3）体内-体外相关性检验：在体外释放实验中，计算每个采样点的累积释放百分比及其对应时间的体内吸收分数，以 F_r 为横坐标，F_a 为纵坐标，采用最小二乘法进行线性回归，得到直线回归方程。回归直线的相关系数大于临界相关系数（$P < 0.001$）则说明布洛芬缓释制剂的体外释放量和体内吸收程度具有良好的相关性。

【注意事项】

1. 布洛芬缓释胶囊服用时应整粒吞服，本实验中实验动物为家兔，难以使其整粒吞服。布洛芬缓释胶囊为胶囊装载缓释微丸，属于独立缓释单元，因此可拆开胶囊将内容物混悬于生理盐水中以灌胃方式给予家兔。

2. 为保持体内外实验条件的一致性，布洛芬缓释胶囊的体外释放实验同样采用拆开胶囊的方式进行。

【讨论与思考】

1. 什么是漏槽条件？释放度实验为什么要达到漏槽条件？

2. 体内-体外相关性评价在缓控释制剂的研发中有什么意义？

（卢浩扬　温预关）

第三篇　临床药学实验

第一章　治疗药物监测及个体化给药方案设计

实验 1　他克莫司血药浓度监测及个体化给药

他克莫司在体内分布广泛，药物清除率低，不同个体间存在较大差异。由于治疗窗窄，且受基因多态性影响，联合用药时他克莫司可与多种药物发生药效学或药动学作用。他克莫司的目标有效浓度为 5～20 μg/L（谷浓度），临床应用需监测血药浓度，并根据患者具体情况调整药物用量，做到个体化给药。

【实验目的】　熟悉他克莫司治疗药物监测方法、监测结果分析及个体化用药指导。

【实验材料】

1. 实验器材　Viva-E 全自动生化分析仪、KJMR-II 型血液混匀器、VORTEX3 涡旋仪、TG18 台式高速离心机等。

2. 实验试剂及药品　他克莫司检测试剂盒 [内含抗体试剂 1（抗他克莫司鼠单克隆抗体、烟酰胺腺嘌呤二核苷酸、葡萄糖-6-磷酸盐等）、缓冲试剂 2（三羟甲基氨基甲烷缓冲液等）、酶试剂 3（用细菌的葡萄糖-6-磷酸脱氢酶标记的他克莫司等）、Emit*2000 他克莫司定标液、Emit*2000 他克莫司样本前处理试剂、多水平全血质控品]、甲醇（MERCK）、清洗剂（HCl、NaClO）、他克莫司胶囊（0.5 mg/粒）等。

3. 实验样本　患者服用他克莫司达到稳态血药浓度后（5 个半衰期），采集外周静脉血（于给药前）2～3 mL，使用乙二胺四乙酸（EDTA）抗凝。

【实验步骤】　使用酶联免疫吸附分析（ELISA）进行他克莫司血药浓度测定；根据厂家提供的 Tacrolimus 测试方法设定仪器参数。

1. 待测样本准备

（1）他克莫司检测试剂即开即用。测试时提前 10～20 min 将所有定标液、质控和样本置于室温（18～25℃）下。

（2）使用前须彻底混合所有定标液、质控和待测样本。注意动作轻柔。

（3）将样本前处理试剂（硫酸铜）50 μL、甲醛 200 μL 和样本 200 μL 加至 1.5 mL 离心管，同时配制等体积的定标和质控样本。

（4）样本混匀后室温孵育 1 min，14 500 r/min 离心 2 min，吸取上清待测。

2. 样本检测

（1）按照"仪器使用说明"进行开机前准备。

（2）手工进行空白、定标、质控和受试样本的测量。

（3）记录吸光度值变化，根据标准曲线计算药物浓度。

【结果分析】

1. 临床上监测他克莫司血药浓度时，需结合患者的临床表现及是否存在联合用药（合用经

CYP3A4/5 代谢的药物可影响他克莫司血药浓度），判断药物是否处于有效血药浓度范围，以便及时调整用药剂量。

2. 他克莫司血药浓度受多种因素影响，如质子泵抑制剂、三唑类抗真菌药、大环内酯类抗生素、糖皮质激素及五味子制剂等可干扰他克莫司血药浓度。

【**讨论与思考**】 如何根据血药浓度调整他克莫司剂量？

【**临床案例**】 患者，男，58 岁，慢性肾衰竭行同种异体胰肾联合移植术，术后 1 周给予他克莫司＋吗替麦考酚酯＋激素免疫抑制剂治疗。患者用药 1 周后出现肺炎，实验室检查显示：白细胞计数 22.77×10^9/L，降钙素原定量 3.04 ng/mL，真菌 G 试验阳性。医嘱给予美罗培南和泊沙康唑抗感染治疗，同时申请治疗药物监测。该患者治疗期间使用他克莫司的给药剂量及血药谷浓度见表 3-1。

表 3-1 他克莫司血药浓度监测表

给药日期	他克莫司给药剂量方式	检测日期	检测浓度（ng/mL）	药物合用/日期
3 月 15 日至 3 月 22 日	1.0 mg 口服，每 12 h 一次	3 月 22 日	8.6	
3 月 22 日至 3 月 25 日	0.5 mg 口服，每 12h 一次	3 月 25 日	15.8	泊沙康唑 3 月 22
3 月 25 日至 3 月 29 日	0.5 mg 口服，每日一次	3 月 29 日	10.8	日至 4 月 2 日
3 月 29 日至 4 月 2 日	0.5 mg 口服，每日一次	4 月 2 日	9.5	

问题：该患者不断调整他克莫司剂量的原因有哪些？

分析：因泊沙康唑与他克莫司产生药物相互作用，可提高他克莫司体内血药浓度，故须在合用前相应降低他克莫司剂量，并根据血药浓度调整为合适剂量。他克莫司通过阻断钙调磷酸酶抑制 T 细胞和 B 细胞激活，从而发挥免疫抑制作用。长期使用他克莫司易继发侵袭性真菌感染，常需使用三唑类抗真菌药，如氟康唑、伏立康唑、伊曲康唑、泊沙康唑进行抗感染治疗。研究发现，三唑类抗真菌药影响他克莫司代谢主要与 CYP3A4/5 基因多态性相关。根据相关文献报道，建议伏立康唑、泊沙康唑与他克莫司联合使用时，起始剂量减至原剂量的 1/3。并常规检测其血药浓度，使其有效谷浓度范围为 5～20 μg/L。

（曾彩芳　孙秀漫）

实验 2 地高辛血药浓度监测及个体化给药

洋地黄类药物可改善心力衰竭患者的症状，也用于控制心房颤动患者心室率。洋地黄类药物治疗窗较窄，且药理作用与毒性反应难以区分，疗效易受到疾病、年龄、肾功能、药物相互作用等多种因素影响。地高辛是临床广泛使用的洋地黄类药物，毒性反应包括心律失常、胃肠道反应、中枢神经系统异常、视觉异常等。通过检测地高辛血药浓度，综合评估临床症状，可提高治疗效果和预防药物中毒反应。

【**实验目的**】 熟悉地高辛血药浓度监测方法、检测结果分析及个体化用药指导。

【**实验材料**】

1. 实验器材 全自动生化分析仪等。

2. 实验试剂及药品 地高辛检测试剂盒（酶联免疫吸附分析）等。

3. 实验样本 患者使用地高辛达稳态浓度后，采集静脉血（于给药前 30 min）2～3 mL，使用无抗凝真空采血管。

【实验步骤】 酶联免疫吸附分析用于地高辛的血药浓度测定。

1. 血液样本 4000 r/min 离心 10 min，吸取上层血清备用。

2. 按照试剂盒操作流程配制标准品、质控样品和待测血液样本反应体系，加入的样品体积为 200 μL。

3. 建立地高辛标准曲线，检测范围设定为 0.3～5 ng/mL，灵敏度为 0.3 ng/mL。

4. 将检测样本放入样本盘指定位置，运行仪器后自动检测。

【结果分析】

1. 根据《中华人民共和国药典 临床用药须知》，地高辛发挥治疗作用的血药浓度范围为 0.9～2 ng/mL，不良反应通常出现于血药浓度＞2 ng/mL 时。但在低钾、低镁、心肌缺血、甲状腺功能减退等病理情况下，即使血药浓度处于正常范围也可能发生中毒。因此，建议地高辛血药浓度维持在 0.5～0.9 ng/mL。

2. 根据《中国心力衰竭诊断和治疗指南 2024》，地高辛使用剂量建议在 0.125～0.25 mg/d，对于老年人、肾功能受损者、低体重患者建议使用 0.125 mg，每日一次或隔天 1 次。

3. 影响患者地高辛血药浓度的因素包括年龄、性别、肾功能、电解质紊乱、低氧血症、甲状腺功能、心功能变化、基因差异和药物相互作用等，临床上需结合患者病情，对药物监测结果做出综合判断。

【讨论与思考】 地高辛血药浓度与临床疗效不一致时，如何调整药物剂量？

【临床案例】 患者，女，83 岁，因"反复心悸、胸闷 30 年，乏力、纳差 10 天"入院，诊断为慢性心力衰竭（心功能 II 级）。患者因心力衰竭长期服用地高辛片（0.125 mg/d），10 天前出现心悸，伴乏力、纳差、恶心、呕吐、视物模糊，无胸闷、气促，无头晕、头痛。血清钾离子浓度为 4.88 mmol/L；血肌酐 150.6 μmol/L；心电图检查提示心室率慢，心房颤动伴长 R-R 间期；血药浓度检测结果为 5 ng/mL。

问题：

1. 评判该患者是否为地高辛中毒。

2. 影响该患者地高辛血药浓度的因素有哪些？

分析：

1. 该患者地高辛血药浓度为 5 ng/mL，结合乏力、纳差、恶心、呕吐、视物模糊等症状，考虑为地高辛中毒。予以停用地高辛，上遥测心电监护。1 周后复测地高辛血药浓度为 1.93 ng/mL，患者上述症状改善。

2. 本案例中诱发患者地高辛中毒的危险因素：① 高龄（83 岁）；② 女性（肌肉组织含量较低，游离药物浓度增加）；③ 肾功能不全（药物排泄延缓）；④ 药物相互作用（同时合用多种药物）。地高辛血药浓度监测通常在使用地高辛 1～2 周后开始，服药期间每 1～3 个月复查，在出现病情变化或改变联合用药时应及时检测血药浓度。

（常惠礼　成凤英）

实验 3　甲氨蝶呤血药浓度监测及个体化给药

甲氨蝶呤是叶酸类似物，通过抑制二氢叶酸还原酶阻碍肿瘤细胞 DNA 合成，临床主要用于急性淋巴细胞白血病、恶性绒毛膜上皮癌及恶性葡萄胎等肿瘤治疗。甲氨蝶呤口服吸收良好，1～5 h 血药浓度达峰。在体内经肝脏和胃肠道细菌代谢。不同患者对于甲氨蝶呤的耐受程度、代谢水平和清除率差异较大，尤其是在高剂量用药方案时，若发生排泄延迟，可能出现严重不良反应。因此，临床常需通过血药浓度监测判断安全用药指标。

【实验目的】　熟悉甲氨蝶呤血药浓度监测方法、监测结果分析及个体化用药指导。

【实验材料】

1. 实验器材　高效液相色谱仪 Agilent 1290 Infinity Ⅱ、质谱仪 Agilent G6470A、离子源、数据采集和分析软件等。

2. 实验试剂及药品　甲氨蝶呤标准品 99.2%、乙腈（ACN）、异丙醇（IPA）、甲醇（MeOH）、甲酸（FA）、乙酸（HAc）、超纯水、流动相 A（0.1% 甲酸：水）、流动相 B（0.1% 甲酸：乙腈）、洗针液（90% 甲醇：水）、洗泵液（10% 异丙醇：水）、含内标提取剂（10 ng/mL 甲硝唑：甲醇）、溶解液（甲醇）等。

3. 实验样本　分别在患者用药后 0、24 h、48 h 和 72 h 采集血样，使用乙二胺四乙酸（EDTA）抗凝。

【实验步骤】　使用 HPLC-MS/MS 法测定甲氨蝶呤的血药浓度。

1. 标准品制备

（1）甲氨蝶呤储备液制备：称适量甲氨蝶呤粉末溶于甲醇（含 0.2% 甲酸），配制终浓度约为 1 mmol/L 甲氨蝶呤储备液。–20℃储存于棕色玻璃瓶。

（2）工作液配制：精密称取甲硝唑标准品 8 mg 于 10 mL 量瓶中，加甲醇溶解定容，得浓度为 0.8 mg/mL 的内标储备液，于 4℃冰箱保存；将甲硝唑储备液用甲醇稀释为 0.02 mg/mL 的内标工作液，配好后在 –20℃存储于棕色玻璃瓶中。

（3）标准曲线样品和质控样品配制：取 15 μL 标准曲线工作液加到 285 μL 空白人血浆中混匀得到标准品和质控样品。此配制体积可按比例更改，保持样品浓度一致即可。

标准曲线样品浓度见表 3-2，质控样品浓度设置见表 3-3。

表 3-2　标准曲线样品浓度表

	浓度级别						
	STD1	STD2	STD3	STD4	STD5	STD6	STD7
甲氨蝶呤（μmol/L）	0.05	0.1	1	2	3	4	5

表 3-3　质控样品浓度表

	浓度级别		
	LQC	MQC	HQC
甲氨蝶呤（μmol/L）	0.15	1.5	3.75

2. 样品分析　色谱柱选择 Agilent Eclipse Plus C$_{18}$（1.8 μm，2.1 mm×50 mm），柱温40℃，自

动进样器温度 6℃，进样前后标准程序洗针。初始流速 0.4 mL/min，总运行时间 4.5 min，进样体积 1 μL。

3. 数据处理 使用仪器配套软件 Agilent MassHunter Qualitative Analysis 对数据进行分析。浓度值均保留 2 位小数点，偏差（%）和变异（%）均为 2 位小数点。参考范围分别为 $C_0 \geqslant 700$ μmol/L，$C_{24h} \leqslant 10$ μmol/L，$C_{48h} \leqslant 1$ μmol/L，$C_{72h} \leqslant 0.1$ μmol/L。

【结果分析】 甲氨蝶呤 $C_0 \geqslant 700$ μmol/L 说明药物达到有效血药浓度；C_{24h} 浓度 $\leqslant 10$ μmol/L，若 > 10 μmol/L 提示有中毒风险；C_{48h} 浓度 $\leqslant 1$ μmol/L 和 $C_{72h} \leqslant 0.1$ μmol/L 说明药物在体内有效清除。当 $C_{72h} > 0.1$ μmol/L，需缩短监测间隔，增加监测频率，并持续监测至血药浓度为 $\leqslant 0.1$ μmol/L。

连续监测患者血药浓度的情况下，当甲氨蝶呤浓度 > 10 μmol/L 持续超过 48 h，应考虑药物中毒。甲氨蝶呤中毒解救使用左亚叶酸钙。

【注意事项】

1. 甲氨蝶呤标准品和血样均须遮光，密封保存。

2. 本方法的前处理条件比较特殊，必须使用甲醇作为沉淀剂，使用乙腈沉淀或者增加进样量，否则会导致峰分岔无法准确定量。

【临床案例】 患者，女，8 岁，左下颌胚胎性间变性横纹肌肉瘤术后给予化疗，病情控制。此次因下颌肿胀再次入院，病理显示软骨母细胞型肉骨瘤（T2N1M0 Ⅳ A 期）。行 HD-MTX 方案化疗，使用甲氨蝶呤 6 h 滴注。检测血药浓度时间点为 0 h、24 h、36 h、48 h、72 h。检测结果为 $C_0 = 1500$ μmol/L，$C_{24h} = 44$ μmol/L，$C_{36h} = 2.13$ μmol/L，$C_{48h} = 0.93$ μmol/L，$C_{72h} = 0.04$ μmol/L。

问题：判断该患者是否中毒？如何调整方案？

分析：甲氨蝶呤 $C_0 \geqslant 700$ μmol/L 说明药物达到有效血药浓度；C_{24h} 浓度为 44 μmol/L（> 10 μmol/L），提示有中毒风险；C_{36h} 浓度为 2.13 μmol/L，说明药物在体内有效清除，不需使用左亚叶酸钙进行治疗，治疗方案不需调整。

（罗 骞 李咏梅）

实验4 丙戊酸钠血药浓度监测及个体化给药

丙戊酸钠是一种广谱抗癫痫药，对各类癫痫引起的发作均有较好疗效。丙戊酸钠药动学存在较大个体差异，血药浓度易受年龄、肝肾功能和联合用药等多种因素影响。由于癫痫患者需长期服药，患者服药的依从性也成为影响血药浓度的重要因素。临床上存在以下情况时需要进行治疗药物监测：① 丙戊酸钠已用至维持剂量仍不能控制发作时；② 服药过程中患者出现了明显不良反应；③ 患者出现肝、肾功能障碍等特殊病理状况；④ 合并使用其他影响肝药酶代谢的药物。通过血药浓度监测，根据患者情况调整丙戊酸钠剂量，达到控制癫痫发作并减少药物不良反应的目的。

【实验目的】 熟悉丙戊酸钠治疗药物监测方法、监测结果分析及个体化用药指导。

【实验材料】

1. 实验器材 SIEMENS Viva-E 全自动分析仪等。

2. 实验试剂及药品 丙戊酸钠检测试剂盒（酶联免疫吸附分析）等。

3. 实验样本 患者使用丙戊酸钠达稳态浓度后，使用含抗凝剂的采血管采集静脉血（于给药前 30 min）2～3 mL。

【实验步骤】　酶联免疫吸附分析用来进行丙戊酸钠的血药浓度测定。

1. 血液样本 4000 r/min 离心 10 min，吸取上层血浆备用。

2. 按照试剂盒的操作流程配制标准品、质控样品和待测血液样本反应体系，加样体积为 200 μL。

3. 丙戊酸钠标准曲线的检测范围设定为 1～150 ng/mL，灵敏度为 1 ng/mL。

4. 检测样本放入样本盘指定位置，运行仪器后自动检测。

【结果分析】

1. 大多数患者丙戊酸钠的有效浓度范围为 50～100 μg/mL。当血药浓度超过 100 μg/mL 时，容易产生毒性反应。

2. 若丙戊酸钠血药浓度在有效范围内，癫痫发作却未得到控制，需观察一段时间后再确定是否调整剂量，其间排查影响药效的因素。再次监测血药浓度时应注意取样时间的一致性。

3. 影响患者丙戊酸钠血药浓度的因素包括年龄、食物、药物剂型、基因变异和药物相互作用等，具体如下。

（1）未成年人身体各项生理功能发育不完善，药物清除率差异大；老年人基础疾病较多，肝肾功能减退会影响丙戊酸钠代谢。

（2）大量摄入豆类食物会降低丙戊酸钠血药浓度。

（3）药物剂型会影响吸收速率，使血药浓度降低。缓释片可能会导致血药浓度值偏高。

（4）肝药酶诱导剂如卡马西平、苯巴比妥、苯妥英钠等可增加丙戊酸钠的清除，降低血药浓度；肝药酶抑制剂如氟康唑能抑制肝药酶活性，导致丙戊酸钠血药浓度增高；美罗培南、亚胺培南等碳青霉烯类抗生素可通过多种机制降低丙戊酸钠的血药浓度，应避免合用。

（5）*CYP2C9* 和 *CYP2A6* 基因突变会导致酶活性下降或缺失，影响丙戊酸钠血药浓度。

因此，临床上使用丙戊酸钠时需根据上述情况，结合血药浓度做出综合判断。

【讨论与思考】

1. 丙戊酸钠血药浓度低于有效浓度范围，但患者癫痫症状控制尚可，是否需要将血药浓度提升到有效浓度范围？

2. 丙戊酸钠血药浓度高于有效浓度范围，该如何处理？需要监护哪些指标？

【临床案例】　患者，男，58 岁，体重 80 kg。因"反复意识不清伴肢体抽搐 1 年余，再发 1 天"入院。1 年前患者无明显诱因突发抽搐，表现为双上肢抽搐，双下肢伸直，双眼上翻，呼之不应，持续约 3 min 后抽搐停止，约 5 min 后意识恢复正常，清醒后不能回忆当时情况，当地医院诊断为癫痫全面强直阵挛发作，予丙戊酸钠缓释片 500 mg（口服，每日一次）抗癫痫治疗后仍有发作（每个月 1～3 次），性质大致同前。1 个月前加用卡马西平片 0.1 g（口服，每日 2 次）。入院后检查：丙戊酸钠血药浓度为 21.84 μg/mL，卡马西平血药浓度为 2.69 μg/mL，均低于有效治疗浓度。

问题：该患者抗癫痫用药存在哪些问题？如患者加大丙戊酸钠剂量至有效浓度范围内，癫痫仍控制不佳，如何选择联合用药？

分析：使用抗癫痫药物应遵循单药治疗原则，指南建议在单药不能很好控制发作情况下才联合用药。该患者使用丙戊酸钠在未达到有效血药浓度时，即加用卡马西平，导致癫痫控制不佳。因卡马西平为肝药酶诱导剂，不仅会加速丙戊酸钠代谢，还可降低自身血药浓度，导致二者血药浓度均不达标。临床药师建议该患者尽可能先用丙戊酸钠治疗，如丙戊酸钠达有效浓度，但仍有癫痫发作时再考虑联合用药。医嘱予以逐渐减少卡马西平剂量至停药，同时加大丙戊酸钠缓释片剂量至 500 mg（口服，每日 2 次），再次检测丙戊酸钠血药浓度为 85.48 μg/mL，患者癫痫控制良好。

如患者加大丙戊酸钠剂量至有效浓度，癫痫仍控制不佳，可联合应用其他抗癫痫药物（如左乙拉西坦）。癫痫患者联合用药时需遵循以下原则：① 选用作用机制不同的药物；② 具有协同增效作用的药物；③ 药动学–无相互作用的药物；④ 无叠加副作用的药物。

（常惠礼　邓惠容）

实验 5　帕罗西汀血药浓度监测及个体化给药

帕罗西汀为选择性 5-羟色胺再摄取抑制剂（selective serotonin reuptake inhibitor，SSRI），临床用于治疗抑郁症，尤其适合伴有焦虑症的抑郁症患者，也可用于治疗惊恐障碍、社交恐怖症和强迫症。帕罗西汀口服吸收完全，广泛分布于全身各组织，主要经肝脏代谢，半衰期为 20 h 左右。帕罗西汀可抑制自身代谢，长期使用易导致药物蓄积，因此，临床使用过程中需进行血药浓度监测，制订个体化用药方案。

【实验目的】　熟悉帕罗西汀血药浓度监测方法、监测结果分析及个体化用药指导。

【实验材料】

1. 实验器材　高效液相色谱–质谱联用仪、离心机、涡旋仪等。

2. 实验试剂及药品　乙腈、甲醇、甲酸铵、超纯水、帕罗西汀血清标准曲线样品（浓度分别为 5 ng/mL、10 ng/mL、100 ng/mL、200 ng/mL、300 ng/mL、400 ng/mL、500 ng/mL）、帕罗西汀血清质控样品（浓度分别为 15 ng/mL、150 ng/mL、375 ng/mL）、帕罗西汀-D_4 内标溶液（浓度为 500 ng/mL）等。

3. 实验样本　患者服用帕罗西汀达到稳态血药浓度后，采集外周静脉血（于给药前）2～3 mL，使用干燥采血管或含促凝剂的采血管。

【实验步骤】　使用 LC-MS/MS 测定患者帕罗西汀的血药浓度。

1. 仪器准备

（1）色谱条件：色谱柱为 XDB-C_{18}（4.6 mm×50 mm，1.8 μm），柱温 35℃，流动相为甲醇：水（82.5∶17.5，V/V，含 3.5 mmol/L 甲酸铵），流速 0.6 mL/min，进样体积 3 μL。

（2）质谱条件：采用电喷雾离子源（ESI），正离子模式，MRM 采集信号，帕罗西汀定量离子对为 m/z 330.1 → 191.8，内标帕罗西汀-D_4 定量离子对为 m/z 334.1 → 195.8。

2. 样品制备

（1）血液样本 1500 g 离心 10 min，取血清（上清）100 μL 于 2 mL 离心管中，加入 20 μL 内标溶液和 500 μL 乙腈，涡旋 15 s，20 000 g 离心 5 min，取上清 100 μL 于进样瓶中待测。

（2）各浓度血清标准曲线样品和质控样品均取 100 μL，同法处理。

3. 样品分析　先分析标准曲线样品，再分析待测样品和质控样品，质控样品应均匀分布于待测样品序列，待所有样品分析结束后进行数据处理。

【结果分析】

1. 采用内标法定量，以标准曲线样品帕罗西汀和内标帕罗西汀-D_4 的理论浓度比值为横坐标，帕罗西汀和内标帕罗西汀-D_4 的峰面积比值为纵坐标，用加权最小二乘法（权重因子为 $1/x^2$）拟合直线回归方程，R^2 应不小于 0.99，通过回归方程计算浓度后，定量下限偏差应不超过 ±20%，其他浓度点偏差应不超过 ±15%。

2. 质控样品的接受标准为实测浓度与理论浓度的偏差不超过 ±15%，在一个分析批中应至少有 2/3 的质控样品符合接受标准，且每个浓度的质控样品应不少于 1/2 符合接受标准。

3. 将待测样品帕罗西汀和内标帕罗西汀-D_4 的峰面积比值代入标准曲线方程中，计算待测血清中帕罗西汀的浓度。

4. 帕罗西汀稳态谷浓度参考范围为 20～65 ng/mL，警戒浓度为 120 ng/mL。可根据此浓度范围进行药物治疗剂量的调整。

【讨论与思考】

1. 影响帕罗西汀血药浓度的因素有哪些？

2. 如何根据血药浓度检测结果调整帕罗西汀的给药方案？

【临床案例】 患者，女，57 岁，童年受惊吓后逐渐出现精神异常，表现呆板、少语、自言自语、无故自笑、不愿与人交往，乱语，称有人害己，常反复洗手，影响正常生活，初始诊断为未定型分裂症，先后 5 次住院治疗，病情好转后出院，出院后仍有反复洗手行为，有长时间发呆，2 年前因病情加重，患者自觉需要医疗干预，住院至今，目前诊断为强迫性障碍、复发性抑郁障碍。近期治疗方案：盐酸帕罗西汀，60 mg，每日一次；丙戊酸镁缓释片，每日 2 次，早 0.5 g，晚 0.25 g；利培酮，每日 2 次，早 2 mg，晚 4 mg。患者用药达到稳态后进行常规治疗药物监测，血清药物稳态谷浓度见表 3-4。

表 3-4 患者体内抗抑郁药物的血清浓度

药物或代谢物	浓度（ng/mL）	参考范围（ng/mL）	警戒值（ng/mL）
帕罗西汀	＞400	20～65	120
利培酮	44.54	—	—
9-OH 利培酮	17.65	—	—
利培酮＋9-OH 利培酮	62.19	20～60	120
丙戊酸	86 800	50 000～100 000	120 000

注：9-OH 利培酮（帕利哌酮）为利培酮的活性代谢物，实施利培酮的治疗药物监测时应测定利培酮和 9-OH 利培酮的总浓度

问题：该患者如何调整帕罗西汀的用药剂量？

分析：患者帕罗西汀血药浓度高于检测定量上限（＞400 ng/mL），超过 120 ng/mL 的警戒值，存在较大的不良反应发生风险。剂量相关浓度（dose relative concentration，DRC）为血药浓度（C）和给药日剂量（D）的比值（C/D），反映用药个体对药物代谢或排泄的速率。在相同给药方案下，DRC 越大，说明代谢或排泄速率越慢，药物易蓄积，反之代谢或排泄速率越快。代谢产物和母药的浓度比同样是体现药物代谢速率的指标，该比值大，药物代谢快，反之代谢慢。根据当前治疗方案，该患者帕罗西汀、利培酮和丙戊酸的 DRC 见表 3-5。

表 3-5 患者体内抗抑郁药物的剂量相关浓度

药物或代谢物	浓度（ng/mL）	日剂量（mg）	DRC[ng/(mL·mg)]	参考范围[ng/（mL·mg）]
帕罗西汀	＞400	60	＞6.67	0.37～0.83
利培酮	44.54	6	7.42	0.34～0.80

续表

药物或代谢物	浓度（ng/mL）	日剂量(mg)	DRC[ng/(mL·mg)]	参考范围 [ng/（mL·mg）]
9-OH 利培酮	17.65	6	17.65	3.20～6.44
利培酮 + 9-OH 利培酮	62.19	6	10.37	3.54～7.24
丙戊酸	86 800	750	115.73	62.2～134.8

由表可见，帕罗西汀和利培酮的 DRC 均高于参考范围上限。此外，利培酮代谢产物和母药浓度比（$C_{9\text{-OH 利培酮}}/C_{\text{利培酮}}$）为 0.40（参考范围：3.6～22.7），低于参考范围下限，说明该患者对帕罗西汀和利培酮的代谢均较慢。

帕罗西汀和利培酮在肝脏主要经 CYP2D6 代谢，少部分经 CYP3A4 代谢，而丙戊酸的代谢酶为 CYP2A6、CYP2B6、CYP2C9 和 CYP2C19。帕罗西汀除了作为 CYP2D6 的底物外，还是 CYP2D6 的抑制剂，因此长期使用帕罗西汀可抑制其自身和利培酮的代谢。回顾用药史，发现该患者长期使用帕罗西汀（超过 16 个月），1 年前帕罗西汀稳态谷浓度为 144.71 ng/mL，日剂量为 60 mg，DRC 为 2.41 ng/（mL·mg），稳态谷浓度稍高于治疗参考范围上限，DRC 明显较当前低（＞6.67[ng/(mL·mg)]），说明该患者长期使用帕罗西汀使 CYP2D6 活性逐渐降低，从而导致帕罗西汀在体内逐渐蓄积，稳态谷浓度超过治疗范围。

综合以上分析，建议患者停用帕罗西汀，更换为舍曲林（同样为 SSRI 类抗抑郁药，但不影响 CYP450 酶活性）。

（卢浩杨）

实验 6　胺碘酮血药浓度监测及个体化给药

胺碘酮属Ⅲ类抗心律失常药，可延长各部位心肌组织的动作电位及有效不应期，消除折返激动，是一种广谱抗心律失常药，对多种心律失常均有显著疗效。胺碘酮口服吸收缓慢，生物利用度为 40%～50%，表观分布容积大，可广泛分布于全身各组织。胺碘酮主要在肝内代谢消除，药物容易在组织中蓄积（尤其是脂肪组织），半衰期长达数周且有明显个体差异（20～100 天）。因胺碘酮药理学作用复杂，可引起多种不良反应，临床应用时可监测血药浓度，给予患者个体化用药指导。

【实验目的】　熟悉胺碘酮治疗药物监测方法、监测结果分析及个体化用药指导。

【实验材料】

1. 实验器材　高效液相色谱仪、台式低温离心机等。

2. 实验试剂及药品　胺碘酮标准品、去乙基胺碘酮标准品、决奈达隆标准品、乙腈和甲醇（色谱纯）、磷酸氢二钠、磷酸二氢钠、磷酸、无水乙醇、异丙醇、氨水等。

3. 实验样本　患者服用胺碘酮达到稳态浓度后（4～6 周），给药前采样，使用乙二胺四乙酸（EDTA）抗凝。

【实验步骤】　使用 HPLC 法检测患者胺碘酮血药浓度。

1. 色谱条件采用 Alltima C$_{18}$（4.6 mm×250 mm，5 μm），柱温 30℃，流动相为乙腈：100 mmol/L 磷酸二氢钠（调 pH 至 3.0）（12:88，V/V），流速 1.0 mL/min，检测波长为 241 nm。

2. 标准溶液配制

（1）分别称取决奈达隆标准品 20 mg，胺碘酮标准品 10 mg，去乙基胺碘酮标准品 10 mg 于 100 mL 量瓶中，用乙腈溶解并稀释至指定刻度，储备液质量浓度：决奈达隆 20 μg/mL，胺碘酮 10 μg/mL，去乙基胺碘酮 10 μg/mL。

（2）取空白血清 0.5 mL 于 2 mL 离心管中，加入混合标准品储备液和内标储备液各 0.1 mL，乙腈 1.0 mL，涡旋 1 min，13 000 r/min 离心 5 min，上清用 0.20 μm 滤膜滤过，即得标准液（质量浓度约为 2 μg/mL）。制备胺碘酮和乙基胺碘酮浓度约为 0.05 μg/mL、0.1 μg/mL、0.25 μg/mL、0.5 μg/mL、1.0 μg/mL、2.0 μg/mL、4.0 μg/mL 的标准品工作液。

3. 样品预处理　取待测血清 0.5 mL 于 2 mL 离心管中，精密加入内标储备液 0.1 mL 及乙腈 1.1 mL，涡旋 1 min，13 000 r/min 离心 5 min，上清用 0.2 μm 滤膜滤过。取 100 μL 样品进行测定。

【结果分析】　有效血药浓度国内文献报道胺碘酮为 0.5～2.0 μg/mL，N-去乙基胺碘酮为 0.2～1.0 μg/mL；国外文献报道为胺碘酮 0.5～2.5 μg/mL，严重的毒性主要在血药浓度超过 2.5 μg/mL 时出现，N-去乙基胺碘酮的范围则未见报道。

【讨论与思考】

1. 胺碘酮的治疗监测指征有哪些？哪些患者需要加强监测？

2. 胺碘酮的治疗窗是多少？如何根据实验结果进行个体化给药？

【临床案例】　患者，女，75 岁，因"气促 3 个月"入院。既往有高血压、高血压心脏病、心房颤动病史 10 余年，口服胺碘酮片 0.2 g，每日一次，8 年。体格检查：体温 36.5℃，心率 80 次/分，呼吸 20 次/分，血压 140/80 mmHg。唇无发绀，双肺呼吸音清，左下肺可闻及少许捻发音，双肺未闻及干性啰音。血气分析：pH 7.45，$PaCO_2$ 38 mmHg，PaO_2 65 mmHg（未吸氧），HCO_3^- 28.8 mmol/L。胸部 CT 示双肺散在斑片渗出病灶，小叶间隔增厚。电子支气管镜肺活检显示肺组织局部支气管黏膜上皮轻–中度异型增生，肺泡腔内较多泡沫细胞聚集。检测胺碘酮血药浓度为 2.5 μg/mL。

问题：该患者的肺部症状是否与胺碘酮有关，该如何处理？

分析：胺碘酮治疗的患者可发生多种形式肺疾病，如间质性肺炎、嗜酸性粒细胞性肺炎、机化性肺炎等。该患者服用胺碘酮期间出现上述症状，怀疑为药物中毒。检查显示胺碘酮血药浓度为 2.5 μg/mL，考虑为胺碘酮所致药物间质性肺炎。需停用胺碘酮片，给予甲泼尼龙注射（40 mg，每日一次），待患者症状改善后改为泼尼松片口服（50 mg，每日一次）治疗。

（黄运英）

实验 7　万古霉素血药浓度监测及个体化给药

万古霉素是临床常用的糖肽类抗菌药物，主要用于革兰氏阳性球菌感染，尤其作为耐甲氧西林金黄色葡萄球菌（MRSA）及耐甲氧西林表皮葡萄球菌（MRSE）感染的首选药物，广泛应用于肺炎、感染性心内膜炎、关节炎、脑膜炎、腹膜炎等重症感染的治疗。然而，万古霉素治疗窗窄、个体差异大，其肾毒性、耳毒性等不良反应的发生与药物浓度相关，疗效在患者间存在较大的个体差异。因此，在临床使用过程中有必要进行万古霉素血药浓度监测，特别对重症监护患者、肥胖和肝肾功能不全等特殊人群有重要意义，可提高治疗有效率，减少不良反应的发生风险。

【实验目的】　熟悉万古霉素血药浓度监测方法、监测结果分析与个体化给药指导。

【实验材料】

1. 实验器材 全自动免疫分析仪等。

2. 实验试剂及药品 万古霉素测定试剂盒 1P30、万古霉素校准品 1P30-02、样本稀释液、激发液、缓冲液、万古霉素血清质控品等。

3. 实验样本 患者应用万古霉素达到稳态血药浓度后，采集（于给药前）静脉血 2～3 mL，使用非抗凝管。

【实验步骤】 本实验基于化学发光微粒子免疫法（CMIA），采用一步法免疫检测定量测定人血清中的万古霉素。

1. 万古霉素测定试剂盒即开即用。测试时提前 10～20 min 将所有定标液、质控品和样本稀释液置于室温。

2. 取 400 μL 万古霉素校准品/血清质控品于样品杯中。将装有校准品 A、B、C、D、E 和 F 6 个水平的样品装载到免疫分析仪中，系统识别并进行校准。

3. 将进样板装载到免疫分析仪中，运行仪器。样本检测时间为 15 min，系统自动显示检测结果，并计算相对标准偏差。

【结果分析】 重症监护病房患者、肥胖患者、烧伤患者、使用肾损伤药物者及肾功能不全患者需要进行万古霉素的血药浓度监测。

1. 使用贝叶斯估计法或一级药动学公式计算 AUC，推荐万古霉素 $AUC_{0-24\,h}$（或血药谷浓度）的目标范围在 400～650 mg/（h·L）。

2. 对于普通成人患者，推荐万古霉素目标谷浓度维持在 10～15 μg/mL。

3. 对于严重 MRSA 感染的成人患者，建议万古霉素目标谷浓度维持在 10～20 μg/mL。

4. 对于新生儿/儿童患者，推荐万古霉素谷浓度维持在 5～15 μg/mL。

【临床案例】 患者，男，65 岁，入院诊断为"双肺肺炎"，反复发热（最高体温为 39℃），伴胸闷气促、咳嗽伴有黄痰、双肺呼吸音弱，双下肺可闻及明显吸气相干湿性啰音。胸片提示双肺多发炎症；降钙素原检测（PCT）为 0.3 ng/mL；痰培养提示 MRSA 阳性，医嘱给予万古霉素（50 万单位，每 8 h 一次，静脉滴注）抗感染治疗。用药 3 天后肺部啰音较前改善，无发热，考虑抗感染治疗有效，但患者血肌酐出现上升（122.6 μmol/L）。检测万古霉素血清谷浓度值为 25.59 μg/mL。调整万古霉素用药方案为"50 万单位，每 12 h 一次，静脉滴注"后，血肌酐恢复至 97.9 μmol/L，复查万古霉素血清谷浓度值为 14.60 μg/mL。

问题：临床如何依据万古霉素血清谷浓度检测结果进行剂量调整？

分析：本案例中患者 MRSA 肺部感染诊断明确，使用万古霉素进行抗感染治疗，效果良好。然而，患者在使用万古霉素后血肌酐出现进行性上升，且血药浓度值大于 20 μg/mL，考虑万古霉素导致的肾毒性，需调整万古霉素的用药方案。患者在使用万古霉素后血肌酐值上升为 122.6 μmol/L，计算肌酐清除率为 45.15 mL/min，万古霉素血清谷浓度值为 25.59 μg/mL。对于万古霉素血药浓度值大于 20 μg/mL 的患者，药物肾毒性发生率较高，需适当增加给药间隔并在调整用药 2 天后复查血药浓度。

本案例患者在使用万古霉素发生肾毒性后及时调整用药剂量，在保证抗感染治疗效果的同时，规避了药物对肾功能的损害。

（魏 理）

实验 8　伏立康唑血药浓度监测及个体化给药

伏立康唑是临床治疗和预防侵袭性真菌感染的首选药物，具有抗菌谱广、口服生物利用度高等特点。伏立康唑药动学代谢个体差异大，且与多种药物发生相互作用，血药浓度容易受到影响。对伴有肝功能损害、CYP2C19 基因突变及使用伏立康唑发生不良反应或疗效欠佳的患者，均需进行血药浓度监测。伏立康唑目标有效浓度为 0.5～5.0 μg/mL（谷浓度），临床根据血药浓度监测结果调整药物用量，做到个体化给药。

【实验目的】　熟悉伏立康唑治疗药物监测方法、监测结果分析与个体化给药指导。

【实验材料】

1. 实验器材　高效液相色谱系统、高效液相色谱泵、紫外–可见光检测器、柱温箱、系统控制器、色谱工作站、离心机、涡旋仪等。

2. 实验试剂及药品　伏立康唑标准品、色谱纯乙腈、色谱纯甲醇、伏立康唑（0.2 g）等。

3. 实验样本　患者服用伏立康唑达到稳态血药浓度后，采集静脉血（于给药前）2～3 mL，血液凝固后以 3000 r/min 离心 5 min，留取上层血清用于检测。

【实验步骤】　使用 HPLC 法检测患者伏立康唑的血药浓度。

1. 色谱条件　色谱柱选择 Agilent 5TC-C$_{18}$ 柱，流动相为水：乙腈（63：37，V/V），等梯度洗脱；柱温 40℃；流速 0.5 mL/min；检测波长设定为 256 nm，进样体积 20 μL。

2. 标准溶液配制

（1）精密称取约 100 mg 伏立康唑标准品至 100 mL 量瓶，加 50% 甲醇溶液充分溶解，得到浓度为 1 mg/mL 的标准储备液，4℃冰箱保存。

（2）标准曲线溶液配制：取空白血浆 380 μL 加入 20 μL 伏立康唑系列标准液（浓度依次为 4 μg/mL、8 μg/mL、20 μg/mL、40 μg/mL、80 μg/mL、160 μg/mL 和 320 μg/mL），涡旋混匀，即配成浓度为 0.2 μg/mL、0.4 μg/mL、1.0 μg/mL、2.0 μg/mL、4.0 μg/mL、8.0 μg/mL 和 16.0 μg/mL 的含药血浆样品。

3. 待测样品处理　取患者血清 200 μL，加入 400 μL 乙腈，涡旋混匀 1 min，再经 13 000 r/min 离心 5 min，取上清 200 μL 装至进样小管，待测。

4. 样本检测　先检测空白血清样品和高、中、低三个浓度质控样品，确认空白血清无干扰，伏立康唑质控样品峰形良好，再进行患者血清分析。输出数据后计算伏立康唑峰面积，代入标准曲线计算血药浓度。

【结果分析】

1. 将质控样品和患者血清样品测得的峰面积代入标准曲线，计算伏立康唑血药浓度并对测得浓度与已知浓度进行比较（计算偏差），若偏差在 ±15% 内，则该批次结果可被接受。

2. 以伏立康唑的浓度为横坐标，峰面积（A）比值为纵坐标，最小加权二乘法（权重 $1/x^2$）求得线性回归方程，用 $y = ax+b$（权重因子为 $1/x^2$）表示。

3. 患者伏立康唑血药浓度有效范围为 0.5～5.0 μg/mL。

【临床案例】　患者，男，58 岁，"慢性肾衰竭"行肾移植术。术后予抗排斥治疗：他克莫司＋吗替麦考酚酯＋激素。患者在用药后一周出现肺炎，血白细胞计数显著增高，胸腔积液培养提示真菌感染，真菌 G 试验阳性（36.517 pg/mL）。医嘱给予伏立康唑片抗真菌治疗（100 mg 口服，每日 2 次），于给药后第 6 天监测血药浓度，测得伏立康唑谷浓度（C_{min}）为 0.26 μg/mL。复查血白细胞计数升至 39.34×10⁹/L，提示伏立康唑抗真菌效果减弱。

问题：该患者应如何调整伏立康唑给药剂量？

分析：伏立康唑有效浓度为 0.5～5.0 μg/mL，该患者的血药浓度低于有效谷浓度下限（0.5 μg /mL）。根据患者肝肾功能及用药情况，建议临床医生加大伏立康唑剂量。临床上伏立康唑稳态血药谷浓度低于目标浓度下限（或疗效不佳）时，建议维持剂量增加 1 倍，再根据血药浓度调整剂量。医生按照临床药师建议调整伏立康唑剂量至 200 mg（口服，每日 2 次）。用药一周后患者肺部 CT 检查提示肺炎好转，白细胞计数降至 7.9×10⁹/L，再次监测血药浓度，伏立康唑谷浓度为 1.66 μg/mL，达到药物有效浓度。

（曾彩芳）

实验 9　氯氮平血药浓度监测及个体化给药

氯氮平为非典型抗精神病药，可阻滞 5-HT$_{2A}$、DA$_1$ 和 DA$_4$ 受体，对精神分裂症阳性和阴性症状均具有较好疗效，锥体外系反应弱。氯氮平口服吸收快而完全，广泛分布到全身各组织，个体间生物利用度差异较大，主要经 CYP1A2 和 CYP2C19 代谢为去甲氯氮平，易发生药物相互作用。氯氮平体内代谢受较多因素影响，如抗抑郁药氟伏沙明可抑制氯氮平代谢，吸烟则可诱导氯氮平代谢。欧洲神经精神药理学和药物精神病学协会（AGNP）对氯氮平治疗药物监测的推荐等级为 1级（强烈推荐）。

【实验目的】　熟悉氯氮平血药浓度监测方法、监测结果分析及个体化用药指导。

【实验材料】

1. 实验器材　高效液相色谱–质谱联用仪、离心机、涡旋仪等。

2. 实验试剂及药品　乙腈、甲醇、甲酸铵、超纯水、氯氮平和去甲氯氮平等。

3. 实验样本　患者服用氯氮平达到稳态血药浓度后，采集外周静脉血（于给药前）2～3 mL，使用干燥采血管或含促凝剂的采血管。

【实验步骤】　使用 LC-MS/MS 测定患者氯氮平的血药浓度。

1. 仪器准备

（1）色谱条件：色谱柱为 XDB-C$_{18}$，柱温 35℃，流动相为甲醇：水（90：10，V/V，含 2 mmol/L甲酸铵），流速 0.7 mL/min，进样体积 1 μL。

（2）质谱条件：采用电喷雾离子源（ESI），正离子模式，MRM 采集信号，氯氮平定量离子对为 m/z 327.1 → 270.0，去甲氯氮平定量离子对为 m/z 313.1 → 269.9，内标氯氮平-D$_8$ 定量离子对为 m/z 335.1 → 275.0。

2. 样品制备

（1）血清标准曲线样品配制浓度为 10 ng/mL、20 ng/mL、200 ng/mL、400 ng/mL、600 ng/mL、800 ng/mL、1000 ng/mL；氯氮平和去甲氯氮平血清质控样品浓度为 30 ng/mL、300 ng/mL、750 ng/mL；氯氮平-D$_8$ 内标溶液浓度为 1000 ng/mL。

（2）血液样本 1500 g 离心 10 min，取血清（上清）100 μL 于 2 mL 离心管中，加入 20 μL 内标溶液和 500 μL 乙腈，涡旋 15 s，20 000 g 离心 5 min，取上清 100 μL 于进样瓶中待测。

（3）各浓度血清标准曲线样品和质控样品均取 100 μL，同法处理。

3. 样品分析　先分析标准曲线样品，再分析待测样品和质控样品，质控样品均匀分布于待测样品序列，待所有样品分析结束后进行数据处理。

【结果分析】

1. 采用内标法定量，以标准曲线样品氯氮平和内标氯氮平-D_8的理论浓度比值为横坐标，氯氮平和内标氯氮平-D_8的峰面积比值为纵坐标，用加权最小二乘法（权重因子为 $1/x^2$）拟合氯氮平直线回归方程；以标准曲线样品去甲氯氮平和内标氯氮平-D_8的理论浓度比值为横坐标，去甲氯氮平和内标氯氮平-D_8的峰面积比值为纵坐标，用加权最小二乘法（权重因子为 $1/x^2$）拟合去甲氯氮平直线回归方程。

2. 质控样品的接受标准为实测浓度与理论浓度的偏差不超过 ±15%，在一个分析批中应至少有 2/3 的质控样品符合接受标准，且每个浓度的质控样品应不少于 1/2 符合接受标准。

3. 分别将待测样品氯氮平和内标氯氮平-D_8的峰面积比值、去甲氯氮平和内标氯氮平-D_8的峰面积比值代入各自标准曲线方程中，计算待测血清中氯氮平和去甲氯氮平的浓度。

4. 氯氮平稳态谷浓度参考范围为 300～600 ng/mL，警戒浓度为 1000 ng/mL。

5. 去甲氯氮平为氯氮平的主要代谢产物，其抗精神病活性仍未知。目前临床氯氮平治疗药物监测的参考范围为母药氯氮平浓度，同时测定去甲氯氮平血药浓度用于考察患者对氯氮平的代谢速率及安全性评价。

【讨论与思考】

1. 影响氯氮平血药浓度的因素有哪些？

2. 如何根据血药浓度监测结果调整给药方案？

【临床案例】　患者，男，66 岁，因"懒散、自语、自笑 34 年，加重伴凭空闻人语 1 月余"入院治疗，诊断为未分化型精神分裂症。入院后予以氯氮平等药物抗精神病药治疗，患者平时多躺于床上，间有乱叫行为，但较前减少，精神症状明显减少，焦虑症状减轻。患者肝肾功能正常，CYP2C19 PM，无吸烟。目前主要治疗方案：氯氮平分散片，每日 2 次，早 50 mg，晚 150 mg；利培酮片，2 mg，每日 2 次；氟伏沙明片，150 mg，每日 2 次。

患者用药达到稳态后进行常规治疗药物监测，血清药物稳态谷浓度见表 3-6。

表 3-6　患者体内抗精神病药物的血清浓度

药物或代谢物	浓度（ng/mL）	参考范围（ng/mL）	警戒值（ng/mL）
氯氮平	1190.22	350～600	1000
去甲氯氮平	165.03	—	—
利培酮	24.84	—	—
9-OH 利培酮	20.54	—	—
利培酮 + 9-OH 利培酮	45.38	20～60	120
氟伏沙明	134.59	60～230	500

注：去甲氯氮平为氯氮平的主要代谢产物，其活性尚未明确，主要用于分析氯氮平的代谢情况；9-OH 利培酮（帕利哌酮）为利培酮的活性代谢物，实施利培酮治疗药物监测时应测定利培酮和 9-OH 利培酮的总浓度

问题：该患者如何调整氯氮平的用药剂量？

分析：氯氮平血清药物浓度为 1190.22 ng/mL，超过 1000 ng/mL 的警戒值，发生不良反应的风险增大。DRC 作为血药浓度和给药日剂量的比值（C/D），反映用药个体对药物代谢或排泄的速率。根据当前治疗方案，该患者氯氮平、利培酮和氟伏沙明的 DRC 见表 3-7。

表 3-7　患者体内抗精神病药物的剂量相关浓度

药物或代谢物	浓度（ng/mL）	日剂量（mg）	DRC[ng/(mL·mg)]	参考范围 [ng/(mL·mg)]
氯氮平	1190.22	200	5.95	0.43～1.59
去甲氯氮平	165.03	200	0.83	0.50～1.25
利培酮	24.84	4	6.21	0.34～0.80
9-OH 利培酮	20.54	4	5.14	3.20～6.44
利培酮 + 9-OH 利培酮	45.38	4	11.35	3.54～7.24
氟伏沙明	134.59	300	0.45	0.17～0.29

氯氮平、利培酮和氟伏沙明的 DRC 均高于参考范围上限，氯氮平的代谢产物和母药浓度比（$C_{去甲氯氮平}/C_{氯氮平}$）为 0.14（参考范围 0.45～0.79），利培酮代谢产物和母药浓度比（$C_{9\text{-OH}利培酮}/C_{利培酮}$）为 0.83（参考范围 3.6～22.7），$C_{去甲氯氮平}/C_{氯氮平}$ 和 $C_{9\text{-OH}利培酮}/C_{利培酮}$ 均低于参考范围下限，说明该患者对氯氮平、利培酮和氟伏沙明的代谢均较慢。

氯氮平在肝脏主要经 CYP1A2 和 CYP2C19 代谢，少部分经 CYP3A4 代谢；利培酮主要经 CYP2D6 代谢，少部分经 CYP3A4 代谢；氟伏沙明主要代谢酶为 CYP2D6 和 CYP1A2，氟伏沙明除作为 CYP450 底物外，还是 CYP450 抑制剂，对 CYP1A2、CYP2C19、CYP2C8、CYP2C9 和 CYP3A4 均有抑制作用。由此可见，氟伏沙明可抑制氯氮平所有代谢酶，可部分抑制利培酮和氟伏沙明自身代谢，这可能是三个药物 DRC 均高于参考范围上限的原因。患者本身为 CYP2C19 PM，叠加氟伏沙明对肝药酶的抑制作用，导致氯氮平稳态谷浓度超过警戒值。

综合以上分析，给出以下个体化用药建议。

1. 氟伏沙明与氯氮平间存在明显相互作用，建议停用氟伏沙明，更换为对氯氮平药动学影响较小的其他 SSRI 类药物，如舍曲林、帕罗西汀等。

2. 如必须继续使用氟伏沙明，为使氯氮平血药浓度降低至 600 ng/mL 的治疗范围，根据治疗药物监测情况 [氯氮平 DRC = 5.95 ng/(mL·mg)，给药日剂量为 600 ng/mL÷5.95 ng/(mL·mg) = 100.84 mg]，建议将氯氮平的治疗剂量调整为 100 mg/d。

（卢浩扬）

第二章 药物临床研究与评价

第一节 Ⅰ期临床试验设计与方法

Ⅰ期临床试验目的是研究健康受试者对新药的耐受程度，并通过研究提出新药安全有效的给药方案，研究内容包括新药耐受性试验与人体药动学试验。通过Ⅰ期临床试验获得新药的安全剂量，同时获得Ⅱ期临床试验给药的推荐剂量。以下介绍Ⅰ期临床试验的设计和研究内容。

1. 样本量确定 受试者人数通常根据Ⅰ期临床试验各研究阶段的目的、受试者风险暴露程度及范围，同时兼顾科学性和伦理性原则。

2. 受试者选择 按照GCP规定的技术要求，一般情况下Ⅰ期临床试验首选健康成年人。受试者应经过全面体检，呼吸、血压、心电图、肝肾功能和血象无异常，无精神及代谢异常等病史，无心、肝、肾、消化和神经系统疾病，避免药物的体内过程受到疾病干扰。根据受试药物类别和安全性情况，还应进行特殊项目检查，如降血糖药应检查血糖水平。国家药品审评中心发布的《以药动学参数为终点评价指标的化学药物仿制药人体生物等效性研究技术指导原则》中明确指出，Ⅰ期临床试验的受试者一般应符合以下要求。

（1）年龄在18周岁以上（含18周岁）。

（2）应涵盖一般人群的特征，包括年龄、性别等。

（3）如果研究药物拟用于两种性别的人群，一般情况下入选的受试者应有适当的性别比例。

（4）如果研究药物拟用于老年人群，应尽可能多地入选60岁以上受试者。

（5）入选的受试者例数应使生物等效性评价具有足够的统计学效力。

3. 耐受性试验 通过耐受性试验可以获得药物人体安全性的基本信息，为后期的临床试验提供相对安全的剂量范围，包括单剂量和多剂量给药试验。除了最大剂量和最低剂量外，一般还应包括临床拟推荐使用的最高剂量。

4. 药动学研究 药动学研究主要通过单次给药和连续给药获得药动学参数，了解药物在人体吸收、分布和消除的规律。药动学试验通常采用随机、开放、交叉或平行试验设计，包括单次和多次给药的药动学研究。药动学研究中设置高、中、低3个给药剂量，剂量的确定主要根据Ⅰ期临床耐受性试验的结果，并参考动物药效学、毒理学试验结果。高剂量组必须接近或等于人体最大耐受剂量。采样点设置对药动学研究结果具有重大影响，可根据动物实验结果和参考同类药物的研究来设计采样点的分布，也可通过人体预实验而确定。一般在服药后抽取12～20个采样点。若为多次给药试验，除了在第1天服药后密集采样外，还要根据药物的半衰期设计采集几个谷浓度血样，以确定给药后是否达到稳态血药浓度。在最后一次给药采样结束后，模拟稳态血药浓度后的血药浓度–时间（C-t）曲线。曲线应覆盖各时相的采样点，包括空白、吸收相、峰浓度附近、分布相及消除相。一般吸收相至少设计2～3个采样点，峰浓度附近不少于3个采样点，分布相和消除相各3～5个采样点。采样终点需在3～5个消除半衰期之后，或等血药浓度降低至峰浓度的1/20～1/10时采集血样。

5. 研究终点及评价指标 Ⅰ期临床试验的研究终点和评价指标基于药动学特征及安全性评估来确定。

（1）基于安全性评估确定药物研究终点和评价指标：药物 I 期临床耐受性试验一般不评价疗效，仅评价药物的安全性，主要终点指标是不良事件。血尿常规、血生化等实验室检查、12 导联心电图、生命体征和体格检查等作为安全性评价的主要终点指标。常根据试验药物的特征制订研究终点和评价指标，设计时多参考美国国家癌症研究所（NCI）常见不良反应事件评价标准（Common Terminology Criteria for Adverse Events，CTCAE 5.0）。

（2）基于生物药剂学和药动学特征确定药物研究终点及评价指标：根据测得的血药浓度绘制血药浓度–时间曲线及各受试者的平均血药浓度–时间曲线，求得药物的主要药动学参数，可反映药物在人体内吸收、分布和消除特点。一般而言，研究单次给药采用的药动学终点指标包括达峰时间、峰浓度、AUC_{0-t} 和 $AUC_{0-\infty}$、表观分布容积、k、半衰期、MRT、Cl 等；研究多次给药通常从达峰时间、C_{ss_min}、C_{ss_max}、C_{ss_av}、半衰期、Cl、AUC_{ss}、DF 中选择特定参数作为终点判定指标。分析试验结果时应明确说明多次给药的体内药动学特征，同时与单剂量给药的药动学参数进行比较，观察它们之间的差异，特别是在吸收和消除方面的变化，以对药物蓄积作用进行评价，并提出用药建议。

下面以抗心律失常药物多非利特为例，阐释药物 I 期临床试验的内容和要点。

多非利特的 I 期临床试验

一、多非利特的耐受性研究

1. 单次给药耐受性研究　采用单中心，随机、安慰剂对照的试验设计。招募健康志愿者 60～90 人，随机分为试验组和对照组（安慰剂）。受试者分别给予多非利特/安慰剂 25 mg、50 mg、100 mg、150 mg、200 mg、250 mg 和 300 mg，其中 25 mg、50 mg 和 100 mg 剂量组每组 2～4 人，150 mg、200 mg、250 mg 和 300 mg 剂量组每组 6～8 人。从最低给药剂量开始，每例受试者只接受 1 个剂量，第一个剂量组受试完毕后方可进行下一个剂量组的试验。对各剂量组依次进行研究，并评估记录整个试验期间的不良事件。

2. 多次给药耐受性研究　采用单中心、随机试验设计。健康志愿者 12～16 人，随机分为 2 组。按单次给药耐受性试验未出现不良反应的次最大耐受剂量进行试验，分别给予受试者多非利特 200 mg 和 250 mg，持续给药 5～10 天。根据试验中出现不良反应与否进行剂量调整，开始另一组试验。对各剂量组进行研究，对整个试验期间的不良事件进行评估。

二、多非利特的药动学研究

1. 单次给药的药动学研究　采用单中心、随机、开放、自身对照试验设计。健康志愿者 25～30 人，随机分为 3 组。受试者分别给予多非利特 25 mg、50 mg 和 100 mg。采集血液及尿液标本的时间点分别为给药前，给药后 10 min、30 min、1 h、2 h、3 h、4 h、5 h、6 h、7 h、8 h、10 h 和 12 h，共采集 11～13 次血样。测定各时间点的血药浓度。

根据测得的血药浓度，绘制血药浓度–时间曲线和各受试者平均血药浓度–时间曲线，求得主要药动学参数，同时整合各项试验数据，以全面反映多非利特在人体内吸收、分布和消除特点，并说明其临床意义，对 II 期临床研究方案提出建议。

2. 多次给药的药动学研究　采用单中心、随机、开放、自身对照试验设计。健康志愿受试者 8～12 人，给予多非利特 50 mg，每 8 h 一次，共 14 天。给药前采集 1 次血液和尿液样本，给药后第 2 天开始，每天于给药前采集血液和尿液样本 1 次，连续测定 3 次谷浓度。当确认已达稳态浓度后，在末次给药后 10 min、30 min、1 h、2 h、3 h、4 h、5 h、6 h、7 h、8 h、10 h 和 12 h，采集血样和尿样，以绘制稳态血药浓度–时间曲线。

根据上述血药浓度检测结果计算药动学参数，分析并说明多次给药时多非利特在体内的药动学特征，与单剂量给药的药动学参数进行比较，对药物蓄积作用进行评价，给出用药建议。

3. 饮食对药动学的影响　采用单中心、随机、开放、自身对照的试验设计。健康志愿者20～24 人，随机分为 2 组。受试者分别在餐前和餐后给予多非利特 150 mg，餐后试验组在进餐30 min 后给药。试验餐为高脂、高热量食物，以便使食物对胃肠道生理状态影响达到最大，充分呈现进食对多非利特药动学的影响。从开始进食计时，要求受试者 30 min 内吃完，以排除进餐速度对服药时间的干扰。

采样时间点同单次给药药动学研究，根据血药浓度检测结果来确定饮食是否对药物吸收及药动学产生影响。

三、生物等效性研究

见本章第四节。

（解雪峰）

第二节　Ⅱ期临床试验设计与方法

Ⅱ期临床试验也称为疗效探索性研究，其主要目标是为Ⅲ期临床试验确定给药剂量和治疗方案，研究内容为小规模（100～300 例受试患者）药物安全性和疗效试验，以及患者的药动学研究。通过观察试验药物的安全性和有效性，确定目标适应证，寻找最佳治疗方案，包括药物剂量、给药途径与方法、给药次数等。以下介绍Ⅱ期临床试验的设计和研究内容。

1. 样本量确定　根据我国《药品注册管理法》规定，Ⅱ期临床试验试验组和对照组的例数都不得低于 100 例，试验组与对照组比例为 1∶1。

2. 受试者选择　患有试验药物预期目标适应证的患者。

3. 研究方法　Ⅱ期临床试验常采用随机、双盲和对照试验（也可根据具体研究目的采取其他设计形式），多以平行对照为主。临床试验过程中需给予不同剂量的试验药物（至少应有 3 个不同剂量组），通常与标准疗法进行比较，同时使用安慰剂以观察试验药物的疗效，最终确定Ⅲ期临床试验的药物治疗剂量。

下面以抗高血压药物——沙库巴曲缬沙坦为例，阐释药物Ⅱ期临床试验的研究内容和设计要点。

沙库巴曲缬沙坦的Ⅱ期临床试验

一、研究目的

观察沙库巴曲缬沙坦对轻、中度原发性高血压患者舒张压的影响，明确沙库巴曲缬沙坦片（100 mg 治疗剂量）的降压疗效。

二、研 究 对 象

受试者为原发性轻、中度高血压患者。

1. 受试者入选标准

（1）年龄为 18～70（含 18、70）周岁，性别不限。

（2）18.5 kg/m² ≤ 体重指数（BMI）≤ 28 kg/m²。

（3）根据《中国高血压防治指南（2021 年修订版）》的诊断标准，诊断为中、低度原发性高血压患者。

（4）2 周安慰剂清洗期之后平均坐位血压（坐位静息 5 min 后每隔 2 min 测量 3 次收缩压/舒张压，取平均值）为 140 mmHg ≤ 收缩压 ≤ 180 mmHg 和 90 mmHg ≤ 舒张压 ≤ 110 mmHg。

2. 受试者排除标准

（1）已知或怀疑为继发性高血压者；连续 3 次测得的坐位收缩压相差大于 20 mmHg、舒张压相差大于 10 mmHg 者。

（2）病态窦房结综合征、Ⅱ～Ⅲ度房室传导阻滞、心房扑动、心房颤动及其他恶性或潜在的恶性心律失常者。

（3）心电图提示左心室肥厚，大动脉瘤或夹层动脉瘤，行经皮冠状动脉腔内成形手术或心脏外科手术者。既往有不稳定型心绞痛、急性心肌梗死、心力衰竭、脑血管意外等病史者。

（4）哮喘或中、重度慢性阻塞性肺疾病者；糖尿病患者。

（5）已知肾动脉狭窄或外周血管疾病者；肝、肾功能不全者。

（6）电解质紊乱（有临床意义的血钾、钠异常）和血容量偏低者。

（7）妊娠、哺乳期妇女。

（8）已知某种药物或酒精依赖者；已知或怀疑对研究药物的活性或非活性成分过敏者。

（9）试验期间需服用其他对血压有影响的药物者。

（10）需要两种或两种以上降压药物治疗才能有效控制的高血压患者。

（11）试验前 3 个月内参加过其他药物临床试验者。

（12）据研究者判断，怀疑为白大衣高血压患者。研究者判断为不适合参加临床试验的患者。

三、研 究 设 计

试验设计为随机、双盲、安慰剂对照的多中心临床研究，采用非劣效检验进行试验数据的统计分析。2 周清洗期（服用安慰剂）之后，符合入选标准（不符合排除标准）的 260 例受试者，按照 1：1 比例随机分配至下列两组。

（1）试验组患者给予试验药，每日 1 次，早餐前半小时空腹口服。

（2）对照组患者给予安慰剂，每日 1 次，早餐前半小时空腹口服。

治疗 8 周后结束研究，受试者在自愿的基础上参加为期 56 周的安全性观察。

四、疗 效 观 察

1. 沙库巴曲缬沙坦的主要疗效指标是坐位舒张压相对基线的变化值。通过比较试验药与安慰剂治疗中、低度原发性高血压患者 8 周后的坐位舒张压变化，确定药物的降压疗效。

2. 沙库巴曲缬沙坦的次要疗效指标如下。

（1）4 周后患者坐位舒张压相对基线的变化值。

（2）4、8 周后坐位收缩压相对基线的变化值。

（3）4、8 周后降压的有效率 [指坐位收缩压/舒张压＜140/85 mmHg，或收缩压下降 20 mmHg 和（或）舒张压下降 10 mmHg]。

（4）4、8 周后降压有效患者的坐位收缩压和舒张压相对基线的变化值。

五、安全性指标

观察并记录患者使用沙库巴曲缬沙坦后不良事件的发生情况，包括用药后临床症状的变化、体格检查、实验室检查和心电图等具有临床意义的改变。

（解雪峰）

第三节　Ⅲ期临床试验设计与方法

Ⅲ期临床试验也称疗效确定性研究，其主要目的是论证或确定药物在预期目标适应证人群的治疗利益。Ⅲ期临床试验可设一个药物剂量组，如Ⅱ期临床试验没有获得可信的剂量–效应研究结果，则应设一个以上的药物剂量组。由于Ⅲ期临床试验定位于剂量确证研究，因此在试验设计时应当非常谨慎地根据统计学要求纳入足够的样本量，并设计有临床意义的终点指标。以下介绍Ⅲ期临床试验的设计和研究内容。

1. 样本量确定　Ⅲ期临床试验试验组例数不低于 300 例，对照组与治疗组的比例不低于 1：3，具体例数应符合统计学要求。

2. 受试者选择　与Ⅱ期临床的研究对象入排标准相似，可适当扩大特殊受试人群，进一步考察不同对象所需剂量及其依从性。除了成年患者外，还要特别研究试验药物对特殊人群的安全性，如肝肾功能不全者、儿童、老年人和妊娠妇女等。

3. 研究方法　Ⅲ期临床试验采取随机、双盲、多中心、阳性药平行对照设计，比较试验药物和安慰剂（或已上市药品）的相关参数，试验结果应当具有可重复性。

下面以抗高血压药——美阿沙坦为例，阐释药物Ⅲ期临床试验的内容和要点。

美阿沙坦的Ⅲ期临床试验

一、研究目的

观察美阿沙坦治疗原发性轻、中度高血压患者的有效性、安全性。

二、研究对象

受试者为原发性轻、中度高血压患者。

1. 受试者入选标准

（1）年龄为 18～75 周岁。

（2）原发性轻、中度高血压患者，静息坐位血压标准：140 mmHg≤收缩压≤180 mmHg 和（或）90 mmHg≤舒张压≤110 mmHg。

（3）19 kg/m^2≤BMI≤28 kg/m^2。

（4）患者治疗前一天动态血压监测的平均舒张压≥80 mmHg。

2. 受试者排除标准

（1）高血压合并心血管疾病的患者；6个月内有心肌梗死或者明确的心绞痛病史，曾接受冠脉旁路搭桥术或经皮冠状动脉腔内成形术（PTCA）者。

（2）心力衰竭病史（NYHA Ⅲ级及以上者）；严重器质性心脏病者。

（3）大动脉瘤或主动脉夹层者；有脑血管意外病史者。

（4）有临床意义的心律失常Ⅱ度及以上房室传导阻滞、病态窦房结综合征、室性心动过速、心房颤动或者心房扑动者。已知或怀疑继发性高血压或急进性高血压患者。

（5）肝肾功能异常患者（氨基转移酶大于正常值上限的2倍，或血肌酐大于正常上限1.5倍）；血钾＞5.5 mmol/L 或＜3.5 mmol/L 者。

（6）5年内有恶性肿瘤病史者；未控制的糖尿病患者（空腹血糖＞11.1mmol/L）；未经治疗的甲状腺疾病患者；自身免疫性疾病患者。

（7）对二氢吡啶类药物过敏和有特异性药物反应史的患者。过去一年内有药物滥用史者。

（8）不能耐受停降压药2周的患者。

（9）严重消化系统疾病和胃肠手术后可能影响药物吸收的患者。

（10）精神性疾病、无自制力、不能确切表达意愿的患者；从事驾船及高空作业等具有危险性操作的患者。

（11）3个月内参加过其他药物临床试验的患者。

（12）研究者判断不适合参加临床试验的患者。

（13）使用本试验规定禁用药的患者。

三、研究设计

试验设计为随机、双盲双模拟、多中心、阳性药平行对照的临床研究。经14天安慰剂清洗导入期后，血压符合140 mmHg≤收缩压≤180 mmHg 和（或）90 mmHg≤舒张压≤110 mmHg 的患者进入美阿沙坦治疗期。

1. 试验组给予美阿沙坦40 mg，每日1次，为期28天。如果第28天时血压控制不达标 [收缩压≥140 mmHg 和（或）舒张压≥90 mmHg]，剂量调整为80 mg，每日2次，为期28天。如果治疗28天后血压控制达标 [坐位收缩压/舒张压＜140/85 mmHg，或收缩压下降20 mmHg 和（或）舒张压下降10 mmHg] 则服用原剂量至研究结束（为期56天）。

2. 对照组给予缬沙坦（阳性对照药），起始剂量40 mg，每日1次，为期28天。如果第28天时血压控制不达标 [收缩压≥140 mmHg 和（或）舒张压≥90 mmHg]，剂量调整为80 mg，每日1次，为期28天。如果治疗28天后血压控制达标 [坐位收缩压/舒张压＜140/85 mmHg，或收缩压下降20 mmHg 和（或）舒张压下降10 mmHg] 则服用原剂量至研究结束（56天）。

四、疗效观察

1. 美阿沙坦的主要疗效指标是诊室坐位舒张压基线变化差值。通过比较不同组患者治疗56天后的诊室坐位舒张压变化，确定药物的降压疗效。

2. 美阿沙坦的次要疗效指标如下。

（1）治疗 56 天后的诊室坐位收缩压基线值变化。

（2）治疗 56 天后的有效率及降压达标率。

（3）治疗 14 天、28 天后的诊室坐位舒张压和收缩压基线值变化。

（4）治疗 14 天、28 天后的有效率及降压达标率。

（5）治疗过程中调整药物剂量的患者比例。

（6）24 h 动态血压监测降压谷/峰比；治疗 56 天后 24 h 平均舒张压和收缩压基线变化值；治疗 56 天后日间、夜间平均舒张压和收缩压的基线变化值。

五、安全性指标

观察并记录患者使用美阿沙坦后不良事件的发生情况，包括生命体征、体格检查、实验室检查及静息状态下 12 导联心电图（ECG）检查等。

（解雪峰）

第四节　生物等效性试验

原研药品是指境内外首次获准上市，且具有完整和充分的安全性、有效性数据作为上市依据的药品。原研药品上市前一般需完成临床前研究、临床药理学研究、探索性临床试验、确证性临床试验，时间跨度长，研发成本高，上市后价格较为高昂。仿制药是指具有与原研药品相同的活性成分、剂型、规格、适应证、给药途径和用法用量的药品。如果仿制药被证明与被仿制药药学等效，即含有相同的活性成分且剂型、给药途径、规格或浓度相同，符合药典标准或其他适用标准（质量、纯度和鉴别等），同时被证明生物等效，则可作为被仿制药的替代药品，具有相同的临床效果和安全特性。仿制药上市一般不需经过探索性和确证性临床试验，研发成本和时间大大缩减，药价比被仿制药低，从而降低医疗支出，提高药品可及性，具有重要的经济和社会效益。生物等效性（bioequivalence，BE）试验作为仿制药上市前的关键环节，能客观反映仿制药的安全性和有效性，对提升仿制药质量，满足人民群众健康需求具有重要意义。

一、生物等效性试验目的

生物等效性试验是指在相似的试验条件下单次或多次给予相同剂量的试验药物后，比较受试制剂和参比制剂的吸收速度与程度差异是否在可接受范围内。生物等效性用以桥接参比制剂的临床前和临床试验数据，豁免仿制药重复进行大样本临床研究，在药学等效和生物等效的基础上批准仿制药作为现有参比制剂的等效药品。

二、生物等效性试验方法

生物等效性试验的研究方法按评价效力由高到低依次为药动学研究、药效动力学研究、临床研究和体外研究。药动学研究是指通过测定可获得的生物基质（如血液、血浆、血清）中的药物浓度，以药动学参数作为终点指标，考察药物吸收进入体循环的速度和程度，评价两种制剂是否生物等效。对于全身吸收的药品，优先考虑使用药动学研究方法证明生物等效性。

目前，以药动学研究方法为主的生物等效性试验的统计方法包括平均生物等效性（average

bioequivalence，ABE）方法和群体生物等效性（population bioequivalence，PBE）方法，通常推荐使用平均生物等效性方法。

三、生物等效性试验设计

生物等效性研究主要参照《以药动学参数为终点评价指标的化学药物仿制药人体生物等效性研究技术指导原则》（2016 年 3 月）、《生物等效性研究的统计学指导原则》（2018 年 10 月）、《高变异药物生物等效性研究技术指导原则》（2018 年 10 月）和《窄治疗指数药物生物等效性研究技术指导原则》（2020 年 12 月）等开展试验。

1. 分组设计　根据药物半衰期、个体内变异、安全性等，生物等效性试验可进行以下分组设计。

（1）两制剂、单次给药、交叉试验：交叉试验设计是指受试者随机分为 TR 和 RT 两个序列，每个序列自身交叉接受受试制剂和参比制剂（图 3-1）。交叉试验设计可以有效减少个体间变异给评价带来的偏倚，当样本量相同时，交叉试验比平行试验具有更高的检验效能，该设计适用于大部分药物。两周期之间需足够长的清洗期，一般为待测物 7 倍半衰期以上。

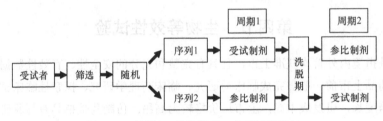

图 3-1　两制剂、单次给药、交叉试验设计

（2）两制剂、单次给药、平行试验：平行试验是指受试者随机分为 T 和 R 两个序列，每个序列分别接受受试制剂或参比制剂（图 3-2）。平行试验为单周期设计，对于半衰期较长的药物，选用交叉试验需设计较长的采血时间和洗脱期，试验时间跨度大，受试者容易脱落，最终导致检验效能下降，对于该类品种可考虑使用平行试验设计。平行试验时个体间变异给评价带来的影响较交叉试验大，应有更严格的受试者入选条件，每个制剂分别在具有相似人口学特征的两组受试者中进行试验，且需使用合理的随机化方案确保组间的基线水平均衡，以得到更好的组间可比性。

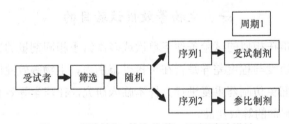

图 3-2　两制剂、单次给药、平行试验设计

（3）重复试验：重复试验是指将同一制剂重复给予同一受试者，以获得确切的药物的个体内变异（图 3-3、图 3-4）。根据受试制剂是否重复给予，分为部分重复（参比制剂单制剂重复）和完全重复（受试制剂和参比制剂两制剂重复）。重复试验可获得确切的个体内变异系数，从而对等效性评价标准作出适当比例的调整，适用于高变异药物（可适当放宽等效性判定标准，减少受试者样本量）和窄治疗指数药物或窄治疗窗药物（可适当缩窄等效性判定标准）。窄治疗指数药物或窄治疗窗药物一般采用完全重复设计。

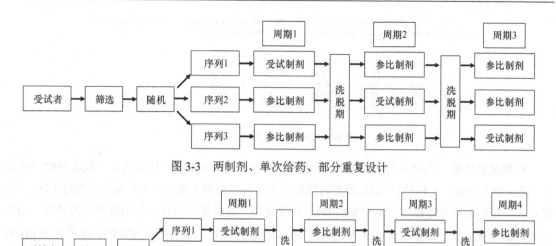

图 3-3　两制剂、单次给药、部分重复设计

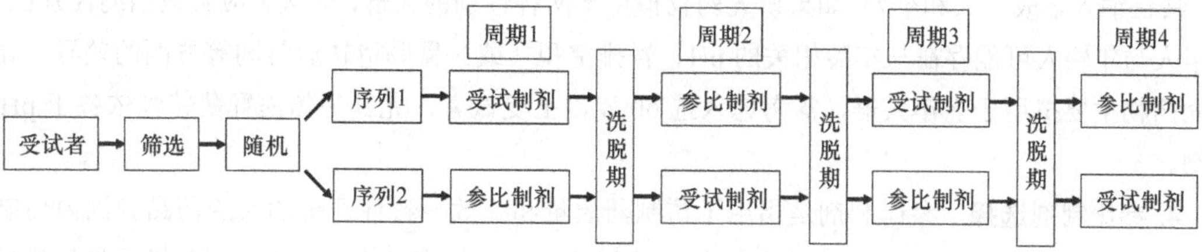

图 3-4　两制剂、单次给药、完全重复设计

2. 样本量确定　生物等效性试验样本量估算应包含以下 5 个要素：检验水准 α，通常定为双单侧 0.05；检验效能 $1-\beta$，至少为 80%；个体内变异系数（within-subject coefficient of variation，$CV_W\%$），可基于预试验结果或文献进行估计；受试制剂与参比制剂的几何均值比（geometric mean ratio，GMR）；等效性界值。样本量估算可采用查表法、近似公式法、powerTOST 软件、PASS 软件等。PASS（Power Analysis and Sample Size）是用于效能分析和样本量估计的统计软件包。它能对数十种统计学检验条件下的检验效能和样本含量进行估计，包括主要区间估计、均数比较、率比较、相关与回归分析和病例随访资料分析等。

下面以 PASS 11 为例，估计两制剂、单次给药、交叉试验设计的样本量。取 $\alpha=0.0500$，$\beta=0.1688$，假定 $CV_W\%=20\%$，几何均值比为 1.0，选择 2×2 交叉设计，在软件界面上录入各参数（图 3-5）。运行后获得样本量为 16，说明至少需要 16 名受试者（图 3-6）。

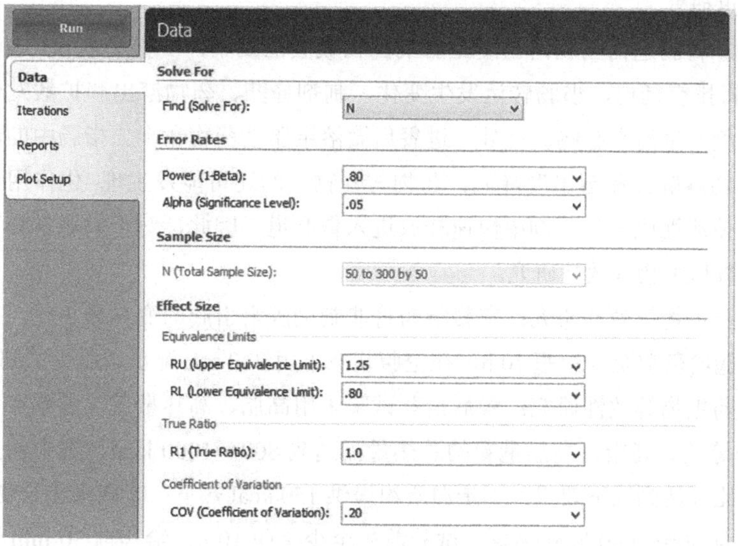

图 3-5　PASS 11 软件操作界面

Power Analysis of 2x2 Cross-Over Design for Testing Equivalence Using Ratios
Numeric Results for Testing Equivalence Using a Cross-Over Design

Power	Total Sample Size (N)	Lower Equiv. Limit of Ratio (RL)	Upper Equiv. Limit of Ratio (RU)	True Ratio (R1)	Coefficient of Variation (COV)	Alpha	Beta
0.8332	16	0.8000	1.2500	1.0000	0.2000	0.0500	0.1668

图 3-6　PASS 11 软件运算结果

3. 受试者选择　为减少与制剂间差异无关的变异，生物等效性试验受试者一般选择健康成年人，禁止纳入未成年人和孕妇。如果研究药物拟用于两种性别的人群，受试者应有适当的性别比例。老年人与年轻人可能存在与年龄相关的 pH、胃排空和（或）胃肠道转运时间等方面的差异。如果研究药物主要拟用于老年人群，需考虑入选 60 岁以上受试者，尤其是体内释药特性依赖于 pH 的药物。

4. 参比制剂选择　参比制剂是指用于仿制药质量和疗效一致性评价的对照药品。国内仿制药研发需参照国家药品监督管理局发布的参比制剂目录。2017 年 3 月 17 日，国家药品监督管理局发布了第一批仿制药参比制剂目录。截至 2022 年 4 月 22 日，共发布仿制药参比制剂目录 53 批。

四、生物等效性试验的给药方法

1. 给药剂量　给药剂量的选择一般基于申报规格、安全性和检测灵敏度。对于常释制剂，一般采用申报剂型的最高规格进行生物等效性研究。如最高规格存在安全性风险，在满足以下条件时，可采用非最高规格制剂进行生物等效性研究：①在治疗剂量范围内具有线性药动学特征；②最高规格与其较低规格的制剂处方比例相似；③受试制剂和最高规格参比制剂的溶出曲线具有相似性。

2. 给药频次　在评价药物释放的速度和程度方面，单次给药比多次给药研究更容易发现制剂释药行为的差异。因此，生物等效性试验通常使用单次给药进行评价。某些药物在健康受试者可能存在安全性方面的风险，可以选择正在进行此类药物治疗的患者，在不中断患者现有治疗的情况下进行稳态浓度研究。

3. 给药时间　胃肠道内药物溶出度是影响药物吸收的要素，受胃肠道 pH 影响。进食后，胃肠道 pH 升高，胃排空延迟，小肠转运发生变化，制剂释药、药物溶出和扩散发生改变，进而对药物的生物利用度产生潜在影响。此外，进餐后微溶亲脂性药物在十二指肠中的溶解性和溶出度提高，亲水性药物溶解性和溶出度降低。药物与食物之间还可能发生理-化作用，甚至出现"剂量突释"现象，使活性成分从制剂中快速释放进入胃肠道。因此，对于口服常释和控释制剂，需同时进行空腹和餐后生物等效性研究。

（1）空腹给药生物等效性研究：空腹给药将非制剂因素引起的变异最小化，有利于发现制剂间差异。空腹试验给药前至少空腹 10 h，在空腹状态下用 240 mL 温水送服受试制剂或参比制剂。

（2）餐后给药生物等效性研究：餐后给药试验采用高脂、高热量餐，考察在食物影响最大的情况下制剂是否等效。高脂、高热量餐的总热量需达到 800～1000 kcal，餐中的蛋白质、碳水化合物、脂肪构成比须达到以下要求：①蛋白质约提供 150 kcal 热量；②碳水化合物约提供 250 kcal 热量；③脂肪提供 500～600 kcal 热量。试验前夜至少空腹 10 h，给药前 30 min 开始进食高脂高热餐，并在 30 min 内用餐完毕，在开始进餐后 30 min 准时服用受试制剂或参比制剂。

生物等效性试验服药前后 1 h 内禁止饮水，服药后 4 h 内禁食，标准餐安排在 4 h 后进食，且每个周期的时间应在相同的预定时间点。

需特别说明的是，以下情况不需同时进行空腹和餐后生物等效性研究：①参比制剂说明书中明确规定药物仅可空腹（饭前 1 h 或饭后 2 h）服用，可不进行餐后生物等效性研究；②参比制剂说明书中规定药物仅能与食物同服，如有资料充分说明空腹服药可能有严重安全性风险，可不进行空腹生物等效性研究。对于口服制剂，一般需进行空腹和餐后生物等效性研究。

五、生物等效性试验的样本采集

生物等效性试验通常选择血浆样品，环孢素、他克莫司等主要在血细胞内分布的药物，需选择全血样品。采血管使用 EDTA 或肝素抗凝。密集采样时，为减少受试者的不适，推荐使用静脉留置针。

生物等效性试验采血点一般需覆盖吸收、分布和消除相，采样时间不短于 3 个消除半衰期，以保证 AUC_{0-t} 至少覆盖 $AUC_{0-\infty}$ 的 80%。对于长半衰期药物，如药物分布和清除的个体内变异较小，可采用 AUC_{0-72h} 代替 AUC_{0-t} 或 $AUC_{0-\infty}$。每个试验周期采集 12～18 个样品（含给药前样品），其中吸收相采集 3～5 个样品，消除相至少采集 3～4 个样品。根据药物及其代谢物特性，可适当增加采血点。达峰时间附近需设计充足采血点，以尽可能获得达峰浓度。对于吸收较快的药物，建议第一个采样点设计在给药后 5～15 min 以内，之后在给药后 1 h 以内采集 2～5 个样品，以获得药物峰浓度。对首个样品浓度即为峰浓度，且未采集给药后 5～15 min 样品的受试者数据，一般不纳入整体数据分析。

六、生物等效性试验的生物样本分析

生物样本分析时需根据药物理化性质、分子量大小等选用合适的检测方法，常用的有色谱法、配体结合法。检测方法应用前需根据《9012 生物样品定量分析方法验证指导原则》（《中国药典》2020 年版）完成方法学验证，并详细记录方法学验证及样品分析过程。一般推荐测定原型药物，并以原型药物的数据评价生物等效性。如代谢产物在原型药物进入体循环前产生且具有活性，可同时测定活性代谢物浓度，相关数据用于进一步支持临床疗效的可比性。

七、生物等效性试验结果的统计分析

生物等效性试验结果的常用统计分析软件包括 WinNonlin、MAS、SAS 等，可根据实际情况选择合适软件。

1. 药动学参数计算　对于单次给药，生物等效性研究的主要药动学参数包括峰浓度、AUC_{0-t} 和 $AUC_{0-\infty}$；对于多次给药，生物等效性研究的主要药动学参数包括 $C_{max,ss}$、$AUC_{0-\tau}$。采用非房室模型计算药动学参数，同时计算各参数的算术均值、标准差、变异系数、中位数、最大值、最小值和几何均数。

2. 生物等效性判定　药动学参数经对数转换后进行统计分析，构建 μ_T-μ_R 双侧 90% 置信区间，通过逆对数变换（指数变换），得到受试制剂和参比制剂原始数据几何均值比的 90% 置信区间。若药动学参数几何均值比的 90% 置信区间位于 80%～125% 内，可推断受试制剂和参比制剂满足生物等效。对于高变异或窄治疗指数的药物，可采用参比制剂标度的平均生物等效性方法（reference-scaled average bioequivalence，RSABE）调整生物等效性判定标准，根据个体内变异适当放宽或缩窄。

下面以枸橼酸西地那非片为例阐释生物等效性试验设计要点和研究内容。

枸橼酸西地那非片（规格 100 mg）人体生物等效性试验

【药品信息】 枸橼酸西地那非片用于男性勃起功能障碍。既往研究显示本品安全性好，推荐剂量范围内呈线性药动学特征，不良反应主要为头痛、面部潮红等。口服后吸收迅速，平均绝对生物利用度为 41%（25%～63%），以肝代谢为主（经 CYP3A4 途径），生成活性代谢产物 N-脱甲基西地那非，其性质与西地那非近似。西地那非及 N-脱甲基西地那非的消除半衰期约为 4 h。空腹状态下口服给药 30～120 min（中值 60 min）可达到最大血浆浓度，与高脂餐一起服用吸收率降低，达峰时间平均延迟 60 min，峰浓度平均降低 29%。

【试验设计】

1. 参照国家药品监督管理局发布的第十二批参比制剂目录，选择辉瑞制药有限公司生产的原研地产化品种枸橼酸西地那非片（规格为 100mg）作为参比制剂。

2. 受试人群选择男性健康成年人，入选标准包括但不限于：①年龄≥18 周岁；②性别为中国男性受试者；③体重≥50 kg，BMI[BMI= 体重（kg）/身高 ^{2}（m^2）] 在 19.0～26.0 kg/m^2 内（含边界值）；④受试者及其配偶或伴侣从其签署知情同意书开始 6 个月内无妊娠计划且自愿采取可接受的有效避孕方法（非药物）；⑤自愿参与试验，并签署知情同意书。

3. 预试验个体内变异为 22%，取 α=0.05，β=0.20，几何均值比值为 0.95，估算出样本量为 28。设定脱落率为 20%，最终确定样本量为 36 人。

4. 试验采用两制剂、单次给药和交叉试验的设计方式。为方便管理，洗脱期预定为 7 天。空腹和餐后试验各 36 名受试者，受试者按照 SAS 产生的随机表随机分为 TR 和 RT 两组，每组 18 人。

5. 采血点设计

（1）空腹试验分别在给药前（0 时），给药后 10 min、15 min、30 min、45 min、1 h、1.25 h、1.5 h、1.75 h、2 h、2.5 h、3 h、4 h、6 h、9 h、12 h、15 h 和 24 h 采集血样。

（2）餐后试验分别在给药前（0 时），给药后 10 min、15 min、30 min、45 min，1 h、1.33 h、1.67 h、2 h、2.25 h、2.5 h、2.75 h、3 h、3.5 h、4 h、6 h、9 h、12 h、15 h 和 24 h 采集血样。

【试验实施】

1. 空腹试验 受试者在每周期给药前 1 天到达临床研究室，统一生活管理，禁止统一饮食以外的任何食物和饮料。受试者于每周期试验的前一天 21:00 开始禁食，禁食 10 h 以上，不禁水。第二天 6:30 统一饮用 100 mL 温水，埋置留置针，采集空白血，8:00 开始按照组别空腹给予受试制剂或参比制剂，240 mL 温水送服。给药 1 h 后开放饮水，采集完 4 h 采血点进食标准餐。其间按照方案进行采血和安全检查。第二周期出组时进行出组健康检查。

2. 餐后试验 受试者在每周期给药前 1 天到达临床研究室，统一生活管理，禁止统一饮食以外的任何食物和饮料。受试者于每周期试验的前一天 21:00 开始禁食，禁食 10 h 以上，不禁水。第二天 6:30 统一饮用 100 mL 温水，埋置留置针，采集空白血，7:30 开始进食高脂高热餐，半小时内用完餐,8:00 开始按照组别给予受试制剂或参比制剂,240 mL 温水送服。给药 1 h 后开放饮水,采集完 4 h 采血点进食标准餐。其间按照方案进行采血和安全检查。第二周期出组时进行出组健康检查。

3. 生物样本分析 采用经确证的 LC-MS/MS 方法测定血浆中西地那非和代谢产物的浓度。

4. 统计分析 采用 WinNonlin 计算西地那非和 N-脱甲基西地那非的主要药动学参数峰浓度、AUC_{0-t}、$AUC_{0-\infty}$。生物等效性分析结果显示主要药动学参数峰浓度、AUC_{0-t}、$AUC_{0-\infty}$ 90% 置信区间均落在 80%～125%,符合生物等效性判断标准。

【讨论与思考】 以下信息来源于药物 A 的研究者手册。

1. 空腹服用药物 A 250 mg、500 mg 和 1000 mg 后 30～60 min 内,血药峰浓度分别为 7 mg/L、13 mg/L 和 25 mg/L。

2. 与食物同服时,峰浓度为空腹服用后峰浓度的 50%～70%,而且通常要延缓 45～60 min 才出现。

3. 体内分布广泛,血清蛋白结合率低,约 25%。

4. 正常人的半衰期为 0.6～0.9 h。

5. 常规剂量下未观察到严重不良反应。

某企业计划仿制药物 A,药学研究已结束,目前准备进入临床生物等效性研究阶段。请根据以上信息,设计试验方案,回答以下问题。

(1)研究选择哪种试验设计(交叉、平行、单次和多次)?

(2)分别设计空腹和餐后试验采血时间。

(3)评价生物等效性的主要药动学参数有哪些?

(4)仿制药生物等效的接受标准包括哪些?

参考答案:

(1)自身交叉、单次给药。

(2)空腹:给药前(0 时)、给药后 5 min、10 min、15 min、20 min、25 min、30 min、40 min、50 min、1 h、1.25 h、1.5 h、2 h、3 h、4 h、5 h 和 6 h。

餐后:给药前(0 时)、给药后 10 min、20 min、30 min、40 min、50 min、1 h、1.25 h、1.5 h、1.75 h、2 h、2.25 h、2.5 h、2.75 h、3 h、4 h、5 h、6 h、8 h 和 10 h。

(3)峰浓度、AUC_{0-t}、$AUC_{0-\infty}$。

(4)峰浓度、AUC_{0-t}、$AUC_{0-\infty}$ 几何均值比值的 90% 置信区间落在 80%～125%。

(倪晓佳)

第五节 药物不良反应监测

药品不良反应(adverse drug reaction,ADR)是药品安全问题中最常见的风险因素之一。随着药品种类日益增多,药品不良反应的发生率也逐年增加。大多数药品不良反应轻微,可以耐受,但某些药品的严重不良反应则可使人致病甚至致残、致死。20 世纪 60 年代的"沙利度胺事件"促使各国政府高度重视上市后药品的安全性问题。1983 年,我国卫生部起草了《药品毒副反应报告制度》,后改为《药品不良反应监察报告制度》。1999 年 11 月《药品不良反应监测管理办法(试行)》颁布，有力地促进了药品不良反应监测工作的快速发展。2001 年 12 月 1 日实施的《药品管理法》第七十一条明确提出国家实行药品不良反应报告制度，将我国药品不良反应监测工作提升到了一个新高度，标志着我国药品不良反应监测工作正式步入了法治化的轨道。现行的《药品不良反应报告和监测管理办法》于 2011 年 5 月颁布，对药品不良反应的报告、监测以及监督管理作了明确要求。

一、药品不良反应相关概念

1. 药品不良反应 是指合格药品在正常用法用量下出现的与用药目的无关的有害反应。

2. 药品不良反应报告和监测 是指药品不良反应的发现、报告、评价和控制的过程。

3. 严重药品不良反应 是指因使用药品引起以下损害情形之一的反应：导致死亡；危及生命；致癌、致畸、致出生缺陷；导致显著或永久性人体伤残或器官功能损伤；导致住院或者住院时间延长；导致其他重要医学事件，如不进行治疗可能出现上述所列情况。

4. 新的药品不良反应 是指药品说明书中未载明的不良反应。说明书中已有描述，但不良反应发生的性质、程度、后果或者频率与说明书描述不一致或者更严重者，按照新的药品不良反应处理。

5. 药品群体不良事件 是指同一药品在使用过程中，在相对集中的时间、区域内，对一定数量人群的身体健康或者生命安全造成损害或者威胁，需要予以紧急处置的事件。

二、药品不良反应分类

根据不良反应与药理作用的关系将药品不良反应分为以下三类。

1. A 型反应 由药物的药理作用增强所致，其特点是可以预测，常与剂量有关，停药或减量后症状很快减轻或消失，发生率高，但死亡率低，包括副作用、毒性作用、后遗效应、继发反应等。

2. B 型反应 与正常药理作用完全无关的一种异常反应，一般难以预测，常规毒理学筛选不能发现，发生率低，但死亡率高，包括特异性遗传素质反应（特异质反应）、药物过敏反应等。

3. C 型反应 指 A 型和 B 型反应之外的异常反应。一般在长期用药后出现，潜伏期较长，没有明确的时间关系，难以预测。C 型反应的发生部分与致癌、致畸及长期用药后心血管和纤溶系统变化有关，部分机制尚不明确。

根据世界卫生组织提供的分级标准，并依据严重程度将药品不良反应分为四级。

1. Ⅰ级 致命或有生命威胁，需立即撤药并做紧急处理者，或不良反应持续 1 个月以上。

2. Ⅱ级 患者不良反应症状明显，有各器官病理生理改变或检验结果异常，被迫撤药并作特殊处理，对患者康复已产生直接影响，或不良反应持续 7 天以上者。

3. Ⅲ级 患者难以忍受，被迫停药或减药，经一般对症处理后好转，对患者康复无直接影响。

4. Ⅳ级 患者可忍受，不需停药或减量，经一般对症处理或不需处理即可恢复，对患者康复无直接影响。

三、药品不良反应监测

药品安全性监测工作主要由药品不良反应/事件报告体系、评价体系、服务体系三部分构成。

其中报告体系主要负责不良反应报告数据的收集；评价体系主要负责对收集数据进行加工、分析和处理；服务体系是指通过行政监管网络平台对不良反应与不良事件信息实施发布、反馈、共享和利用。我国近年实施的药品不良反应监测分为被动监测和主动监测两种模式。

1. 被动监测（自发呈报系统）模式　自药品不良反应监测体系建立以来，我国药品警戒系统发展迅速。1988 年在北京、上海等地的 10 家医疗单位进行了药品不良反应监测试点。1989 年国家药品不良反应监测中心（CNCAM）成立，认定了一批医疗机构为药品不良反应监测试点医院；同年，中国正式成为世界卫生组织（WHO）第 68 个成员，加入国际监测合作计划组织。1999 年CNCAM 颁布了《药品不良反应监测管理办法（试行）》。2002 年，国内第一阶段不良反应监测信息网络已完成，并建立了在线自发呈报（SRS）系统。我国 SRS 系统是由 1 个国家中心、34 个省级中心和超过 400 个市县级中心组成的三级网络，在药品安全方面发挥了重要作用。但 SRS 系统依赖于自愿报告，其特点是报告率低且不均匀，通常被称为"被动监测"，适用于监测新的、罕见或严重的药品不良反应信号，但不适合识别一般风险信号。此外，某些药品存在安全风险，如可能导致骨折或心肌梗死，也很难通过被动监测收集。

2. 主动监测模式　基于医院信息系统（HIS）快速上报和智能搜索药品不良反应大大改进了药品不良反应监测方式，将传统药品不良反应监测模式由"被动监测"转为"主动监测"。目前，药品不良反应快速上报与智能搜索系统整体框架主要覆盖三大部分：①医院 HIS 系统层，通过 HIS接口实现与医院药品不良反应快速报告和智能搜索系统层的对接，可收集到住院患者的电子病历信息、药品信息和检验信息等；②医院药品不良反应快速上报与智能搜索系统层提供药品不良反应上报接口，实现与国家药品不良反应信息上报管理系统的对接，能将医院采集的药品不良反应报告上传至 CNCAM；③国家药品不良反应信息上报管理系统层，通过建立高风险品种及监测规则信息反馈接口，将国家药品不良反应数据分析系统产生的高风险品种及监测规则反馈至医院药品不良反应快速上报与智能搜索系统，可充分了解国家对高风险品种的监测内容，提高医院对高风险药品的有效监控。

四、药品不良反应评估

不良反应因果关系判定是药品不良反应报告的重要步骤之一，以确定发生的不良反应是否与目标药物相关，相关程度有多少，是否与其他药物、疾病进程密切相关等。以下介绍几种常见不良反应因果关系的判定方法。

（一）世界卫生组织药品事件因果关系评价方法（乌普萨拉监测中心）

世界卫生组织药品–事件因果关系评价方法（乌普萨拉监测中心）（WHO Collaboration Center for International Drug Monitoring-the Uppsala Monitoring Center，简称 WHO-UMC 评定法）。是专家判断法的代表性方法，其评定内容来源于 1977 年提出的卡奇（Karch）与拉萨尼亚（Lasagna）方法，主要从 5 个方面进行判定：①不良反应症状消失后，再次用药是否发生相同不良反应（再激发试验）；②是否为该药物已知的不良反应发生类型；③停止或减少用药后，不良反应症状是否减轻或消失（去激发试验）；④可疑药物与不良反应发生的时间顺序是否合理；⑤是否有其他原因或混杂因素。根据以上因素，WHO-UMC 将药物因果关系的评定分为以下 6 个等级（表 3-8）。

表 3-8 药物因果关系分级和评定标准

相关性分级	评价标准
肯定有关	1. 临床事件发生在与药物使用相对合理的时间内 2. 不能用合并病或者其他药物的作用来解释 3. 对于去激发试验的反应是合理的 4. 有明确的药理学或者生物学性质（客观/特异的疾病或者可识别的药理学现象） 5. 必要时给予再激发试验
很可能有关	1. 临床事件发生在与药物使用相对合理的时间内 2. 不能归因于合并病或者其他药物的作用 3. 对于去激发试验的反应是合理的 4. 尚不需要再激发试验的信息
可能有关	1. 临床事件发生在与药物使用相对合理的时间内 2. 可用合并病或者其他药物的作用来解释 3. 可缺少去激发试验的信息
可能无关	1. 临床事件发生在与药物使用无因果联系的时间内 2. 合并病或者其他药物的作用能够进行解释
待评价	安全性数据需要进一步补充和评价
无法评价	安全性信息不足或存在矛盾，尚无法评价

（二）我国药品不良反应监测中心制定的判定准则（简称为卫生部评定法）

2011 年，中华人民共和国卫生部令 81 号《药品不良反应报告和监测管理办法》将药品不良反应/事件报告表中的关联性评价继续按 6 级评定方法进行关联性分析，分为"肯定、很可能、可能、可能无关、待评价、无法评价" 6 种级别。该方法很大程度上借鉴了 WHO-UMC 评定法，详细内容发布在 2012 年版《药品不良反应报告和监测工作手册》。其相关性判定方法遵循以下 5 条原则。

1. 用药与不良反应事件的出现有无合理的时间关系？

2. 反应是否符合该药已知的不良反应类型？

3. 停药或减量后反应是否消失或减轻？

4. 再次使用可疑药品是否再次出现同样反应事件？

5. 反应事件是否可用合并用药的药理作用、患者病情进展、其他治疗的影响来解释？

其中第 1 条体现了希尔（Hill）准则的时序性，必须满足；第 2 条通过已知反应体现一致性；第 3、4 条通过去激发和再激发体现了生物梯度；第 5 条则通过排除其他原因体现了特异性。根据上述 5 条原则，其相关性分级判定如表 3-9。

表 3-9 药物不良反应相关性分级判定

	1	2	3	4	5
肯定有关	+	+	+	+	−
很可能有关	+	+	+	?	−
可能有关	+	±	±?	?	±?
可能无关	−	−	±?	?	±?
待评价	需要补充材料才能评价				
无法评价	评价的必需资料无法获得				

注：+ 表示肯定；− 表示否定；± 表示难以肯定或否定；? 表示不明

五、药品不良反应报告与处理

医疗机构获知或者发现可能与用药有关的不良反应，应当通过国家药品不良反应监测信息网络报告；不具备在线报告条件的单位，应当通过纸质报表上报所在地药品不良反应监测机构，由所在地药品不良反应监测机构代为上报。

（一）个例药品不良反应

医疗机构应当主动收集药品不良反应，获知或者发现药品不良反应后应当详细记录、分析和处理，填写药品不良反应/事件报告表。

1. 新药监测期内的国产药品应当报告该药品的所有不良反应；其他国产药品需报告新的和严重不良反应。

2. 进口药品自首次获准进口之日起 5 年内，报告该药品的所有不良反应；满 5 年后报告新的和严重药品不良反应。

3. 新的、严重药品不良反应应在 15 日内报告，其中死亡病例须立即报告；其他药品不良反应在 30 日内报告。有随访信息应及时报告。

（二）药品群体不良事件

医疗机构获知或者发现药品群体不良事件后，应立即通过电话或者传真等方式上报所在地的县级药品监督管理部门、卫生行政部门和药品不良反应监测机构，必要时可以越级报告；同时填写药品群体不良事件基本信息表，对每一病例还需填写药品不良反应/事件报告表，上报国家药品不良反应监测信息网络。

医疗机构发现药品群体不良事件后应当积极救治患者，迅速开展临床调查，分析事件发生原因，必要时采取暂停药品使用等紧急措施。

下面以典型临床案例为代表分析各类药物常见不良反应。

六、常见药品不良反应案例分析

（一）抗菌类药物

头孢哌酮钠舒巴坦钠

患儿，男，3 月，因"重症肺炎"就诊，给予静脉滴注头孢哌酮钠舒巴坦钠 0.18 g，每 12 h 一次，治疗 9 日后出现氨基转移酶升高（AST 78 U/L，γ-谷氨酰转移酶 112 U/L，ALT 269 U/L）。临床医生考虑头孢哌酮钠舒巴坦钠所致的肝损伤，予以停药。改用阿莫西林克拉维酸钾治疗，同时加用还原型谷胱甘肽护肝。出院前复查肝功能明显好转，氨基转移酶恢复正常。

不良反应评析　患儿既往无肝炎病史，入院检查肝功能正常（ALT 15 U/L，AST 23 U/L），肝炎病毒及相关免疫学检查均阴性，排除肝胆疾病因素。入院后进行抗感染治疗及对症处理，第 9 天出现氨基转移酶指标异常升高，排除疾病和其他治疗措施导致的肝损伤。根据药物性肝损伤诊治指南，患儿 ALT 超过正常上限 5 倍，ALT/碱性磷酸酶（R）≥5，考虑为药物性肝损伤（肝细胞损伤型），需及时调整患儿用药。

头孢哌酮钠舒巴坦钠引起肝损伤的机制尚不清楚，说明书提示可能导致氨基转移酶指标异常。多篇研究报道其所致肝损伤案例，故引起患儿肝损伤的可疑药物为头孢哌酮钠舒巴坦钠。医生在给予谷胱甘肽等保肝药物同时，停用头孢哌酮钠舒巴坦钠，氨基转移酶指标逐渐恢复正常，说明不良反应发生与使用药品之间存在合理的时间顺序。参照《药品不良反应报告和监测工作手册》，该案例属于头孢哌酮钠舒巴坦钠导致的肝功能异常。医务人员应掌握头孢哌酮钠舒巴坦钠的药理效应，其可能存在肝损伤、维生素 K 缺乏和过敏反应等症状，在使用时应监测肝功能和血常规等指标，对患者的相关生理信息进行记录分析，做到早发现、早诊断，最大程度地减少不良反应发生率，确保用药安全。

盐酸万古霉素

患儿，男，1 岁，因"化脓性脑膜炎"就诊，医嘱给予万古霉素，输注开始后约半小时出现全身潮红，哭闹不安，呼吸约 30 次/分，心率约 180 次/分，随后出现口唇发绀，立即予中流量面罩给氧，肌内注射肾上腺素 0.25 mg，心率逐渐下降至 100 次/分左右，予心电血氧监测，监护仪显示心率在 120 次/分左右，血氧维持在 95% 左右，患儿皮肤潮红好转，抢救成功。约 5 h 后，患儿皮肤潮红消退，精神逐渐好转，夜间可安静入睡，胃纳可。

不良反应评析 该患儿症状为万古霉素导致的过敏反应。临床上万古霉素静脉滴注时间应超过 60 min，医生开具医嘱时未交代该事项，导致护士执行时滴速较快。万古霉素在快速推注或短时内静脉滴注时可促进组胺释放，出现红人综合征，主要表现为面颈部、躯干红斑性充血、瘙痒等。万古霉素不良反应多发于儿童患者，这可能与儿童生理特点有关。儿童时期机体生理功能和各器官发育尚未成熟，药物在体内易发生蓄积而诱发不良反应。因此，儿童患者仅在有明确用药指征时方可使用万古霉素，同时进行血药浓度监测以减少不良反应。

（二）抗肿瘤药和免疫功能调节药

紫杉醇（白蛋白结合型）

患者，女，39 岁，因"乳房恶性肿瘤"就诊，医嘱给予紫杉醇（白蛋白结合型）静脉滴注化疗，过程顺利，于当天出院。出院后患者全身（除脸部外）出现大量皮疹，呈现红色凸起状，伴痒感。给予糠酸莫米松乳膏、氯雷他定片、复方甘草酸苷片对症处理后皮疹缓解。

不良反应评析 紫杉醇类药物作为乳腺癌治疗的辅助疗法在临床广泛应用。该患者为紫杉醇（白蛋白结合型）引起的不良反应，主要表现为静脉滴注化疗后（4 天）出现大量皮疹。紫杉醇注射液中的辅料聚氧乙基代蓖麻油（CrEL）易导致急性过敏反应，其机制为体内抗胆固醇抗体与 CrEL 胶团表面羟基大量结合，激活补体 C_3，引起肥大细胞释放组胺，产生 I 型变态反应。有报道称，紫杉醇变应原进入机体刺激产生特异性 IgE，与肥大细胞和嗜碱性粒细胞结合，释放多种生物活性介质，如组胺、白三烯、激肽等。紫杉醇所致支气管痉挛性呼吸困难、荨麻疹和低血压等严重过敏反应均与上述生物活性介质相关。

由于紫杉醇易引起过敏反应，临床使用过程中需注意以下几点。

1. 过敏体质者慎用紫杉醇。

2. 紫杉醇化疗前 12 h 和 6 h 分别口服地塞米松片 10 mg，化疗前 30 min 肌内注射苯海拉明 40 mg，静脉注射西咪替丁 400 mg，以减少过敏反应。

3. 首次使用紫杉醇，应先取 30 mg 静脉试用，以 0.9% 氯化钠注射液 100 mL 溶解，用非聚氯乙烯材料的输液瓶和输液管。严格控制滴注速度，前 30 min 内控制在 8~10 滴（0.5 mL/min），如患者无不适症状，调至正常速度。

4. 首次用紫杉醇时医护人员应在床旁看护 15 min，备好抗过敏的急救药品。

兔抗人胸腺细胞免疫球蛋白

患儿，男，7 岁，31 kg，因"黏多糖贮积症 II 型"就诊，拟行造血干细胞移植术，术前按计划使用兔抗人胸腺细胞免疫球蛋白预处理，使用剂量 5 mg。患者在静脉滴注兔抗人胸腺细胞免疫球蛋白后出现发热，热峰 38.2℃。予布洛芬混悬液口服后体温降至正常。

不良反应评析 通过病历回顾及问诊患者，排除其他疾病或药物的影响，确定患者为输注兔抗人胸腺细胞免疫球蛋白引起的不良反应，主要表现为发热。兔抗人胸腺细胞免疫球蛋白在使用过程中易引起输液反应，临床出现发热、寒战、呼吸困难、吞咽困难等。兔抗人胸腺细胞免疫球蛋白使用前可预防性使用解热镇痛药物，以减少输液反应的发生率和严重程度。此外，减慢输液速度可使输液反应减到最低。

（三）抗凝药物

尖吻蝮蛇血凝酶

患儿，女，1 岁，因"无晶状体"就诊，行常规全射麻醉操作，情况平稳，气管插管后静脉滴注尖吻蝮蛇血凝酶，逐渐出现血氧、血压下降，唇色发绀。血氧饱和度 90%，心率 138 次/分，血压 66/30 mmHg。考虑过敏性休克，给予盐酸肾上腺素、地塞米松磷酸钠、葡萄糖酸钙等对症治疗，经抢救后患儿生命体征平稳。

不良反应评析 尖吻蝮蛇血凝酶是从尖吻蝮蛇毒液中提取分离的蛇毒类凝血酶，为大分子蛋白质，分子量在 29 300～29 500，可作为完全抗原引起变态反应。另外，注射用尖吻蝮蛇血凝酶辅料右旋糖酐 20，也可引发变态反应，主要表现为过敏反应、过敏性休克。因此，用药前医护人员须仔细询问患者药物过敏史，对尖吻蝮蛇血凝酶、右旋糖酐及其他多肽类药品有过敏史者应避免使用该药。尖吻蝮蛇血凝酶在 pH 5.0～8.5 内活性稳定，需要用灭菌注射用水溶解后缓慢静脉注射。

维生素 K_1

患儿，女，1 岁，因"发热 1 月余"就诊，入院后手指甲、脚趾甲部分凸起，甲床颜色不均，夹杂鲜红色片状出血。凝血时间 17.1 s，给予维生素 K_1 静脉滴注治疗。输注维生素 K_1 时，患儿出现呼吸急促、心率增快、面部呈现红色斑片样皮疹，立即停止维生素 K_1 输注，予马来酸氯苯那敏、盐酸异丙嗪和人血白蛋白对症处理，患儿呼吸心率下降，皮疹缓解消退。

不良反应评析 维生素 K_1 注射液的过敏性可能来源于其制剂和辅料，如吐温-80、乙氧基化蓖麻油等成分，静脉给药时过敏反应发生风险更高。静脉滴注过快会引起面部潮红、出汗、心动过速等。因此，用药前须仔细询问患者的过敏史，建议采用肌内和皮下注射给药。特殊情况下患者需静脉注射时，给药速度不应超过 1 mg/min。

（四）血液制品

人凝血因子Ⅷ

患儿，男，2 岁，因"血友病 A 型"就诊。医嘱给予静脉输注人凝血因子Ⅷ 200 IU，用药结束后患儿出现口唇发绀，呼吸浅促，听诊闻及呼吸音低，吸气相明显延长，心律不齐。给予 0.1% 肾上腺素 0.08 mL 肌内注射，5 min 后患儿口唇颜色转为正常，生命体征恢复平稳。

不良反应评析 人凝血因子Ⅷ引起的不良反应大多与反复使用和输注速度相关，发生机制尚不明确。常见不良反应包括寒战、恶心、倦怠、头晕、头痛、发热、皮疹、颜面潮红、畏寒等，通常为暂时性症状。大量反复输入时需注意溶血反应及肺水肿发生；输注速度过快可能出现发绀、心悸。因此，患者使用人凝血因子Ⅷ前，须认真询问用药史，并注意滴注速度（不超过10 mL/min）。

人免疫球蛋白（PH4）

患者，男，50 岁，65 kg，因"急性淋巴细胞性白血病 7 个月，发热 1 天"就诊，入院后发热控制不佳，免疫 6 项检查显示免疫球蛋白 G 3.54 g/L，给予人免疫球蛋白输注，输注过程中患者有瘙痒、腹痛症状，随后出现寒战、肢端发绀。立即停用免疫球蛋白，给予肾上腺素肌内注射，患者症状缓解。

不良反应评析　免疫球蛋白常见不良反应有头痛、潮红、乏力、发热、寒战、皮疹、发绀、恶心、腹泻、上腹疼痛、心动过速等，大多发生在输注后 1 h 内，原因尚不明确，可能与免疫球蛋白聚集导致补体激活，体内炎症介质升高有关。晚发不良反应有急性肾衰竭、血栓、无菌性脑膜炎、中性粒细胞减少等。免疫球蛋白引起的不良反应可通过用药前口服抗组胺药和非甾体抗炎药减轻或预防。

（五）麻醉药

丙泊酚

患者，女，33 岁，因"输卵管梗阻、积水"就诊，入院行腹腔镜手术。术中给予丙泊酚及麻醉诱导药物，用药后患者出现全身皮肤红斑，血压下降。立即暂停手术，经补液、扩容、抗过敏、升压治疗等措施后，患者恢复平稳。

不良反应评析　丙泊酚导致严重过敏反应的机制目前尚不清楚，可能与患者对丙泊酚中卵磷脂和大豆油成分过敏有关。丙泊酚引起的过敏反应以皮肤红斑、循环系统反应（如休克）和气管痉挛水肿常见。对于情况较轻的患者，可静脉推注地塞米松；若出现过敏性休克，需进行抗休克治疗。对丙泊酚过敏者需换用其他类型麻醉药。

戊乙奎醚

患者，男，25 岁，因"右尺桡骨骨折"在全身麻醉下行"骨折闭合复位＋髓内钉固定术"。麻醉前肌内注射盐酸戊乙奎醚 0.5 mg。术后 4 h 患者出现谵妄和认知功能障碍，四肢感觉及运动正常。医嘱给予右美托咪定 1 μg/kg 和咪达唑仑 0.08 mg/kg，2 日后患者症状完全缓解。

不良反应评析　盐酸戊乙奎醚用于麻醉前给药时具有较强的中枢和外周抗胆碱作用，引起患者认知功能障碍可能与剂量有关。在临床应用中应注意以下几点：①尽量采取肌内注射给药；②麻醉药物之间易产生相互作用，尽量减少药物联用；③用药过程要密切关注患者基本情况。

（六）其他

中药注射剂——脉络宁注射液

患者，男，53 岁，"冠心病 5 年余，明显头晕 2 天"就诊。医嘱给予输注脉络宁注射液（10 mL 溶入 5% 葡萄糖注射液 250 mL），10 min 后患者出现胸闷、心搏加快、头晕、呼吸急促，口唇发绀。立即停用脉络宁注射液，中流量吸氧，半小时后患者呼吸、心率恢复平稳。

不良反应评析　该案例为输注中药制剂脉络宁后出现的反应，说明书中提到患者用药后可能出现心悸、头痛等不良反应。脉络宁在临床使用过程中应注意以下几点：缓慢静脉滴注，注意观察患者情况；避免与其他注射液混合滴注。

碘普罗胺

患儿，女，11 岁，因"社区获得性肺炎"就诊，给予碘普罗胺注射后行胸部 CT 平扫＋增强检查，返回病房时全身出现红色片状皮疹，伴瘙痒，呼吸困难，口唇发绀。给予抢救措施：中流量给氧；地塞米松磷酸钠 5 mg 静脉推注；肾上腺素＋地塞米松雾化吸入。治疗后患儿呼吸平稳，皮疹逐渐消退。

不良反应评析 碘普罗胺造影剂引起的不良反应包含理化反应和特异质反应，特异质反应主要表现为过敏性休克、间歇性抽搐、荨麻疹、血管神经性水肿或呼吸心搏骤停。碘普罗胺引起的不良反应以速发反应为主，情况紧急，发病时间通常出现在给药后 60 min 内。因此，患者在使用造影剂前需认真询问药物过敏史，并密切注意患者生命体征。

（莫小兰　祁俊华　魏媛怡　郑丹萍）

第三章　临床用药案例研究与分析

第一节　临床用药的回顾性研究

回顾性研究（retrospective study）是指从以往临床工作积累的病例资料中选择某一时期的同类临床资料进行整理、分析，并从中总结经验、找出规律，用于指导临床实践的研究。回顾性研究的特征：先有研究结果，由果推因；数据资料获取难以采用盲法和随机原则；没有研究者的预先干预，研究结果难免存在偏倚。一项好的回顾性研究其整体设计至关重要，直接影响研究结果的科学性和可信性。本节以"甲泼尼龙联合环磷酰胺治疗肾病综合征的临床疗效分析"为例介绍回顾性研究的基本程序和研究方法。

甲泼尼龙联合环磷酰胺治疗肾病综合征的临床疗效分析

一、研究背景

原发性肾病综合征（primary nephrotic syndrome，PNS）是由多种病因引起肾小球过滤功能受损的一组临床综合征，如治疗不当会导致患者肾功能进一步恶化，甚至引发尿毒症。目前，临床上大多采用糖皮质激素（GC）联合免疫抑制剂（ISD）的方案治疗 PNS，甲泼尼龙（MP）联合（+）环磷酰胺（CTX）治疗 PNS 疗效确切，但药物剂量、疗程尚需进一步优化以达到减少药物不良反应和增加疗效的目的。

二、研究目的

探讨使用 MP+CTX 方案治疗 PNS 的疗程（累积剂量）对患者病情恢复程度的影响。

三、研究方案

（一）病例收集

选取某院肾内科 2020 年 1 月 1 日至 2020 年 12 月 31 日住院患者经临床和肾穿刺活检术后肾病理确诊为 PNS 的患者。

1. 纳入标准　①临床症状和生化指标必须均符合《实用内科学》中 PNS 诊断标准：24 h 尿蛋白定量（24 h-UPROT）≥3.5 g/d、血清白蛋白（Alb）≤30 g/L、血脂水平呈现不同程度升高或伴有明显水肿患者。②经肾穿刺活检术后确诊肾病理的 PNS，即下述 5 类病种：微小病变型肾病、系膜增生性肾小球肾炎、膜性肾病、系膜毛细血管性肾小球肾炎及局灶节段硬化型肾病。③年龄≥18 岁。④接受静脉注射用 MP+CTX 治疗。

2. 排除标准　①排除合并糖尿病肾病患者，患者无心脑血管栓塞、肾衰竭等并发症；②排除继发性肾病患者；③排除严重感染、恶性肿瘤患者；④排除肝功能严重异常者、心脏等重要脏器疾病患者；⑤排除依从性差、不能耐受静脉注射用 MP+CTX 治疗的患者；⑥排除妊娠期和哺乳期女性患者、精神障碍患者、药物过敏患者。

（二）研究方法

1. 收集资料　收集符合诊断标准患者的一般临床资料，包括病历号、姓名、性别、年龄、入院日期、出院日期、入院诊断、出院诊断、病程记录、肾穿刺活检术后的肾病理检查结果、影像资料、检验指标、不良反应、住院期间所使用的药物（规格、用法用量）等。尤其注重收集性别、年龄、肾活检报告、检验指标、治疗药物（MP 和 CTX）、不良反应等资料。

2. 观察指标　记录患者入院前（门诊或急诊）和住院期间电子病历系统的血肌酐（Scr）、总蛋白（TP）、Alb、总胆固醇（TC）、甘油三酯（TG）、高密度脂蛋白（HDL）、低密度脂蛋白（LDL）、24 h-UPROT 和 24 h 尿量（24 h-UV）等指标。记录住院期间发生的不良反应。

3. 分组对比　经临床和肾穿刺活检术后病理确诊为 PNS，并且采用 MP+CTX 治疗方案的患者，以 CTX 累积剂量为疗程，分为 0 g、0.8 g、1.6 g、2.4 g、3.2 g、4.0 g、4.8 g、5.6 g、6.4 g、7.2g，比较治疗前后不同疗程 PNS 患者 Scr、TP、Alb、TC、TG、HDL、LDL、24h-UPROT 和 24 h-UV 的变化。

4. 疗效判定　①完全缓解：24 h-UPROT ≤0.3 g/d，且 Alb ≥35 g/L，肾功能稳定（Scr 升高＜基础值15%）。②部分缓解：24 h-UPROT 在 0.3～3.5 g/d 或下降幅度 ≥基础值 50%，且 Alb ≥30g/L，肾功能稳定。③无效：未达到上述标准。有效率：完全缓解率＋部分缓解率。

5. 不良反应观察　①类固醇性糖尿病：糖代谢紊乱，空腹血糖 ≥7.0mmol/L 或糖化血红蛋白 ≥6.5%。②肝功能异常：ALT 或 AST 超过正常上限 2 倍。③感染：血象升高、C 反应蛋白（CRP）、血小板压积（PCT）、白细胞（WBC）及尿中白细胞增多。④胃肠道反应：恶心、呕吐。MP 常见不良反应为感染、胃肠道症状、能量代谢紊乱（类固醇性糖尿病、皮肤角质层变薄）、高血压等。CTX 常见不良反应为胃肠道不适、骨髓抑制、毛发脱落及出血性膀胱炎等。

（三）统计学方法

采用 SPSS 26.0 统计软件对数据进行分析，计量资料符合正态分布以均数±标准差（$\bar{x} \pm s$）表示，不符合正态分布用四分位数 M（$P25$，$P75$）表示。多组间比较采用单因素方差分析和方差齐性检验；若方差不齐，则用非参数秩和检验。定性资料用率或百分比（%）表示，统计分析采用 x^2 检验。

四、试 验 结 果

1. 入组病例筛选　见图 3-7。

2. 一般资料　共收集符合诊断标准并采用 MP+CTX 方案治疗的 PNS 患者 92 例，将 CTX 累积剂量作为疗程，分为 0 g、0.8 g、1.6 g、2.4 g、3.2 g、4.0 g、4.8 g、5.6 g、6.4 g、7.2 g，分别有 17、17、14、9、10、6、5、3、1 例。性别、年龄、肾脏病理、Scr、TC、TP、TG、HDL、LDL、24 h-UV 方面差异均无统计学意义（$P>0.05$）；Alb、24 h-UPROT 有显著性差异（$P<0.05$），详细数据见表 3-10。

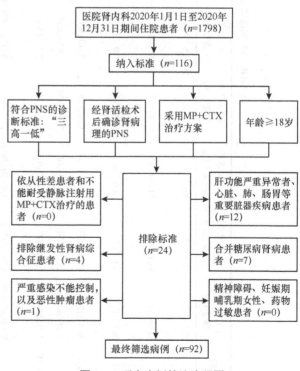

图 3-7　研究病例筛选流程图

表 3-10 92 例患者的一般临床资料（$\bar{x} \pm s$）

临床资料	CTX 累积剂量 0 g	CTX 累积剂量 0.8 g	CTX 累积剂量 1.6 g	CTX 累积剂量 2.4 g	CTX 累积剂量 3.2 g	CTX 累积剂量 4.0 g	CTX 累积剂量 4.8 g	CTX 累积剂量 5.6 g	CTX 累积剂量 6.4 g	CTX 累积剂量 7.2 g	统计量	P 值
男/女（例）	10/7 (17)	11/6 (17)	8/6 (14)	5/5 (10)	4/5 (9)	3/7 (10)	3/3 (6)	2/3 (5)	0/3 (3)	0/1 (1)	χ^2=8.197	0.514
年龄（岁）	54.7±10.0	53.4±9.7	54.1±11.4	55.8±11.7	57.0±11.7	58.6±8.4	53.3±7.2	52.8±3.2	55.0±3.0	56.0±0.0	F=0.305	0.971
MN/FSGS（例）	16/1 (17)	6/1 (17)	14/0 (14)	10/0 (0)	9/0 (9)	10/0 (10)	6/0 (6)	5/0 (5)	3/0 (3)	1/0 (0)	χ^2=3.488	0.942
TP (g/L)	50.37±12.00	48.87±12.33	49.41±11.17	1.10±8.28	51.81±9.97	53.42±7.18	59.10±11.63	63.02±13.78	64.60±3.50	71.50±0.00	F=1.957	0.055
Alb (g/L)	24.09±6.61	25.33±7.74	27.29±8.18	29.48±6.84	30.64±9.38	30.86±6.85	34.20±10.39	38.220±9.741	39.83±0.30	45.30±0.00	F=3.547	0.001
24h-UPROT (g/d)	4.71±1.94	3.60±2.47	3.10±2.10	3.31±0.74	2.36±1.96	2.01±2.00	1.33±1.99	2.55±4.40	0.42±0.63	0.033±0.00	F=2.229	0.033
24h-UV (ml/d)	506.00±550.89	1430.77±712.25	1347.50±508.6	1272.00±331.54	1033.33±404.14	1563.33±605.53	1460.00±415.93	1862.50±137.68	1746.67±408.08	1550.00±0.00	F=0.708	0.699
Scr (g/L)	123.35±178.00	94.359±42.44	89.39±42.717	81.55±30.99	73.66±32.35	84.730±45.48	86.03±4.024	88.04±41.01	70.333±31.08	45.50±0.00	F=0.380	0.942
LDL (mmol/L)	5.145±2.45	5.15±2.13	5.22±2.70	4.98±2.10	4.50±2.40	5.07±3.63	4.99±2.25	3.72±2.22	3.12±0.85		F=0.453	0.885
HDL (mmol/L)	1.22±0.42	1.54±0.42	1.46±0.46	1.68±0.63	1.44±0.57	1.43±0.68	1.69±0.60	1.62±0.49	1.66±0.33		F=0.952	0.480
TC (mmol/L)	6.86±2.48	7.18±2.11	7.29±2.66	7.25±2.11	6.55±2.36	7.19±3.31	7.01±2.05	5.64±1.91	4.73±0.52		F=0.630	0.750
TG (mmol/L)	2.28±0.73	2.49±1.20	2.52±0.94	2.56±1.49	2.77±0.85	3.24±1.74	1.66±0.54	1.87±0.56	1.52±0.62		F=1.325	0.245

注：$\bar{x} \pm s$：均值±标准差；MN/FSGS：膜性肾病/局灶节段性肾小球硬化

3. 治疗指标变化

（1）TP、24 h-UPROT 及 Alb 变化

1）MP+CTX 治疗 PNS 后，在 CTX 累积剂量下，TP 变化值无显著差异（$P>0.05$）。TP 随着 MP 和 CTX 治疗累积呈缓慢曲线上升趋势，见图 3-8A。

2）Alb 变化值有显著性差异（$P<0.05$），随着 MP 和 CTX 累积剂量增加，呈现缓慢曲线上升趋势，见图 3-8B。

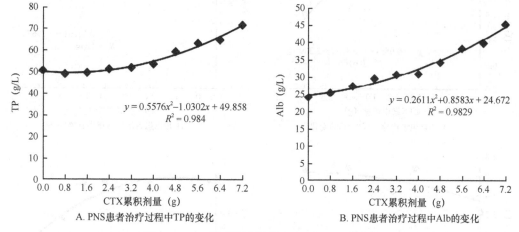

A. PNS患者治疗过程中TP的变化　　　　B. PNS患者治疗过程中Alb的变化

图 3-8　PNS 患者治疗过程中 TP 和 Alb 的变化

3）24 h-UPROT 变化有显著差异（$P<0.05$），随着 MP 和 CTX 累积剂量增加，24 h-UPROT 有明显下降趋势，见图 3-9。

（2）24 h-UV 变化：在不同治疗阶段（CTX 累积剂量），患者 24 h-UV 变化无差异（$P>0.05$）。

（3）Scr 变化：不同 CTX 累积剂量下，患者 Scr 变化值无显著性差异，但较没有采用 MP+CTX 治疗前有下降（图 3-10）。

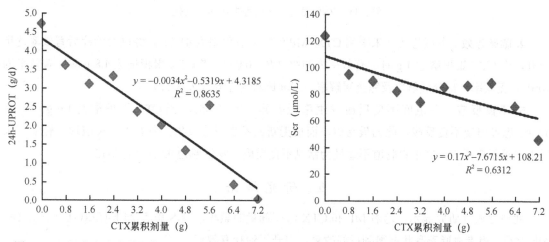

图 3-9　PNS 患者治疗过程中 24h-UPROT 的变化　　　　图 3-10　PNS 患者治疗过程中 Scr 的变化

（4）血脂变化：在不同 CTX 累积剂量下，患者 TC、TG、HDL、LDL 均无显著性差异（$P>0.05$），具体表现：①随着 MP 和 CTX 剂量累积，TG 先上升再急剧下降，下降幅度大于基础值 40%（图 3-11A）；②随着 MP 和 CTX 剂量累积，TC 先轻微上升再下降，下降幅度大于基础值 10%（图 3-11B）；

③随着 MP 和 CTX 剂量累积，HDL 轻微升高（图 3-11C）；④随着 MP 和 CTX 剂量累积，LDL 有明显下降，下降幅度大于基础值 40%（图 3-11 D）。

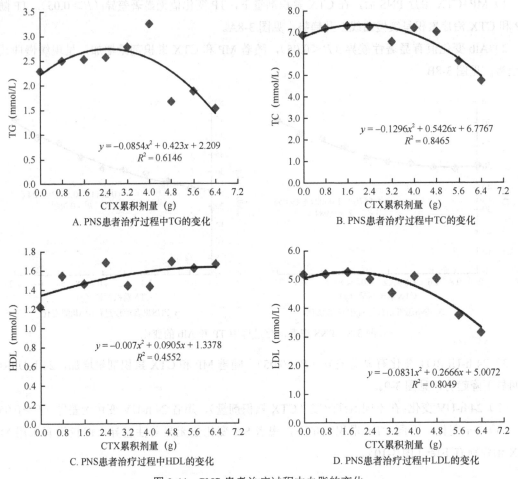

A. PNS 患者治疗过程中 TG 的变化

$$y = -0.0854x^2 + 0.423x + 2.209$$
$$R^2 = 0.6146$$

B. PNS 患者治疗过程中 TC 的变化

$$y = -0.1296x^2 + 0.5426x + 6.7767$$
$$R^2 = 0.8465$$

C. PNS 患者治疗过程中 HDL 的变化

$$y = -0.007x^2 + 0.0905x + 1.3378$$
$$R^2 = 0.4552$$

D. PNS 患者治疗过程中 LDL 的变化

$$y = -0.0831x^2 + 0.2666x + 5.0072$$
$$R^2 = 0.8049$$

图 3-11　PNS 患者治疗过程中血脂的变化

4. 临床疗效　基线患者（未采用 CTX+MP 治疗）有效率为 41.2%，经联合治疗后有效率逐步上升，当 CTX 累积量达 4 g 时，有效率为 90%（$P > 0.05$），当 CTX 累积量达 4.8 g 时，有效率为 100%。无效率、部分缓解率及完全缓解率，组间比较无差异（表 3-11）。

5. 不良反应　各组间不良反应发生率无差异（$P > 0.05$），当 CTX 累积量为 1.6 g 时，有 42.9% 患者出现不良反应，此为最高值，而后无新的不良反应发生。所有不良反应均为轻症，未出现严重不良反应，其中胃肠道不适最为常见不良反应，发生率为 9.8%（表 3-12）。

<h2 style="text-align:center">五、研究结论</h2>

此项回顾性研究显示，随着 MP 和 CTX 治疗剂量的累积，PNS 患者 24 h-UPROT 下降，TP、Alb 上升，患者血脂紊乱状态得到很好改善，提升了治疗有效率。

【讨论与思考】　请同学通过查阅文献，了解其他治疗肾病综合征的方案，尝试设计以其他治疗方案为主的回顾性研究。

（麦露丝　常惠礼）

表 3-11 92 例 PNS 患者疗效比较 [例（%）]

	CTX 累积剂量 0 g	CTX 累积剂量 0.8 g	CTX 累积剂量 1.6 g	CTX 累积剂量 2.4 g	CTX 累积剂量 3.2 g	CTX 累积剂量 4.0 g	CTX 累积剂量 4.8 g	CTX 累积剂量 5.6 g	CTX 累积剂量 6.4 g	CTX 累积剂量 7.2 g	总计
总例数	17 (18.5)	17 (18.5)	14 (15.2)	10 (10.9)	9 (9.8)	10 (10.9)	6 (6.5)	5 (5.4)	3 (3.3)	1 (1.1)	92 (100)
无效	10 (58.8)	5 (29.4)	3 (21.4)	2 (20.0)	1 (11.1)	1 (10.0)	0 (0)	0 (0)	0 (0)	0 (0)	22 (23.9)
部分缓解	7 (41.2)	12 (70.6)	11 (78.5)	8 (80.0)	8 (88.8)	8 (80.0)	3 (50.0)	3 (60.0)	1 (33.3)	0 (0)	61 (66.3)
完全缓解	0 (0)	0 (0)	0 (0)	0 (0)	0 (0)	1 (10.0)	3 (50.0)	2 (40.0)	2 (66.6)	1 (100)	9 (9.8)
有效率	7 (41.2)	12 (70.6)	11 (78.5)	8 (80.0)	8 (88.8)	9 (90.0)	6 (100)	5 (100)	3 (100)	1 (100)	70 (76.1)
累计有效率	7 (7.6)	19 (20.7)	30 (32.6)	38 (41.3)	46 (50.0)	55 (59.9)	61 (66.3)	66 (71.7)	69 (75.0)	70 (76.1)	70 (76.1)

表 3-12 92 例 PNS 患者不良反应 [例（%）]

	CTX 累积剂量 0 g	CTX 累积剂量 0.8 g	CTX 累积剂量 1.6 g	CTX 累积剂量 2.4 g	CTX 累积剂量 3.2 g	CTX 累积剂量 4.0 g	CTX 累积剂量 4.8 g	CTX 累积剂量 5.6 g	CTX 累积剂量 6.4 g	CTX 累积剂量 7.2 g	总计
总例数	17 (18.5)	17 (18.5)	14 (15.2)	10 (10.9)	9 (9.8)	10 (10.9)	6 (6.5)	5 (5.4)	3 (3.3)	1 (1.1)	92 (100)
类固醇性糖尿病	0 (0)	1 (5.9)	1 (7.1)	2 (20.0)	1 (11.1)	1 (10.0)	0 (0)	0 (0)	0 (0)	0 (0)	6 (6.5)
感染	0 (0)	0 (0)	2 (14.3)	1 (10.0)	0 (0)	1 (10.0)	0 (0)	0 (0)	0 (0)	0 (0)	4 (4.3)
胃肠道反应	0 (0)	0 (0)	2 (14.3)	1 (10.0)	1 (11.1)	1 (10.0)	0 (0)	0 (0)	1 (33.3)	0 (0)	9 (9.8)
肝功能异常	0 (0)	1 (5.9)	0 (0)	0 (0)	1 (11.1)	2 (20.0)	2 (33.3)	0 (0)	0 (0)	0 (0)	3 (3.3)
骨髓抑制	0 (0)	0 (0)	1 (7.1)	0 (0)	1 (11.1)	0 (0)	0 (0)	0 (0)	0 (0)	0 (0)	0 (0)
不良反应率	0 (0)	2 (11.8)	6 (42.9)	4 (40.0)	3 (33.3)	4 (40.0)	2 (33.3)	0 (0)	1 (33.3)	0 (0)	22 (23.9)
累计不良反应率	0 (0)	2 (2.2)	8 (8.7)	12 (13.0)	15 (16.3)	19 (20.7)	21 (22.8)	21 (22.8)	22 (23.9)	22 (23.9)	22 (23.9)

第二节 临床用药的前瞻性（队列）研究

前瞻性研究是研究者根据选题和设计要求而进行的研究工作，是一种以现在为起点追踪到将来的研究方法，可弥补回顾性研究的缺陷。前瞻性研究在制订具体研究方案时需遵循以下要求：病例选择要有统一的诊断标准；通过随机抽样的方法确定实验组与对照组；观察条件和疗效评价标准要一致；实验结果的观察以盲法为主；有足够数量的病例（一般不少于 50 例）。

本节以一项临床药师参与围手术期疼痛治疗管理为例，通过制订详细的研究方案、具体的实施路径，对干预效果进行综合评价，探讨前瞻性研究在临床药学领域的应用和实践。

临床药师参与围手术期疼痛管理的效果评价

一、围手术期患者疼痛管理的必要性

围手术期疼痛通常是指手术后疼痛，为手术后即刻发生的急性疼痛，包括躯体痛和内脏痛，通常持续 3～7 天，性质多为急性伤害性疼痛，是临床手术患者最常见和最需紧急处理的疼痛类型。手术后疼痛如未得到充分控制，会对机体带来一系列不利影响，不仅会增加患者痛苦和并发症，甚至会演变成慢性疼痛，降低患者生存质量。围手术期患者急性疼痛的治疗和管理，仍然是医患双方必须面对的问题和挑战。积极采取有效的镇痛措施缓解疼痛，是加速康复、提高患者舒适度和生活质量的关键环节。

镇痛药物处方专项点评显示医疗机构均存在手术期急性疼痛控制不佳、不合理用药及对疼痛药物治疗不重视等情况。在急性疼痛管理方面，国内外发展较为成熟的急性疼痛服务（acute pain service，APS）小组，由多学科团队（包括麻醉医生、病区医生、护士、临床药师等）组成。临床药师作为其中重要成员，如何参与术后疼痛管理，其具体工作模式目前尚无统一标准。因此，设计一项外科临床药师参与围手术期疼痛管理的前瞻性队列研究，通过疼痛健康教育、疼痛评估、术后镇痛方案及药学监护、特殊人群术后镇痛等系列研究方案，探索临床药师参与术后疼痛管理的工作模式。

二、研究目的

探索外科药师在多学科合作框架下开展骨科围手术期疼痛药学管理工作模式和临床疗效评价。

三、试验设计

（一）分组

对照组为传统诊疗模式的骨科治疗组，即骨科医师、护士、麻醉师三方组成队，工作相对独立，无外科药师，并未实行多学科合作的围手术期疼痛管理。

管理组为多学科合作进行围手术期疼痛管理的骨科治疗组，由骨科医师、外科药师、护士、麻醉师组成的一体化疼痛管理团队。

（二）病例收集

本研究经医院伦理委员会论证及批准（伦理受理号 2019-ks-22）。

1. 患者纳入标准（需同时符合以下四项）：①骨科传统手术、微创手术、介入手术；②择期手术、

限期手术；③患者能正常进行交流；④患者同意参加本研究，并积极配合诊疗。

2. 排除标准（符合其中一项即排除）：①联合其他外科手术；②单纯造影手术、急诊手术；③患者术后长时间（≥24 h）意识不清。

3. 骨科两个治疗组分别为"管理组"和"对照组"，患者入院时自愿（单盲）选择治疗组。

（三）研究内容与工作方案

本研究参考国外"急性疼痛服务"和"多学科合作"的工作模式，以外科药师、麻醉师、骨科医生及护士为主体建立多学科合作的围手术期疼痛管理模式。外科药师主导药学模块的建设，实现信息化药学管理和患者"闭环式"药学管理。

1. 信息化药学管理系统的建设

（1）合理用药信息系统建设：外科药师依据前期对医生、护士进行镇痛用药知识问卷调查的结果和近三年镇痛药物处方点评情况，升级了疼痛管理用药审方信息系统数据库和拦截功能。同时，外科药师对医生和护士分别进行针对性药学培训，并上传培训视频供团队成员学习。

（2）用药路径分级管理信息化建设：外科药师、骨科医生和麻醉师结合指南、专家共识及专科用药规范，将骨科手术预期术后疼痛程度分为轻度、中度和重度三个等级，并制订分级管理的用药路径。该路径为三个等级手术类别订立 3～5 个"围手术期镇痛用药 7 天方案"，医生根据患者情况在 HIS 医嘱模板中选择一个"7 天方案"。

2. 患者的闭环药学管理 以患者为中心的闭环药学管理贯穿于患者入院初期、围手术期和康复期的疼痛用药管理。外科药师按"一体化围术期镇痛诊疗流程和分工图"（图 3-12）开展用药管理、监测和宣教等工作，并通过联合查房、疑难讨论、微信工作群等方式对患者用药实现多学科诊疗（multi-disciplinary team，MDT）共同决策。

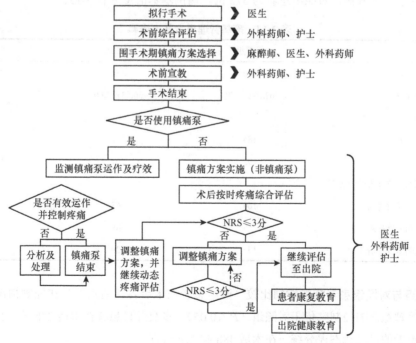

图 3-12 一体化围术期镇痛诊疗流程和分工图

NRS. 数字分级评分法

（1）入院初期的药学管理：外科药师在患者入院当天进行"疼痛–药学综合评估"，并录入电子病历系统（可在手机端查阅）。疼痛评估直接关系治疗方案的选择及疗效；药学个体化评估主要内容包括患者用药风险分析、既往用药史分析和特殊人群用药分析等。

（2）围手术期的药学管理：外科药师需根据患者术后疼痛评估结果动态调整疼痛用药和监测方案，鼓励患者在镇痛状态下开展康复锻炼。

（3）康复期的药学管理：外科药师与骨科医生设立"骨科–药学联合门诊"，对出院复诊患者的镇痛疗效、不良反应、合并用药等情况进行药学追踪。此外，外科药师通过电话、微信等方式对院外重点患者进行药学随访。

（四）疗效评价

（1）观察患者术后 24 h、48 h 和 72 h 的疼痛控制情况，疼痛评分 NRS≤3 表示疼痛控制良好。疼痛评分分别在患者静息状态和运动状态下进行，运动状态下疼痛控制对术后加速康复有重要意义。

（2）患者术后爆发痛的发生率，爆发痛出现越少表示疼痛控制越好。

（3）患者平均住院天数及平均住院费用。

（五）统计分析

所有数据均使用 SPSS 20.0 统计学软件进行数据分析。符合正态分布的计量资料以 $\bar{x}\pm s$ 表示，两组间比较采用两个独立样本 t 检验；计数资料以例数或率（%）表示，两组间比较采用 χ^2 检验。我们将 $P<0.05$（双侧）定义为具有统计学意义。

四、试验结果

本试验时间从 2020 年 1 月至 12 月，按照纳入及排除标准，本研究最终共入组病例数 748 例，其中管理组患者为 376 例，对照组患者为 372 例。病例基本信息见表 3-13。

表 3-13 疼痛管理患者基本资料

特征	管理组	对照组	P
总体（n）	376	372	＞0.05
年龄（岁）	62.98±16.79	66.53±17.60	＞0.05
性别			
男（n）	184	171	＞0.05
女（n）	192	201	＞0.05
预期术后疼痛程度的病例			
预期轻度疼痛（n）	164	163	＞0.05
预期中度疼痛（n）	77	80	＞0.05
预期重度疼痛（n）	135	129	＞0.05

1. 管理组与对照组患者疼痛控制比较 两组患者在术后各评估点的疼痛控制情况见表 3-14，结果显示，管理组疼痛控制率优于对照组（$P<0.05$）。多数骨科患者在术后 24h 才开始康复运动，故本试验中患者的运动状态评分统一在术后 48h 和 72h 进行。

表 3-14 疼痛管理组与对照组间的疼痛控制

组别	静息状态疼痛控制良好（n）			运动状态疼痛控制良好（n）	
	24 h	48 h	72 h	48 h	72 h
管理组（n=376）	328	360	376	310	365
对照组（n=372）	260	312	319	224	259
χ^2	33.44	28.88	57.65	45.2	101.89
P 值	0.000	0.000	0.000	0.000	0.815

2. 管理组与对照组中各预期术后疼痛级别的实际疼痛控制 对预期术后疼痛程度为轻、中、重度级别的病例在各时间点进行评估，比较两组患者的疼痛控制情况，见表 3-15。预期术后轻度疼痛病例在各评估点进行组间比较，差异无统计学意义（$P > 0.05$）；预期术后中度疼痛病例在各评估点进行组间比较，管理组疼痛控制情况优于对照组，差异有统计学意义（$P < 0.05$）；预期术后重度疼痛病例在各评估点进行组间比较，管理组疼痛控制情况优于对照组，差异有统计学意义（$P < 0.05$）。

表 3-15 疼痛管理组与对照组间不同"预期术后疼痛程度"病例疼痛控制

组别	静息状态疼痛控制良好（n）			运动状态疼痛控制良好（n）	
	24 h	48 h	72 h	48 h	72 h
预期术后轻度疼痛病例					
管理组（n=164）	161	162	164	156	160
对照组（n=163）	158	163	163	149	161
χ^2	0.52	2.00	/	1.79	0.67
P 值	0.714	0.034	/	0.264	0.220
预期术后中度疼痛病例					
管理组（n=77）	57	71	77	68	72
对照组（n=80）	34	60	65	49	58
χ^2	16.00	8.41	15.96	15.13	12.16
P 值	0.000	0.007	0.000	0.000	0.001
预期术后重度疼痛病例					
管理组（n=135）	110	127	135	86	133
对照组（n=129）	68	89	91	26	40
χ^2	24.86	27.90	46.45	51.22	133.10
P 值	0.000	0.000	0.000	0.000	0.000

3. 疼痛管理组与对照组术后暴发痛发生 管理组 376 个病例中有 65 例出现暴发痛，发生率为 17.29%；对照组 372 个病例中有 120 例出现暴发痛，发生率为 32.26%。两组比较，管理组发生暴发痛少于对照组，差异有统计学意义（$P < 0.05$）。

4. 疼痛管理组与对照组平均住院天数与平均住院费用 管理组平均住院天数为（8.63±5.87）天，平均住院费用为（50 058.12±31 097.91）元；对照组平均住院天数为（11.46±9.22）天，平均住院费用为（59 142.26±66 064.76）元。管理组患者平均住院天数和平均住院费用均少于对照组。

五、研究结论

外科药师在多学科合作下进行围术期疼痛药学管理,不仅能有效控制患者术后疼痛,而且还能加快患者康复出院和减轻医疗经济负担。

附 3-1:膝关节置换术后疼痛药物治疗管理案例

患者,男,68 岁,退休。身高 165 cm,体重 75 kg。主诉:反复左膝关节疼痛伴活动受限 1 年。既往史:患高血压 6 年,最高达 155/100 mmHg,目前服用降压药马来酸左旋氨氯地平片 2.5 mg(口服,每日一次),血压控制尚可,既往有胃溃疡病史。

现病史:患者自诉 1 年前开始出现左膝关节反复疼痛,为持续性钝痛,未向他处放射,疼痛可因体位改变而诱发,劳累时加重,休息后可缓解,未做特殊治疗。于 1 周前再发,并出现左下肢放射痛,伴左下肢乏力、活动受限,晨起出现左膝关节僵硬,活动后改善,休息不能缓解,当地医院予以双氯芬酸钠缓释片 75 mg(口服,每日一次)治疗,效果欠佳,遂到本院就诊。门诊以"左膝骨关节炎"诊断收入本科,患病以来精神状态较差,食欲一般,睡眠良好,大、小便正常。

入院疼痛评估:疼痛部位为左膝关节;疼痛性质表现为持续性钝痛,伴有左下肢乏力、活动受限;疼痛评分为 VAS6 分。患者初始用药方案见表 3-16。

表 3-16 患者初始用药方案

药品名称	用量	用法	用药时间	药物作用
塞来昔布胶囊	0.2 g	口服,每日 2 次	2021 年 5 月 6 日至 2021 年 5 月 8 日	镇痛
奥美拉唑肠溶胶囊	20 mg	口服,每日一次	2021 年 5 月 6 日至 2021 年 5 月 7 日	护胃
马来酸左旋氨氯地平片	2.5 mg	口服,每日一次	2021 年 5 月 6 日至 2021 年 5 月 8 日	降压

手术情况:患者于 2021 年 5 月 8 日在外周神经阻滞联合全身麻醉下"行左侧全膝关节置换术"。治疗方案进行调整,在术前停用全部长期医嘱(表 3-17)。

表 3-17 患者术后用药方案调整

用药目的	药品名称	用法用量
术前预防用药	头孢唑林钠	2 g 静脉滴注一次
术后预防用药	头孢唑林钠	2 g 静脉滴注,每日 2 次
护胃	注射用奥美拉唑钠	40 mg 静脉滴注每日一次
脱水	甘露醇注射液	125 mL 静脉滴注每 12h 一次
镇痛	氟比洛芬酯注射液	50 mg 静脉滴注每 12 h 一次
硬膜外患者自控镇痛	1% 罗哌卡因 40 mL + 布托啡诺 4 mg	加盐水至 150 mL PCEA 3 mL/h,PCA 3mL,锁定时间 15 min

注:PCEA. patient controlled epidural analgesia,硬膜外患者自控镇痛;PCA. patient controlled analgesia,患者自控镇痛

患者进行术后疼痛评估:疼痛部位为手术伤口;疼痛性质表现为锐痛;疼痛评分为 VAS2 分。以下为患者术后疼痛监测和管理情况。

1. 术后第一天 患者诉术口偶有疼痛,精神良好,睡眠良好,胃纳良好,大小便正常。

体格检查:体温 36.7℃,心率 92 次/分,呼吸 20 次/分,血压 131/68 mmHg,VAS 2 分。

辅助检查:白细胞计数 10.62×10^9/L。

治疗方案：停用头孢唑林。

2. 术后第二天 患者仍诉术口轻度疼痛，伤口引流液较多。无发热，无寒战等，精神良好，睡眠良好、胃纳良好，大小便正常。

体格检查：体温 36.7℃，心率 80 次/分，呼吸 20 次/分，血压 121/66 mmHg，VAS1 分。

辅助检查：白细胞计数 9.28×10^9/L。

治疗方案：停用长期医嘱（注射用奥美拉唑钠 40 mg，每日一次，静脉滴注），改用奥美拉唑肠溶胶囊 20 mg，口服，每日一次；加用长期医嘱（马来酸左旋氨氯地平片 2.5 mg，口服，每日一次）。停用镇痛泵。

3. 术后第三天 患者诉左膝关节疼痛加重，呈刀割样痛，活动时明显，偶有右侧枕部头痛发作，无发热、寒战，精神、睡眠良好，胃纳良好，大小便正常。

体格检查：体温 36.7℃，心率 80 次/分，呼吸 20 次/分，血压 121/66 mmHg，活动时 VAS4 分。

治疗方案：加用 PCNA（外周神经阻滞镇痛），泵内药液为 1% 罗哌卡因 200 mg +0.9% 氯化钠 100 mL。

4. 术后第十六天 患者今日状态较前明显好转，无明显疼痛，其余一般情况可，予出院。

出院诊断：膝关节病；左人工膝关节。

出院带药：塞来昔布胶囊 0.2 g，口服，每日 2 次；奥美拉唑肠溶胶囊 20 mg，口服，每日一次。

出院教育：

（1）清淡饮食，规律服药。

（2）避免负重、剧烈活动，保持患肢外展外旋位，避免二次受伤。

（3）注意观察伤口恢复情况，如有下肢肿胀及伤口疼痛不适及时就诊。

（4）术后 1 个月门诊复查 X 线，关注关节位置及伤口愈合情况。

【案例小结】 患者因"反复左膝关节疼痛伴活动受限 1 年"入院，诊断为膝骨关节炎，既往有高血压 6 年，服用降压药马来酸左旋氨氯地平片 2.5 mg（口服，每日一次），入院后继续规律治疗。根据患者膝关节病变情况行膝关节置换术，患者既往胃溃疡病史、非甾体抗炎药用药史，胃肠道风险为高危，心血管风险低危，术前初始镇痛方案予塞来昔布胶囊 0.2 g（口服，每日 2 次），加用奥美拉唑肠溶胶囊 20 mg（口服，每日 2 次）预防消化性溃疡，术中采取外周神经阻滞麻醉 + 局麻药切口浸润。该类手术后预期疼痛为重度，术后采用布托啡诺 + 罗哌卡因 PCEA 镇痛泵联合氟比洛芬酯多模式镇痛，镇痛效果较佳；停用镇痛泵后患者疼痛加剧，活动 VAS 评分为 4 分，加用罗哌卡因 PCNA 镇痛，疼痛控制佳。

【临床药师参与疼痛药物治疗管理小结】 该患者治疗过程中镇痛方案合理。鉴于骨科患者疼痛性质，各指南推荐镇痛药物均为非甾体抗炎药，该类药物最常见不良反应为胃肠道损伤及心血管意外。关节置换术后多模式镇痛涉及术前、术中、术后等多个方面，一般采用药物联合镇痛 + 神经阻滞 + 关节局部麻醉，必要时联合椎管内麻醉和 PCA 镇痛，其中 PCEA 适用于胸背部及以下区域中、重度疼痛治疗，常用配方为低浓度罗哌卡因或布比卡因等局麻药联合使用芬太尼、舒芬太尼、吗啡、布托啡诺、氢吗啡酮等药物。此外，利用 PCA 装置在神经丛用药也是多模式镇痛的有效手段，具有镇痛效果好、副作用小等优点，在膝关节术后镇痛管理中的应用越来越普及。

【讨论与思考】

1.结合患者病史、手术情况、疼痛评估结果，请审核该患者术后镇痛方案是否合理。

2. 该患者使用自控镇痛泵，谈谈如何做好药学监护。

参考答案：

1. 患者行复合麻醉下左侧全膝关节置换术，该类手术预期疼痛程度为重度。术后镇痛推荐多模式镇痛，患者术中采用了外周神经阻滞麻醉及局麻药切口浸润，术后选用阿片类药物 PCEA（镇痛泵配方为布托啡诺 0.03 mg/mL，罗哌卡因 8 mg/h）。根据《成人术后疼痛管理专家共识》及说明书推荐，布托啡诺为 0.04～0.06 mg/mL，罗哌卡因剂量为 12～28 mg/h。该患者配方剂量偏小，故加用氟比洛芬酯注射液（可减低 20%～50% 阿片类药物剂量）。因此，该患者术后镇痛药物的使用合理。此外，患者既往有非甾体抗炎药用药史和胃溃疡病史，使用非甾体抗炎药类药物的胃肠道风险为高危，加用 PPI 预防消化性溃疡的治疗方案合理。

2. 患者使用自控镇痛泵时，应做好以下监护。

（1）按时评估镇痛疗效，包括疼痛部位、性质及程度；一天内疼痛加重次数；镇痛泵自控按钮的按压次数及有效按压次数。

（2）不良反应发生情况，包括恶心、呕吐、头晕、谵妄。

（3）自控装置是否正常运行，如泵药速率、电量、输液管是否通畅。

【实践与拓展】 请同学通过查阅文献，了解我国癌痛的规范化治疗存在哪些问题。从临床药师角度，尝试设计以临床药师为主导，医、药、护、患共同参与癌痛全程化管理的前瞻性研究方案。

（王若伦 王一西 冯 霞 唐 波 卢钧雄 周 娟）

第四篇　智慧药学

随着医疗健康数据的快速增长和以大数据、云计算、人工智能为代表的现代科技发展，人们认识到可以将医疗信息和这些先进技术结合起来，应用于新药研发、精准医疗和以患者为中心的药学服务，实现个体化疾病预防、药物治疗及综合管理，由此衍生出了智慧药学的概念。

智慧药学是指利用大数据、云计算、人工智能、物联网、区块链等新兴技术，围绕药品供应保障、临床药学服务及药事管理等医院药学核心工作，构建全流程、信息化、智能化解决方案，以提升医院药学的工作效率与工作质量，从而实现医院药学的高质量发展。目前智慧药学的发展速度尚不及智慧医疗领域，但随着智慧科技与医院药学学科的不断交叉渗透，必将对医院药学领域的药事管理、药品调剂、临床药学、药物临床试验、个体化精准用药等带来革命性改变，将现有的药学实践全面转化为个性化、优质化、现代化的药学服务。

第一章　智慧医院药学

一、智慧药品供应

目前，医院药学虽然由以药品供应为主转向以患者为中心的临床药学工作，但药品供应保障依然是医院药学工作的基础。随着医改的不断深入，药品供应领域带量采购、两票制等措施出现，为医院药物遴选、采购、储存和应用带来了新的挑战。在传统药品供应模式下，由于临床需求、医院库存、药品物流供应等信息不对称，常造成医院药品供不应求或供大于求的窘况。

通过物联网及大数据分析技术，可以为药品的供应提供需求预测，确保临床用药的可及性；通过数据分析可辅助优化药品库存，同时结合药物稳定性和保存条件，确定不同药品的安全库存水平。在物联网技术支持下，供应（supply）、加工（processing）和配送（distribution）一元化运营的 SPD 药品供应链模式能够很好地平衡内外部药品需求和全程物流信息，有效管理药品供应，实现药品全程追溯，在保持医院药品低库存的情况下保障临床用药。在新模式下，药品供应证照和交易文档可在电子化后进行实时线上处理，大大提高药品的遴选和供应效率。通过建立相应的药品用量预测模型可对各临床科室实际用药量进行数据分析，在信息化医院药品库存实时监控的基础上，结合各临床科室的药物需求模型（设立一定标准）即可实现低库存一键触发，生成药品需求清单，提高医院药库的药品周转率。在智慧化药品供应管理体系下，药品在院内的供应可实施电子定位，从而实现药品从药房到患者的全流程追溯，及时发现药品供应差错。药品信息电子化可同时与国家药品"一物一码"政策相结合，实现药品在医院外的物流过程追溯，确保药品质量安全。此外，通过大数据分析可帮助药师判断药物供应商的质量、成本和稳定性，有助于挑选最佳的药品供应机构（图 4-1）。

二、智慧药品调剂

随着信息技术的发展，药品调剂过程已逐步向信息化、自动化迈进。自助报到、排队叫号等

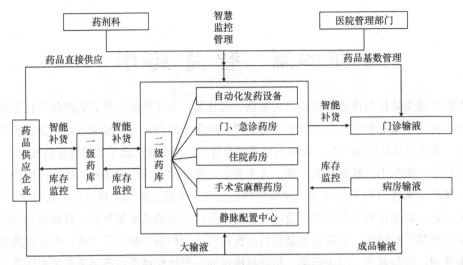

图 4-1 智慧化药品供应管理流程

模式已在全国各大医院药房普及。智慧化药品调剂则进一步对患者候药、药品调配等过程加以优化升级。通过关联门诊患者信息来预估取药患者数量，动态化开放药品调剂区域及安排药品调剂人员，可以有效减少候药患者人数。同时，采用联网查询和信息提醒手段告知候药患者队列变化情况，以合理安排时间，改善候药体验。在药品调配完成后，可基于图像识别、大数据和人工智能等技术对药品调配的准确性进行自动核对，减少药品调配差错。

在互联网技术的加持下，配合互联网门诊的设置，药品调剂部门还具备了线上药品调剂及配送能力。通过搭建智慧云药房，接受互联网电子处方，经药师审核处方后，可依据患者个体需求进行线上配送、线下定点医疗机构或协议社会药房完成医保支付来获得药品。同步建立互联网购药的售后服务系统，采用大数据、互联网技术对互联网患者提供自动化、标准化用药指导，对慢病及特殊用药患者，则在知情同意的前提下，制订跟踪随访计划，为患者提供在线咨询、药物续方等互联网门诊的全流程药学服务（表 4-1）。

表 4-1 智慧药房与传统药房的对比

项目	传统药房	智慧药房
调剂质量		
效率	人工效率低	自动出药传输，效率高
准确性	人工易出错	图文识别确保调剂准确性
强度	人员聚集工作强度大	自动化设备优化流程降低工作强度
环节	取药、用药环节多	信息化多中心调配，减少中间环节
服务满意度		
等候时间	时间长且环境嘈杂	电子提示发药取药进度，灵活安排时间
药学服务	时间有限效果不佳	线上用药宣教、药学咨询、全程服务
资源占用		
人员配备	药品调配、发放人员多	配窗口药师 1 名
物资配备	物资需求大	环节优化，人员精简，物资消耗少

三、智慧处方审核

传统依靠人工的处方审核受到审方药师能力和速度的限制。作为处方审核的第一责任人，药师通过信息技术整合药品说明书、诊疗指南和临床路径等信息，建立处方审核信息库及规则，在医师开出正式处方前进行审核以提高处方合格率，降低问题处方。智能化前置处方审核系统也可在医师开具医嘱时自动挖掘病历中的关键字，结合患者的生化检查结果，辅助临床用药决策。如辅以不良事件智能预警功能（如全面触发工具）则可及时纠正不合理处方。对于智能化处方审核系统不通过的医嘱，由药师进一步人工判断评估（或启动多学科会诊）；对不合理医嘱则采用医师–药师的交互方式加快处方审核流程，提高药品调配效率（图4-2）。

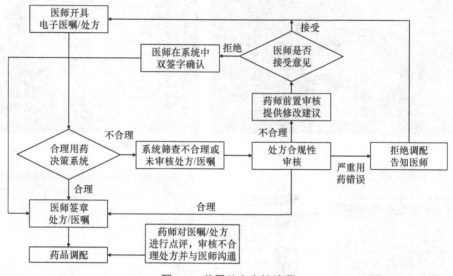

图4-2 前置处方审核流程

智慧处方审核依托前置处方审核软件，首先对处方的合法性、规范性、适应性进行审核并作出决策判断；其次根据药品的说明书、国家处方集、临床应用指南、临床诊疗规范、临床路径、循证医学等信息建立药品合理应用的知识库。进行处方审核时，利用5G技术与医院信息系统进行信息的互联互通，整合并分析与处方相关的医学检查，包括检验资料、现病史、既往史、用药史、过敏史、病历信息等，对处方用药的合理性进行审核，作出决策判断并给出推荐意见。

四、智慧药物制备、储存及递送设备

自动化智能药品递送装备广泛被医疗机构应用以提高药品调剂效率。自动发药机可由患者刷处方内置射频来识别标签，启动非特殊药品的自动化调剂，实现无接触发药，同时也大幅提高了调配效率与准确率，减少人力成本。针对需要拆零的药品可采用自动包药设备，通过机器识别药品最小单位，依据处方信息向患者提供按顿服用的拆零药品，同时打印处方信息，确保患者用药安全。对于手术室、急诊、发热门诊等特殊区域，或麻醉、精神等特殊药品，智能药柜则可根据药品性质、存放区域及监管要求实现药品的终端使用，并通过信息化手段远程监控药品储存条件、库存及全程溯源。

在中药调剂方面，全自动中药颗粒剂处方自动配药系统可直接关联处方信息，利用计算机控

制调配的中药颗粒剂重量，配齐所有药品并统一封装发放，大大减少了中药调配的劳动强度并提高了药品剂量的准确度。对于中药饮片，自动化的中药煎药包装机则可依据处方信息，结合中药现代化理论，由计算机程序控制饮片的煎煮过程，直接提供规范化、标准化的包装汤药，便于患者携带和直接服用。

药品调剂完成后，医院内的智能化轨道物流传输系统、气动物流传输系统及智能送药小车等自动化设备取代了传统的人工药品配送，并通过可编程的逻辑控制器来制订配送路径，快速、准确、可监控地将药品送至病房（图4-3）。

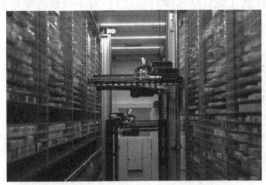

自动发药系统　　　　　　　　　　　　中药配方颗粒智能调配系统

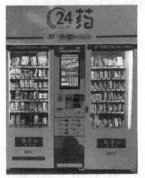
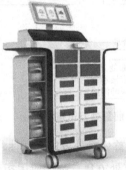
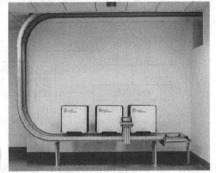

自动售药机　　　　　智能手术室药柜　　　药品轨道物流系统

图4-3　智慧化药品设备

【讨论与思考】以高血压患者的药物治疗为例介绍智慧用药处方审核步骤。

1. 智慧处方审核软件的知识库应包括以下资料。

（1）高血压诊断、分级、分类、病因等临床信息。

（2）高血压治疗药物、降压目标、用药时机等综合治疗原则。

（3）一线降压药物的类别、作用特点和药理作用。

2. 处方审核人员根据患者的治疗目标、并发症、用药史和疗效来审核评估高血压药物使用的合理性，给出推荐的降压药或降压药物组合。

患者，女，70岁，血压169/84 mmHg。诊断为冠心病、急性前壁非ST段抬高性心肌梗死（心功能Ⅰ级），高血压（3级，很高危）。医嘱处方如下：

阿司匹林肠溶片	100 mg×30 片	首剂量300 mg	每日一次
氯吡格雷片	75 mg×30 片	75 mg	每日一次

卡维地洛片	25 mg×30 片	3.125 mg	每日一次
阿托伐他汀片	10 mg×30 片	20 mg	每日一次
坎地沙坦片	4 mg×30 片	4 mg	每日一次

　　智慧处方审核系统判断该处方的合法性、规范性和适应性，给予通过。但结合患者临床资料，根据高血压用药知识库判断该处方中血管紧张素受体Ⅱ拮抗剂（ARB）的选用不合理。《血管紧张素转换酶抑制剂在心血管病中应用中国专家共识》指出：对于急性冠状动脉粥样硬化综合征患者，伴发 ST 段抬高型和非抬高型心梗及不稳定型心绞痛者，ACEI 临床效果良好，首选 ACEI 类药物治疗；对于冠心病二级预防和心血管病高危患者也推荐使用 ACEI。ARB 在改善冠心病预后方面与 ACEI 相比无显著优势，推荐用于不耐受 ACEI 的患者。智慧处方审核系统判断该患者无使用 ACEI 的禁忌证，建议更换为 ACEI 类药物。

（谢　慧　魏　理）

第二章　智慧临床药学

在医疗改革的背景下，医院药学工作转向以患者为中心的临床药学服务。将智慧药学的新发展、新理论和新技术融入临床药学工作中，加速和优化临床药学服务流程是当下及未来医院药学的主要工作内容。因此，临床药学是智慧药学的主要发力点之一，通过引入移动互联网、信息互联互通、云计算等技术，实现信息化、规范化、高质量的临床药学服务（图4-4）。

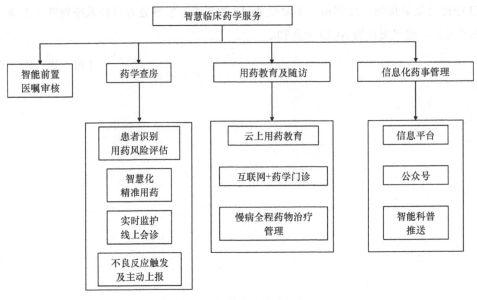

图 4-4　智慧临床药学服务

一、高危用药风险患者的智能识别

利用大数据手段可以在海量医疗数据中提取健康及用药相关"指标"。这些指标能够对某一群体患者用药后的疗效及不良反应做出预测。利用这一技术，可以在患者入院时（或启动药物治疗前）即识别患者是否为用药敏感人群，是否为发生药物不良反应的高风险人群，从而为患者制订基于大数据的初始用药方案和用药监护建议。例如，当病历系统提示患者为遗传性葡萄糖-6-磷酸脱氢酶（G-6-PD）缺乏时，智慧化用药系统会自动提示禁用药物清单（如磺胺类药物）和慎用药物清单（如对乙酰氨基酚），这些药物名单会直接嵌入医嘱系统，并在开具医嘱时进行拦截与提示。同时，智慧化用药系统会自动生成禁食蚕豆及其加工品、禁用含萘的驱虫制品等饮食与生活建议，供医护及患者在治疗期间及后续生活中参考，降低发生溶血的风险。

二、实时药学监护与会诊

患者住院期间，通过对医疗信息和实时检查结果的综合分析处理，利用智慧化预测模型计算患者出现药物不良反应的可能性，提示临床药师进行评估或干预。实时药学监护非常适用于重症等专科患者的药物疗效评估，以便及时启动药学或多学科会诊流程，加速药学会诊效率，会诊结论闭环反馈至临床，确保患者住院期间用药的有效性及安全性，缩短住院时间并减少再次住院率。

实时药学监护与会诊系统适用特殊患者人群（或使用治疗安全窗较窄的药物）。例如，感染MRSE 的重症患者，其一线用药万古霉素具有肾毒性，在患者同时合并肾功能不全时会影响万古霉素的体内清除。一般情况下，通过监测万古霉素血药浓度、血肌酐值来评估患者发生急性肾损伤的风险。然而，临床上常出现由于检测、评估不及时造成患者肾功能损伤的情况。智慧临床药学系统可由计算机自动监测患者的血药浓度和血肌酐值，通过设置万古霉素血药浓度预警值（如大于 20 mg/L），由系统在第一时间向医师、药师触发提示，提高医疗救治和用药方案更改效率，减少主观因素造成的治疗延迟。

三、主动监测药物不良反应

智慧临床药学系统基于药品说明书及药品不良反应上报信息，建立药品常见不良反应数据库。该数据库与患者的医疗信息能够进行互联互通。采用数据挖掘、智能学习等手段构建患者可能发生药物不良反应的触发标准，对患者住院期间发生的药物不良反应主动监测，并经临床药师人工审核，做到及时识别处理和信息上报。这种监测模式很好地弥补了传统模式下主观判断不良反应的缺陷及上报意愿率低等困局。

肿瘤患者一般接受多种化疗药物（包括新型抗肿瘤药物）和免疫药物等治疗。上述药物在使用过程中易发生轻重程度不一的不良反应。通常，严重不良反应容易引起医师的关注，但对轻度药物不良反应的忽视及漏报，会影响药物上市后评价。智慧药学系统在患者病历、实验室检验资料中采用数据挖掘，当出现"皮疹""疲劳"等特定字眼时，自动判断可疑药物并生成不良反应预报，推送至医师或药师处审核并进行对症处理，同时上报不良反应。

四、智慧用药教育与咨询

智慧用药教育与咨询是在线下工作基础上，利用互联网技术，在手机、智能屏幕等终端提供离线和在线的用药教育及咨询服务。针对一些主要病种及患者的既往咨询资料，制订标准化、规范化的用药教育清单和药物咨询模板。在手机、计算机、智能屏幕等终端，利用自然语言处理和图片识别技术进行人机对话，指导患者用药。对于复杂或特殊用药问题则推荐专科药师进行人工咨询，通过医疗、检验和用药信息的互联互通，为药师全面提供患者诊疗信息，支持药师快速对咨询问题作出判断，生成参考用药教育清单，提高临床药师的咨询回复效率。

在新冠病毒感染流行背景下，智慧用药教育与咨询发挥了重要作用。在新冠病毒感染初期，抗疟药物、抗 HIV 药物氯喹、洛匹那韦/利托那韦等均被报道在体外对新冠病毒有抑制作用，但在人体中是否真正有效，剂量是否需要调整，都是患者关注的热点。药师可借助互联网平台发布药物的使用建议，有疑问的患者则可通过 APP、互联网门诊的方式向药师进行咨询。同样，在类似流行性疾病背景下，医疗机构可利用互联网＋技术开展线上医疗活动，通过微信公众平台、药学部门慢性疾病管理 APP 等终端发布药物合理使用信息，保障患者用药安全。

五、智慧精准用药

随着智慧医疗的不断深化，将患者血药浓度、药物代谢相关基因等临床资料，以及蛋白质组学、代谢组学、表观遗传组学等多组学数据整合起来，依靠"大数据＋人工智能"模式实现智慧化精准用药，是未来精准医学的重点发展方向之一。根据治疗药物监测及药物基因组学结果开展个体化精准用药已成为临床药学服务中的常用技术，如图4-5所示。掌握药物基因组学信息可提前判断患者对某种药物的敏感性、发生毒性反应的风险，从而在制订初始治疗方案时就进行个体化药物选择与剂量确定。由于信息的局限性，患者初始药物治疗方案还可能受到其病理生理状态等因素的影响。精准用药系统通过监测血药浓度，与药物疗效和毒性产生关联，更加直观地判断药物剂量是否合适及诱发不良反应的风险，进行药物剂量与用药方案的循环调整，直到获得有效、安全的用药方案，实现药物的精准治疗。

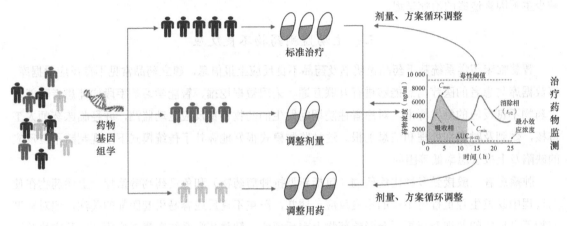

图 4-5　个体化精准用药

1. 基于治疗药物监测的精准用药　治疗药物监测（therapeutic drug monitoring，TDM）是对治疗指数窄、毒性作用强、个体差异大的药物，通过测定其血液或其他体液中的浓度，制订个性化给药方案，确保药物浓度控制在治疗范围内，达到提高药物疗效、避免或减少药物不良反应的目的。同时，治疗药物监测也可为药物过量中毒的诊断和处理提供有价值的实验室依据，转变传统用药的经验模式，提高临床科学用药水平。

目前我国医疗机构已普遍开展治疗药物监测。通过治疗药物监测获得患者血药浓度，基于定量药理学和药动学/药效学（PK/PD）理论，采用群体药动学、生理药动学等模型预测患者体内药物水平，从而实现个体化精准用药。然而，这些方法纳入的临床影响因素有限，对群体的代表性有一定要求，无法适应更广泛的临床人群。借助"大数据和人工智能"则可突破人群、临床参数等限制，通过与医疗信息系统的对接，以实时、智能、机器学习的方式在真实世界数据中寻找影响患者血药浓度的因素，构建模型来预测患者血药浓度、用药剂量、不良反应及药物相互作用的风险管控。

2. 基于药物基因组学的精准用药　药物基因组学（pharmacogenomics，PGx）是在基因组学、遗传药理学的基础上衍生的学科，以研究人类基因与药物代谢、效应和不良反应之间关系为目的，利用其结果解读药物作用的个体化差异，据此指导临床个体化用药，评估药物不良反应的一门新兴学科。借助互联网及人工智能技术，可将药物基因检测信息直接嵌入电子病历系统，通过精准用药预测模型对检测结果进行综合解读，用于指导临床用药决策。最新研究显示，利用神经网络模型模拟细胞内特定基因靶点对药物产生的治疗响应，可以推荐最佳用药或用药组合。

3. 基于多组学的精准用药展望 治疗药物监测和药物基因组学已在个体化用药中展现出广阔的应用前景。然而，一些复杂的疾病状态难以用单一因素解释，药物的体内过程也受到众多因素影响。因此，个体化精准用药除了基于 DNA 水平的差异以外，还应基于表观遗传学、转录组学、蛋白质组学、代谢组学等多组学结果来开展预测。通过贯穿组学（trans-omics）研究，构建药物体内过程与疗效/不良反应的精准调控网络，明确相关功能性生物标记物与靶标，结合大数据分析技术，整合体外模型、计算机模拟和体内研究数据，不断接近真正意义上的药物精准使用。

六、智慧药学门诊

药师独立门诊或药师–医师联合门诊是近年来药师工作发展的方向之一。有别于临床医师门诊成熟的诊疗模式和配套信息系统，药学门诊的工作路径和信息支持仍待进一步完善。智慧化药学门诊整合了门诊和住院诊疗系统及药物供应、药品调剂、临床药学等相关的信息系统，做到患者–疾病–药物信息的集成化处理，提供一站式服务（图4-6）。通过建立符合药学门诊的标准药历版电子文书，便于出诊药师记录患者用药情况，查询相关的检查检验记录，进行基本疾病用药评估，有效提升药学门诊的服务质量及患者就诊体验。

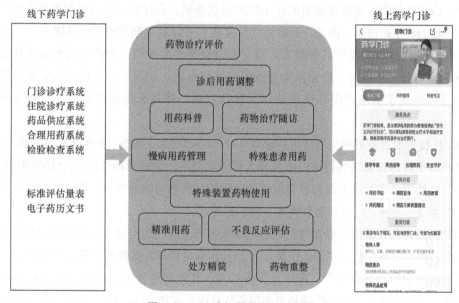

图 4-6　一站式智慧药学门诊系统

借助互联网＋技术，线上药学门诊能突破传统药学服务的局限，直接对复杂用药人群、妊娠等特殊人群和用药高风险人群开展针对性药物治疗评价，进行用药调整、药物治疗随访等，实现居家药学服务。

例如，抗栓药物的智慧药学门诊工作流程如下。

1. 智慧化互联网就诊系统可提供患者既往就诊信息，包括既往病史、用药史、药物不良反应史及目前用药情况，特别调取抗栓适应证、患者偏好、应用抗栓药物种类、剂量和依从性等信息供药师参考。

2. 经授权的药师可为患者远程开具与抗凝治疗有关的检查/检验项目，如凝血功能和肝肾功能检测、易栓症筛查、药物基因检测及下肢静脉超声检查、CT 肺动脉造影、经胸超声心动图和经食管超声心动图等，方便患者在当地医院进行检查。

3. 智慧就诊系统通过建立患者档案，记录诊疗过程，发放电子随访卡片。同时根据患者用药史、疗效及依从性评估，推荐用药教育内容及随访方案，并与临床医师共同制订抗栓治疗方案，确定复诊时间。

七、智慧药物治疗管理

药物治疗管理（medication therapy management，MTM）是美国药师协会提出的新型药学服务模式，由具有专业技术优势的药师对患者提供用药教育、咨询等系列服务，提高患者的用药依从性，减少用药错误，培养患者自我用药管理能力以提高药物疗效。药物治疗管理药师对于促进门诊慢病患者合理用药具有重要意义。利用互联网医疗技术，药物治疗管理药师可构建信息化慢病用药管理系统，整合慢病患者常用药物的相关信息，通过机器深度学习和自然语言处理等手段构建人机对话模式，指导患者合理用药。对于需要长期用药的慢病患者，可通过对其处方数据的搜集，利用大数据分析用药依从性、药物依赖或成瘾性等情况。

下面以慢性阻塞性肺疾病（chronic obstructive pulmonary disease，COPD）为例介绍智慧药物治疗管理。COPD 药物治疗的主要目的在于控制症状和减少急性加重的频率与发作严重程度，提高患者运动耐力和生命质量。因此，药物治疗管理是 COPD 稳定期管理的良好模式。

1. 在门诊阶段即开展医药共管模式，建立 COPD 患者药学门诊的医药共管标准化流程。智慧化药学门诊集成电子病历、检验报告等医疗信息化系统，向药师展示患者历史就诊情况一览表，帮助药师快速了解患者用药情况并作出转诊判断、开具医药协议处方，并制订针对性用药建议。

2. COPD 稳定期患者可利用慢病用药管理 APP 等终端设备，系统会提醒服药并反馈检查指标，药师利用网络平台为患者提供咨询、随访等全程药学服务。慢病用药管理 APP 还可根据大数据、机器学习、自然语言学习等手段为患者提供针对性的用药教育信息推送，以人机对话模式指导患者药物、饮食及生活方式，培训患者实现自我用药管理。

3. 构建医联体和社区医药联盟等区域性药学服务云平台，也可通过三级医院对社区医院和社会药房药师的培训指导，整合并互认结果，为 COPD 稳定期患者提供高质量同质化的药学服务。

通过互联互通的云平台技术，药师可获得 COPD 稳定期患者在当地的治疗方案及处方信息，通过大数据、人工智能等手段分析获知患者服药依从性及疾病控制效果，帮助药师主动及时干预，提高 COPD 患者全程药物管理效率。

八、智慧药事信息推送

利用信息化技术构建医院内部的多途径药学信息发布平台，搭建与临床、护理、检验等专科的快速对话交流窗口，及时提供药学知识、发布药品使用制度或规范，解决院内用药问题，助力医院药事管理。同时，在国家卫生健康委员会等医疗机构官方网站、微博和微信等新媒体平台上，利用人工智能、大数据等技术定向为实施药物治疗管理的患者推送关联度高的药物科普知识，加强患者自我用药管理和疾病管理的知识储备与能力，促进患者主动就诊以及合理使用药物。

九、区域性智慧药学服务

随着互联网技术的发展，药学服务的实施边界不断拓宽。以高水平的医院药学服务为中心，借助大数据和 5G 技术构建区域性智慧药学服务体系，将规范化、优质化、智能化的药学服务辐射到患者用药终端，实现区域同质化药学服务。区域性智慧药学服务体系的建立涵盖基础设施、运营环境与协议、终端程序的硬件建设，设立医院药事管理、医院药学、临床药学和药学监护等模块，同时集成三级医院、社区医疗机构和社会药店等资源，共同形成区域协调、流程统一、资源共享、服务标准化的互联网＋区域智慧药学服务模式（图 4-7）。

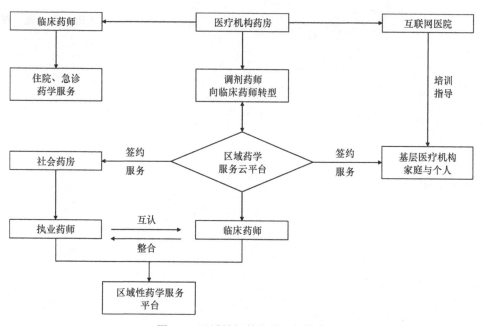

图 4-7 区域性智慧药学服务模式

十、智慧药物警戒

药物警戒的概念在 1974 年由法国首次提出，直到 1992 年欧盟才定义了药物警戒的含义。药物警戒的正式定义则在 2002 年被世界卫生组织描述为"发现、评价、认识和预防药品不良反应或其他任何与药物相关问题的科学活动"。区别于药物在临床试验中出现的不良反应，真实世界中发生的药物不良反应逐渐得到监管部门及药物生产研发厂家的关注。药物不良反应的主动监测受到医疗卫生机构和监管部门的重视。

传统模式下，真实世界发生的药物不良反应难以搜集，药物使用后期的不良反应判断和评估更是难以执行。随着信息化和人工智能技术的发展，药物警戒体系涵盖药品全生命周期的安全监管，除药物不良反应外，还涉及药物滥用、误用、药物相互作用等其他用药安全问题。应用大数据可帮助识别和评估药物使用与不良反应之间的关联，挖掘不良反应的风险因素，从被动监测药物不良反应转为主动警戒不良反应，促进了药物警戒智能化和监控评价能力。同时，结合药物警戒网络及真实世界数据研究，又可作为制定药品使用决策的依据。此外，利用数据挖掘技术也可识别网络社交媒体中有关药物安全、滥用及不良反应等信息，多层面主动触发药物警戒系统。

【讨论与思考】　如何利用智慧药学系统进行抗菌药物的不良反应警戒？

分析：药物不良事件（adverse drug event，ADE）是与药品相关的医疗干预对患者造成的伤害，是医疗工作中常见的公共卫生问题，可利用全面触发工具（global trigger tool，GTT）建立药物不良反应预警系统，对潜在的药物不良反应做出警示。全面触发工具在药物不良事件检测中得到广泛应用，触发器提供与抗菌药物不良反应相关的关键词信息来启动预警系统。通常触发器可分为实验室指标类、临床症状及处理措施类、解毒剂类等若干项目，与抗菌药物不良反应相关的触发关键词包括但不限于肝功能损害、肾功能损害、皮疹、谵妄、肾上腺素、苯海拉明、氯雷他定等。通过触发器定位病历中与抗菌药物不良反应的相关信息，主动预警和监测药物不良反应。

（谢　慧　魏　理）

第三章　智慧临床药物试验

人类基因组、肿瘤基因组等计划实施获得的海量数据加快了药物研发过程。通过分析、收集和处理大量生物医药数据与临床资料，利用人工智能和机器学习可开发出药物分子结构的系列预测模型，包括理化性质、成药性、药物靶标、药动学等。这些信息能够帮助研究者判断某个药物分子是否具备进入临床前或临床试验的潜能。

一、智慧临床试验

临床试验是药物进入临床前所必须经历的研究过程。临床试验的规范性、数据的真实性、可溯源性都直接影响患者使用药品的质量。随着人工智能和数字技术的发展，临床试验数字化管理已成为促进临床试验质量的有力手段。智慧临床试验是一种新兴、数字化的临床试验方法，也被称为虚拟临床试验（或混合临床试验、去中心化临床试验）。临床试验受试者可以远程参与试验，将受试者的需求和便利度放在首位，实现受试者的远程入组。利用互联网技术和智能穿戴设备，可直接提取受试者数据；利用电子临床结果评估表（eCOA）由受试者主动填报用药感受和身体状态等信息。申办方和研究者可利用智慧临床试验管理系统分析临床试验运营效率，建立责任与核对体系，将试验药品直接送达受试者，完成对试验药物的单品发放和全程配送，实现试验药品的全周期追踪。

智能临床试验平台（DCT）是一个端对端、灵活、安全、统一的数字化平台，支持在任意时间、任意地点获得受试者数据。DCT 平台可实现患者远程参与试验的数字虚拟技术和流程，通过数字化工具开启在线培训，帮助受试者有效参与临床试验的每一阶段，增强受试者对试验的理解，降低受试脱落率。通过 DCT 平台试验申办方可检查受试者安全及数据质量，提高临床试验运营和数据管理效率。DCT 平台还可实现研究药品配送等刚性需求，为试验申办方、受试者、研究者、机构办公室、伦理等临床试验各方参与者均带来极大便捷。目前，大多数临床试验尚未完全实现智能化，更多的是传统试验和智慧临床试验模式的结合。智慧化临床试验管理平台多以模块化形式构建，可根据申办方及研究者的需求单独或停用某模块功能，支持传统与智慧化临床试验数据格式的导入与导出，可与传统临床试验很好地兼容。

二、药物再利用

药物再利用是指已上市药物用于新的适应证，即"老药新用"。由于"老药"的临床使用经验多，老药新用可大幅度减少药物研发成本和风险。通过多组学、基因关联性研究等分析，有助于寻找老药新靶点和新适应证，实现药物再利用。20 世纪 80 年代，某制药公司研发的扩张冠脉药物因无法获得预期的心血管效应而被暂停临床试验。然而研究人员在对试验出现的不良反应进行综述时发现该药有治疗男性勃起障碍的作用。于是，无心插柳中获得了著名的药物"万艾可"，为药物再利用树立了典范。

在传统的药物研发模式下，一种药物或疫苗获得批准并实现商业化需要 10～15 年，大约 25 亿欧元投入。而万艾可上市后的巨大成功使研发人员意识到药物再利用是药物研发的一条新途径，能够有效缩短研发时间并节约医疗资源。由于这些药物已通过安全性和毒性试验，可省去临床前和Ⅰ期临床试验，从而大大降低药物研发成本和时间。

2022 年 *Nature Reviews* 上发表的综述显示，2021 年 FDA 批准的药物中，2/3 可以从人类遗传学证据得到支持。这意味着可将药物根据基因等遗传数据进行分层，基于基因–适应证或相关的表型、蛋白质表达来快速关联药物可能的新适应证。随着生命科学技术的发展，基于基因、表型及药物基团筛选寻找适应证，可将原有的无心插柳式发现转化为有的放矢的药物靶点验证，让药物再利用不再偶然。

虽然利用智慧手段让药物再利用的成功案例越来越多，但由于疾病通路和网络数据的局限性，智慧化方法对药物再利用的新适应证寻找也并非尽在掌握，仍然需要科学家对资料和信息作出分析判断，并利用传统实验手段进行验证。利用人工智能开展药物再利用的研究方法见图 4-8，药物再利用的典型案例见表 4-2。

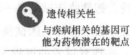
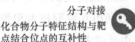

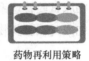

遗传相关性
与疾病相关的基因可能为药物潜在的靶点

分子对接
化合物分子特征结构与靶点结合位点的互补性

通路网络
遗传、蛋白质、疾病数据的网络分析识别再利用目标

药物匹配
利用药物转录组学、结构或不良反应与药物或疾病的表型相匹配

回顾性临床分析
回顾临床试验及上市后监测数据为再利用提供信息

药物再利用策略

新靶点验证
利用色谱及质谱技术鉴定已知药物新靶点

新数据资源
积极利用大规模体外数据库、生物信息库等资源

表型筛选
体外高通量表型筛选化合物以及体内模型验证提示临床验证潜力

图 4-8　药物再利用的开发方法

表 4-2　药物再利用的典型案例

药物名称	最初适应证	新适应证	再利用策略
齐多夫定	癌症	艾滋病	化合物体外筛选
米诺地尔	高血压	脱发	回顾性临床分析
西地那非	心绞痛	勃起功能障碍	回顾性临床分析
沙利度胺	孕吐	结节性红斑、麻风、多发性骨髓瘤	药理学分析
塞来昔布	消炎镇痛	家族性腺瘤息肉	药理学分析
阿托西汀	帕金森	注意缺陷多动障碍	药理学分析
度洛西汀	抑郁症	应激性尿失禁	药理学分析
利妥昔单抗	肿瘤	风湿性关节炎	回顾性临床分析
雷洛昔芬	骨质疏松	乳腺癌	回顾性临床分析
芬戈莫德	抗排斥	多发性硬化	药理学与结构分析
达泊西汀	抗抑郁	早泄	药理学分析

续表

药物名称	最初适应证	新适应证	再利用策略
托吡酯	真菌感染	库欣综合征	药理学分析
阿司匹林	镇痛	结直肠癌	回顾性临床分析以及药理学分析

三、大数据临床研究

在大数据时代，临床研究已从标准化的前瞻性随机对照研究（random controlled clinical trail，RCT）向大数据临床研究（big-data clinical trail，BCT）转变。目前的随机对照研究是在一定基线条件下研究不同干预措施的疗效，无法解释所有可能的病因和风险因素对干预措施与临床结局的影响。在真实世界，患者常伴有多种基础疾病及漏服和迟服药物等，这些状况在具有严格纳入和排除标准的随机对照试验中均无法反映。因此，在基于临床随机对照试验的基础上，对总样本人群大数据进行分析的临床研究则变得必要（图4-9）。

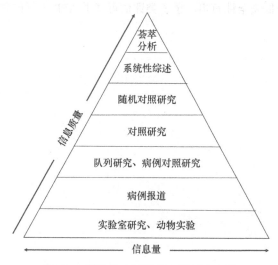

图 4-9　药物临床试验循证等级金字塔

在 RCT 研究设计中，纳入/排除标准严格，一些老年患者、伴并发症和脏器功能不全的患者易被排除在外。整个研究受到医学伦理的严格限制，与医疗救治的实际情况不匹配。此外，与真实世界的患者诊疗相比，RCT 研究的治疗干预手段较少，受试者样本量（根据统计学要求）无法反映真实世界中治疗和干预措施的交互作用，仅能体现平均治疗效果，无法完全与真实世界的临床疗效等同。

随着大数据技术的诞生，对真实世界临床电子病历数据的挖掘形成了新的临床试验模式，即BCT。BCT 研究通过信息技术将医疗机构病历系统、实验系统、影像系统等数据集中，构建医疗信息一体化平台。同时结合传统临床研究设计模式，快速深度挖掘医疗信息平台数据，建立受试者队列，对项目和研究对象进行一站式管理，获取观测指标并分析导出统计学结果，实现基于真实世界数据的线上全程化研究。有别于传统分析模型，基于神经网络和深度学习模型的BCT 研究可提高统计分析的精确度，通过因果推断制订动态化的治疗策略。虽然BCT 研究具有诸多优势，目前仍需要提高研究结论的可解释性和临床认可度。此外，BCT 研究还要考虑患者个人及隐私等伦理要求，需根据国情对医疗信息的监管要求进行调整。

【讨论与思考】

1. 远程智能临床试验可通过哪些方式更好地实现"以患者为中心"的宗旨？

解析：远程智能临床试验（decentralized clinical trial，DCT）符合"以患者为中心的临床试验"相关要求。在临床试验方案设计层面，以一项在美国进行的评估重度抑郁症药物安全性和有效性的Ⅱ期、随机双盲、远程智能临床研究为例，使用远程医疗技术向受试者提供远程护理。在受试者招募方面，数字技术使得招募范围更广，有助于推进受试者筛选，增加受试者的多元性；在不良事件收集方面增加了受试者上报渠道；减少患者去医院访视次数；获取数据并实时整合，降低数据缺失、数据质疑以及患者违背方案的概率。

2. 在新冠病毒感染背景下，某临床研究对新冠病毒感染患者或风险人群进行快速识别、知情同意、入组和样本采集。请问如何在短时间内安全、有效地入组1000例受试者？

解析：在新冠病毒感染背景下，利用DCT的技术手段，可通过网络进行受试者招募，实习在线入组和电子知情同意书。研究过程中通过个人防护，进行家庭内部成员的血液和拭子采集，保护受试者及采样人员，降低安全性负担。量表类评估可基于APP进行问卷调查和信息收集。

（谢　慧　魏　理）

第四章　智慧药学教育与教学

一、模拟药房

将理论教学与实践技能训练联系起来是全球药学教育面临的挑战之一。对于药学专业，尤其是临床药学专业的学生而言，在进入实习单位之前接受模拟实践训练具有重要意义。尤其是在大范围流行性病的背景下，模拟药房或虚拟仿真药房是保障药学及临床药学专业学生接受充分实践教育的有效方法。模拟药房是根据医院药学或社会药房工作内容设计的教学载体。在模拟药房平台上，学生可以完成药品管理、处方调剂（审核、调配、复核、发药及用药指导）、静脉药物配置、治疗药物监测等过程的实践与评价。同时，可使用标准患者为学生提供患者评估，根据实验室及诊断结果调整用药方案，进行临床药学服务及医患沟通等实践场景，为学生赴医院或社会药店实习作好技能储备。

基于实体的模拟药房和基于网络的虚拟仿真药房，不仅能为学生提供可以安全实践、无惧犯错的实习环境，还能提供学生在现实过程中难以接触的场景，如麻醉及精神类药品的调配与管理、药物滥用的识别与处理、涉及患者隐私的药品调配与发放等，让学生在掌握专业知识的同时，也培养对文化及道德伦理的敏感性。然而，模拟（或虚拟药房）也存在一定局限性：模拟（或虚拟药房）药房建设对教学场地和网络平台及相匹配的设施设备要求较高；模拟药房侧重于应用型知识的实训，对基础理论的科研实训效果不如实验室平台。尽管如此，模拟药房能弥补现有理论教学和药学科研实验室实训平台的不足，作为药学专业理论知识与专业实践能力的桥梁。

二、模拟药房实训体系开办现状

模拟药房已在全球多个国家的综合性大学或药科大学开展。"My Dispense"是目前得到认可并广泛使用的虚拟药学实训平台。迄今为止，澳大利亚莫纳什大学建设的这一实训平台已被多个国家 200 多所药学院校引进应用。My Dipense 平台针对药学专业各年级学生设计了不同的训练项目。据创建者不完全统计，在 2021 年全球已有 34 个国家超过 2.5 万名学生在 My Dispense 虚拟药学实训平台上完成了近百万次的项目实训。

在亚洲地区，日本、马来西亚等国家的高校也构建了模拟药房作为临床药学专业学生的实训中心。在日本，模拟药房实训是其医疗药学教育（相当于我国临床药学专业）高年级学生必经的实习前技能培训。较早期的一项调研显示，日本 74 所综合性或药科大学中有 33 所设立了不同规模的模拟药房，具体模块包括医院药房、社会药房、模拟病房、药物情报室、药物咨询室、治疗药物监测室、无菌制剂调剂室等。依据日本 6 年制医疗药学教育规划，学生一般在第四到第五学年开始模拟药房实训，一般实训周期为 1~2 个月。

随着医疗体制改革的深入，我国的医院药学模式由传统药品供应转向以患者为中心的药学服务。在此背景下，为了培养适应新时期医院药学工作需要的人才，我国部分高等院校也在药学专业实践教学中引入了模拟药房，尤其是在高等职业院校，通过模拟药房加强药理学、药事管理、医院药学、中药鉴定等课程的实践训练。中国药科大学在 2015 年建立了面积达 1200 m² 的模拟药房实训平台，集规模化、系统化、信息化于一体，模拟了医院病房、医院药房、药学信息服务、患者用药指导、治疗药物监测及静脉药物配置等设施。该模拟药房实训平台主要服务于临床药学实践教学，让学生在进入实习提前熟悉处方调剂、药品管理、药学监护、药学信息服务等技能。同时，该平台也充分发挥其服务功能，为社会药房药师提供了行业培训场地。

三、模拟药房的模块化实训体系

一般根据医院药房和社会药房的工作需求对模拟药房进行模块化设置。参考国内外已建立的标准，对模拟药房的实训模块进行以下设置。

【模拟医院药房】 模拟医院药房使学生通过实训了解依据医疗机构药事管理法规指导下的医院药房基本架构；掌握中、西药房药品摆放及调剂的一般原则；掌握药品的基本知识与用药信息；掌握处方调剂的完整过程（审核、调配、复核、发药及用药指导）；熟悉用药差错管理与应对技能；熟悉特殊药品的管理与调配流程；熟悉智能前置审方系统的操作流程、技能及处理方法。

【模拟医院静脉药物配置中心】 模拟医院静脉药物配置中心可让学生了解静脉配置中心的组成和环境要求，了解抗微生物药物、抗肿瘤药物、肠外营养液等配置的一般流程和原则。

【模拟医院病房】 模拟医院病房可让临床药学专业学生熟悉药学查房过程，掌握患者生命体征的检查方法。可采用标准患者的方法进行用药史采集、药学监护及出院用药教育等，模拟与患者面对面沟通的实训过程。对于有条件的模拟药房，可利用高级综合模拟人帮助学生观察典型疾病的阳性体征，给药后的药效或不良反应，熟悉药学监护过程和不良反应上报等临床药学服务流程。

【模拟临床药学室】 通过设立模拟临床药学室让学生实践临床药师的常规工作：熟悉处方点评的流程和方法；处理来自医生、护士及患者的用药咨询；开展临床用药问题相关的文献阅读；针对典型病例开展讨论；针对具体疾病撰写用药指导；掌握药历的书写要求与技能；熟悉药物不良反应的上报、审核等过程。

【模拟药学门诊】 配备独立的药学门诊诊室或咨询台、常规体格检查器械及相关用药宣教材料。以药师独立门诊或药师–医师联合门诊的形式模拟 COPD、咳喘等慢性疾病的专科药学门诊，让学生熟悉门诊病历及药历、验单查询、疾病评估和用药方案制订等药学门诊的诊疗过程。

【模拟精准用药实验室】 模拟临床开展治疗药物监测和药物相关基因检测的实验流程。掌握开展精准用药的基本原则，熟悉实施精准用药的方法、仪器和操作流程；熟悉依据实验结果指导制订精准用药方案；了解出现检验项目危急值时的处理方法。

【模拟药学信息室】 配备齐全药品说明书及专业书籍，各类合理用药软件，使学生通过实训掌握收集国内外最新药学情报和信息的方法和途径，了解利用循证医学、药物经济学等手段辅助药物遴选和治疗决策的过程。

【模拟社会药房】 通过模拟社会药房了解《药品经营质量管理规范》对社会药房场所、设施、设备的各项要求；熟悉药品验收流程及保存条件；熟悉零售药及处方药的摆放和销售流程。实训过程中还可采用标准顾客的方法模拟药品销售、顾客投诉等过程，锻炼学生的人文沟通和综合能力。

下面介绍 2 个广泛应用，并取得良好实践效果的模拟药房（或虚拟）药房。

1. 中国药科大学模拟药房实训中心 该中心模拟了一个完整的医疗机构药学部门，实训内容包括医院药房实训（培养学生熟悉处方调剂、药品管理、合理用药等技能）；模拟病房实训（通过仿真患者进行患者体格检查，COPD、重症肺炎和心肺复苏等特殊患者的药学监护）；患者用药教育（药学门诊场景）；药学信息服务（信息药师场景）；病例讨论（会议室场景）等（图4-10）。

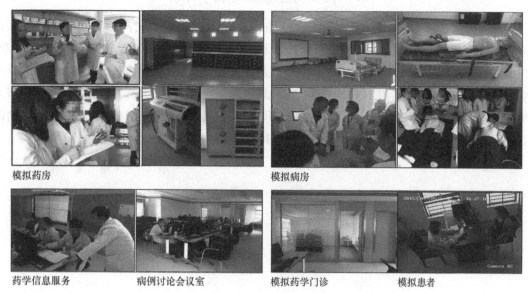

模拟药房　　　　　　　　　　　模拟病房

药学信息服务　　病例讨论会议室　　　模拟药学门诊　　　模拟患者

图4-10　中国药科大学模拟药房实训项目

2. 澳大利亚莫纳什大学的 My Dispense 平台　该平台模拟了一个社区药房，学生在平台上可练习处方药分配、自我护理药物的供应并提供建议。My Dispense 拥有 425 名患者、43 名处方医生、1800 多种处方药及 282 种 OTC 药物信息。学生在实训操作时可对以上配置进行自主更改，实现日常处方审核、药品调配及患者用药教育等训练。My Dispense 还可模拟现实中的同事、患者或面对面（或电话）等多种形式的交流，培养学生的时间和任务管理技能（图4-11）。

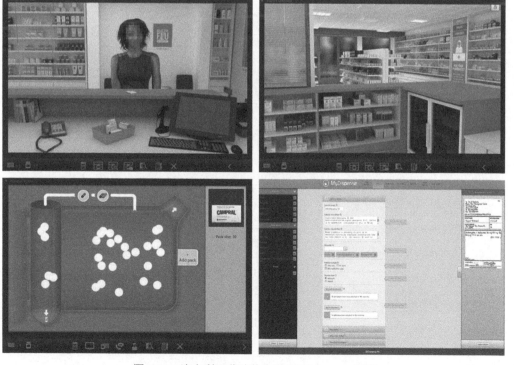

图4-11　澳大利亚莫纳什大学 My Dispense 界面

四、模拟药房实训的教学评价

客观结构化临床考试（objective structured clinical examination，OSCE）是全球模拟药房实训体系应用最为广泛的考核方式。OSCE 根据教学大纲中的考核内容，在模拟教学场景中进行客观、有序、有组织框架的考核，以评估学生知识、技能、态度三位一体的临床能力。模拟药房为碎片化实践提供了合适场所，学生在模拟药房的实践可以同步或分步进行，并且学生的不当操作可及时得到反馈，通过再次实践进行修正，达到加深印象和强化教学效果的目的。因此，模拟药房的教学评价形式较为灵活，可有机结合形成性评价和总结性评价对学生的学习效果进行客观评判。

（谢 慧 魏 理）

第五章　实施智慧药学服务面临的挑战

尽管智慧临床药学对现有药学服务带来革命性转变，但真正实施智慧临床药学仍然面临着诸多挑战。现有的药学人才队伍中缺乏大数据、人工智能、机器学习等技术人员是当下面临的最大困难。此外，目前药学专业教学体系中缺少大数据、高等数学、决策及预测模型等统计分析技术的教学内容。因此，培养交叉型临床药学人才是未来加快实施智慧药学的基础。

现存大量孤立数据库之间缺乏有效连接是实施智慧临床药学面临的另一挑战：数据库中数据来源的可靠性和数据可用性、适用性均需再次确定；数据信息格式存在不同形式，格式的不一致对不同数据库的数据利用造成了困难；数据的可获得性也是困难之一。我国健康相关的权威数据库多数为非公开，获取这类数据进行分析具有一定难度。同时也需考虑到患者的隐私保护，大量涉及患者个人健康的数据储存在网络平台上，存在数据泄露风险。

为应对上述问题和挑战，在实施智慧药学过程中需一定程度上保证智慧技术手段的透明性，同时建立对应的监管问责制度。随着智慧药学的不断推进，传统的由人指导的决策制订可能会逐渐过渡到由机器、算法指导的决策制订。因此，在智慧临床药学实施过程中，要界定最低可接受标准的算法"透明度"，以保证基于机器指导决策制订的可解释性，通过建立问责管理制度来确保基于机器指导的决策算法的准确性、可行性和可持续性。与临床医学及药学研发领域相比，智慧医院药学处于刚起步阶段。在这一过程中，如何利用现代技术和海量数据来拓展临床药学在医疗服务及卫生保健中的作用，让智慧药学成为促进以患者为中心的药学服务和发展的宝贵工具，始终是药学工作者的使命和责任。

（谢　慧　魏　理）

附 4-1：地高辛的 3D 打印

据文献统计，门诊处方中多达 1/4 的片剂需要分剂量使用，住院药房成人片剂分剂量使用率为 9.28%，儿童、老年患者的片剂分剂量情况分别高达 73.79% 和 32.37%。药品分剂量使用情况广泛且无可避免，现有的片剂分剂量方法有徒手分劈、剪药器、磨粉分包和固体制剂液体化法等，但存在药品易污染、剂量不准确、患者依从性差和药品浪费等问题。

3D 打印技术是一种基于三维数字模型的增材制造技术，根据离散和堆积成型原理，通过逐层堆积方式制造三维实体。3D 打印药物具有个性化、小批量和重复性好等特点，契合个体化治疗理念。与传统分剂量方法相比，利用 3D 打印技术进行药品分剂量制备具有计量精准、剂量可调、患者依从性好、操作可回溯和节省成本等优势，有利于规范分剂量操作和保障精准用药。

本实验运用 3DMax 软件构建尺寸和形状不同的药剂模型，采用紫外光固化 3D 打印制备地高辛含量分别为 0.05 mg/片、0.1 mg/片的两种剂型，为临床分剂量和个性化用药提供一种新手段。

【实验目的】

1. 了解光固化 3D 打印药物的原理。

2. 熟悉个性化药片的 3D 建模方法。

3. 掌握不同形状和含量药物制剂的光固化 3D 打印方法。

【实验材料】

1. 实验器材 烧杯、电子秤、吸管、磁力搅拌器、光固化 3D 打印机等。

2. 实验试剂及药品 地高辛、色浆（绿色、红色、橙色蔬菜汁）、聚乙二醇 400（PEG 400）、聚（乙二醇）二丙烯酸酯（PEGDA，平均分子量为 700）、维生素 B_2、三乙醇胺、75% 乙醇溶液、甲基丙烯酸丁酯、光引发剂 819 和去离子水等。

【实验步骤】

1. 打印溶液配置 将 PEG 400、色浆、PEGDA（按配方比例准确称量）混合，采用搅拌器高速搅拌 10 min。准确称量地高辛加入配置溶液中，连续搅拌 10～20 min 待其完全溶解。再加入维生素 B_2 和三乙醇胺，继续搅拌 25～30 min 至其完全溶解，配制地高辛含量为 0.025 mg/g 的光固化打印溶液，避光保存（表 4-3）。

表 4-3　地高辛紫外光固化 3D 打印溶液配方

材料	用量（g）	备注
地高辛	0.0025	
PEG 400	19	
PEGDA	60	
去离子水	9.9975	
甲基丙烯酸丁酯	10	
光引发剂 819	1	
合计	100	

2. 药片 3D 建模 采用 3DMax 建模软件设计不同的卡通形象，并调整药片质量分别为 5 g、10 g 两个不同规格。将 3D 模型采用计算机软件进行切片，转化为打印机可执行的文件格式（stl 格式）。

3. 药片 3D 打印 将配制好的紫外光固化 3D 打印溶液加入打印机料槽中，设定打印参数，进行 3D 打印。打印好的药片取出后，先用 75% 乙醇溶液清洗表面 2 次，再用去离子水清洗表面 3 次，用滤纸擦干。

4. 药片剂量测试 常温下药片置于真空箱抽真空处理 5 min，用精密天平进行称重，验证药片设计值与打印克重是否一致。如误差超过 5%，需要重新执行步骤 2（调整 3D 模型从而修正药片克重），直到误差控制在 ± 2% 以内。

5. 药片包装 药片剂量合格后，打印标签并进行地高辛药片的个性化包装。

【实验结果】 实验结果记录于表 4-4。

表 4-4　地高辛的 3D 打印结果

药片形状	设计剂量（mg/片）	实际剂量（mg/片）	误差（%）
胶囊形	0.05		
	0.1		
椭圆形	0.05		
	0.1		
圆柱状	0.05		
	0.1		

【注意事项】

1. 配置打印溶液和取出药片时，要全程佩戴乳胶手套，不小心溅到皮肤立即用大量清水冲洗。

2. 配置打印溶液时，吸取试剂的滴管一次性使用，避免污染试剂。

3. 打印溶液混合过程避免阳光或紫外光直接照射，剩余溶液要避光保存。

【讨论与思考】

1. 为了制备含量符合要求的地高辛制剂，药片 3D 建模的尺寸如何设计？

2. 打印出的药片外观不良（如飞边）时如何解决？

（阳范文　喻鹏久）

参考文献

国家药典委员会, 2020. 中华人民共和国药典. 北京: 中国医药科技出版社

李悦山, 胡景鑫, 2009. 机能学实验. 北京: 人民卫生出版社

杨宝峰, 陈建国, 2018. 药理学. 9版. 北京: 人民卫生出版社

钟国平, 黄民, 2017. 药代动力学实验教程. 广州: 中山大学出版社

朱晓琴, 李悦山, 胡景鑫, 2013. 医学机能学实验. 北京: 人民卫生出版社